老友，来加油！

——聊聊老年综合评估那些事

严玉茹　胡耀敏　主编

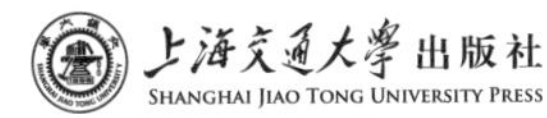
上海交通大學出版社
SHANGHAI JIAO TONG UNIVERSITY PRESS

内容提要

老年综合评估技术是通过科学全面的评估，完整地展现老年人的整体状况，为老年人尽早发现健康问题，保持良好的身心状态及生活质量提供强有力的支持。本书结合上海交通大学医学院附属仁济医院老年综合评估门诊的诊疗护理工作，以老年综合评估的内容及老年人常见问题为基础，博采众长，内容丰富，涵盖了医、护、营养、口腔、康复、心理健康、老年权益保障等内容。通过海量图片的直观展示，生动形象地为老年朋友们及其家属和社区基层医护人员带来全面、科学、实用的老年健康知识；同时结合最新指南和文献，围绕老年综合评估门诊开展的经典案例进行经验总结，通过多学科团队包括医生、护士、康复师、社工等的精诚合作，全面展现，以满足不同层次人员的老年健康管理及需求。

本书以老年朋友们及其家属和社区基层医护人员为读者对象，是一套秉承着专为老年朋友、老年照护者及基层老年医护工作者的科普书籍，不仅仅从单一方面对老年健康问题进行解读，更是通过老年医学的核心技术——老年综合评估入手，全面、综合地为老年朋友带来身、心、环境等多方位整合式的医学科普书籍。通过通俗易懂的语言与形象生动的图片让老年朋友也乐享自己的银龄生活、安享自己的幸福晚年，是一本不可多得的科普书籍。

图书在版编目（CIP）数据

老友，来加油！：聊聊老年综合评估那些事 / 严玉茹，胡耀敏主编.—上海：上海交通大学出版社，2023.4

ISBN 978-7-313-28266-8

Ⅰ.①老… Ⅱ.①严…②胡… Ⅲ.①老年人—健康状况—评估 Ⅳ.①R161.7

中国国家版本馆CIP数据核字(2023)第048199号

老友，来加油！
——聊聊老年综合评估那些事
LAOYOU LAI JIAYOU—LIAOLIAO LAONIAN ZONGHEPINGGU NAXIESHI

主　　编：严玉茹　胡耀敏
出版发行：上海交通大学出版社　　地　　址：上海市番禺路951号
邮政编码：200030　　电　　话：021-64071208
印　　制：上海万卷印刷股份有限公司　　经　　销：全国新华书店
开　　本：880mm × 1230mm　1/32　　印　　张：9.25
字　　数：237千字
版　　次：2023年4月第1版　　印　　次：2023年4月第1次印刷
书　　号：ISBN 978-7-313-28266-8
定　　价：48.00元

《老友，来加油！》编委名单

主　　编： 严玉茹　　胡耀敏

副 主 编： 金　贤　　吴申慧

学术秘书： 吴敏婕　　杨维维

编　　委：（按字母排列）

顾玉婷　　郝明秀　　韩亭亭　　胡耀敏

金　贤　　金玉华　　刘建平　　刘雯雯

梁馨月　　马　颖　　欧阳颖星　宋　佳

田骏涛　　吴敏婕　　吴申慧　　翁玉蓉

吴芸芸　　余海瑛　　杨维维　　严玉茹

张　锋　　朱理安　　张　绮　　周　千

朱钱婷

序

随着社会经济的发展及进步，人们的健康意识明显提高。《“健康中国2030”规划纲要》亦指出，“共建共享、全民健康”，是建设健康中国的战略主题。现如今信息化时代的到来，让人们的信息量快速的增长，而信息碎片化却降低了人们的认知水平。特别是老年人，自身健康问题日益增多，对健康的关注及需求量逐步提升，但在信息爆炸又碎片化的当今，很难全面地掌握及维护自身健康。面对生活行为方式、环境以及医疗卫生服务等健康影响因素，如何才能科学有效地推行健康生活方式，减少疾病发生，享有老年健康呢？

医学科普的意义在于维护健康、预防疾病，是让医学知识大众化、基础化；是推进“零级预防”和“治未病”的重要方法，是减少医疗支出，提高公众生活水平和生活质量最廉价、最有效的工具，对于推动老龄化社会的健康发展具有积极意义。

仁济医院建于1844年，成立179年来，一直担当着“仁术济世”的天职，关注老年群体的身心健康，用自己的实际行动展示着“仁”与“爱”、“慈”与“济”的情怀和追求，践行着“济世”的社会责任。仁济医院老年病科是上海市首个老年病学科的硕士和博士授予点，是上海市和全国首批老年病专科住院医师培训基地，并拥有上海交通大学医学院老年病研究室。科室拥有一批老中青相结合、医教研实力突出的优秀人才队伍。同时，老年综合评估门诊作为上海首家开设的老年评估护理门诊，自 2021 年成立至今，已为大量有健康需求的老年人开展健康评估。该老年综合评估团队以老年人为中心，以家庭照护需求为导向，采用多维度、多学科的方法对老年人的躯体健康、功能状态、心理健康、社会支持和环境状况进行综合评估。制定并整合以保护老年人健康和功能的预防及诊疗计划，最大限度地维护或重建身心功能健康，提升生活质量，成为老年人健康银龄生活的护航者。

促进老年人的晚年幸福是每一位老年医务工作者的责任和担当，期望本书能为老年读者及医学同道们提供指导及帮助，以助力健康老年化的建设！

上海交通大学医学院附属
仁济医院护理部主任 吴慧琴

前　言

中国进入老龄化社会，老年人口急剧攀升，随着年龄的增加，老年人的生理功能逐渐退化，体力和耐力明显下降，同时也面临多种老年综合征问题，例如：营养不良、跌倒、认知下降、睡眠障碍等；这些高风险因素是导致老年人疾病恶化、增加失能、衰弱和死亡的重要因素。老年人口的急剧攀升亦反映出我国养老经济和照料负担都在不断加重，因此积极应对人口老龄化的现实迫切性空前凸显。虽然老年人内在功能下降是不可避免的，但为了帮助老年人最大化其功能状态，同时也是积极响应世界卫生组织提出的健康老龄化概念，不仅身体的健康，更是心理健康及良好的社会适应能力。因此，我们开设了老年综合评估门诊，以促进老年人的健康，维护老年人的身体机能，让老年人共享改革发展成果、安享幸福晚年。

老年人除了按时体检和有疾病时就诊，还能如何保持自己的健康呢？老年综合评估为您打开这扇隐形的大门，老年人通过老年专科医生、护士组成的专业评估团队，经过科学的综合评估技术，更了解自己身心功能，发现早期健康问题及疾病风险，获得预防和干预疾病的护理干预，为老年人的银龄安康保驾护航。老年综合评估专业团队采用多维度、多学科的方法对老年人的躯体健康、功能状态、心理健康、社会支持和环境状况进行综合评估，并制定和整合以保护老年人健康和功能为目的的预防及诊疗计划，以最大限度的提高老年人的生活质量。

本书以老年综合评估的内容及老年人常见问题为基础，博采众长，内容丰富，涵盖了医、护、营养、口腔、康复、心理健康、老年权益保障等内容。通过海量图片的直观展示，生动形象地为老年朋友们及其家属和社区基层医护人员带来全面、科学、实用的老年健康知识；坚持实用性、趣味性、科学性为一体，让老年人、老年照护者、基层医护人员更易识记、理解及运用。

本书出版之际，衷心感谢所有编者的努力和付出，感谢出版社领导的大力支持，充分体现了团队协作的强大力量。限于编者们的水平及编写时间有限，虽然经过反复斟酌，难免有不恰当之处、诚望各位专家、读者指教为祷。

胡耀敏　严玉茹

2023 年 3 月

CONTENTS
目录

第一章　发现问题，我不怕！

第二章　应对疾病，我知道！

第三章　经典案例，有办法！

第一章

发现问题，我不怕！

第一节　老年生活自理能力

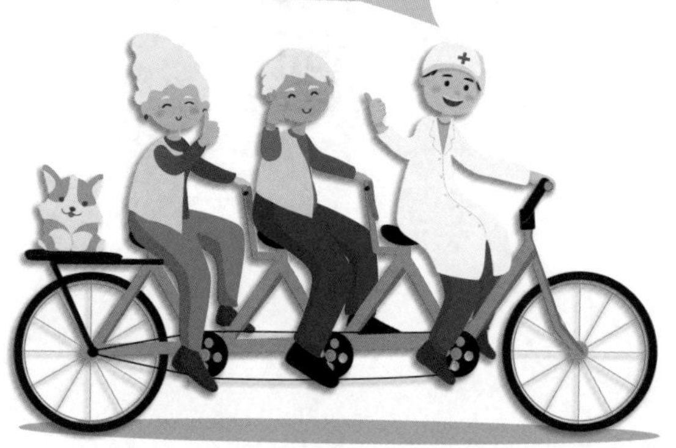

应对老年问题有妙招，老年朋友们，老年综合评估团队来帮您支招啦！

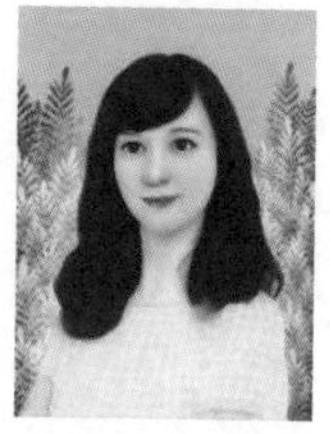

胡医生时间 

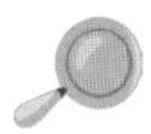

您知道吗？

对于老年人，年龄增加和患有各种疾病常常导致健康受损。而老年人的治疗和护理除了要以疾病痊愈和各种功能障碍恢复为目标外，更多的要以帮助老年人在疾病的状态下维持功能状态、促进老年人具有独立生活能力、并最大限度地提高他们的生活质量为目标。

什么是功能状态？

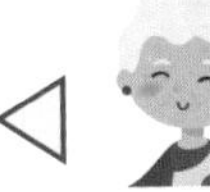

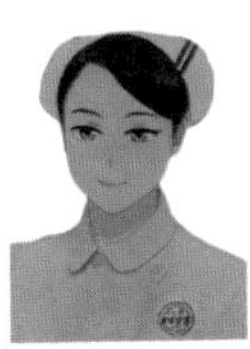

功能状态评定

功能状态是指老年人日常生活的处理能力	
日常生活活动能力（Activities of daily living，ADL）	最基本的自理能力
功能性日常生活活动能力（Instrumental activities of daily living，IADL）	独立生活并具备良好的日常生活能力
高级日常生活活动能力（Advanced activities of daily living，AADL）	老年人的智能能动性和社会角色功能

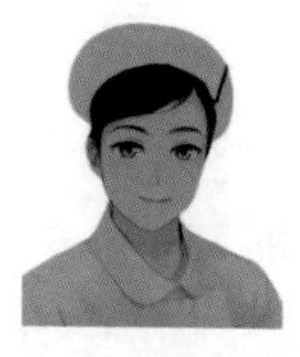

日常生活活动能力（ADL）

包括：进食、洗澡、修饰、穿衣、如厕（大小便控制）、床椅移动、平地行走、上下楼梯，这些是老年人需要补偿、服务的基本指标。

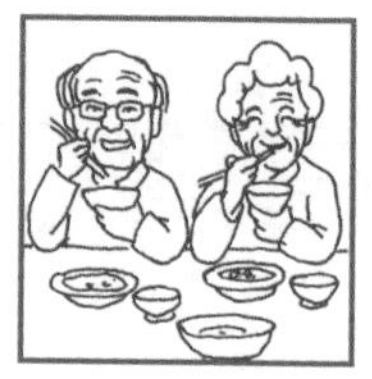
进食

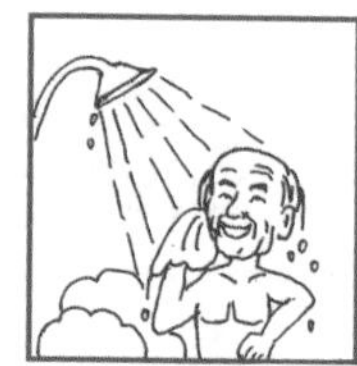
洗澡

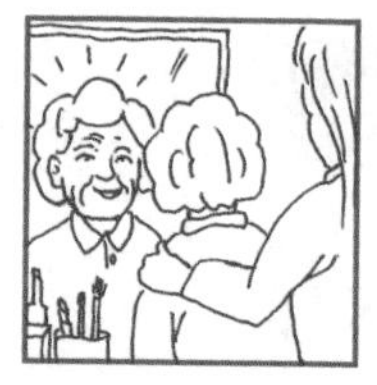
修饰、穿衣

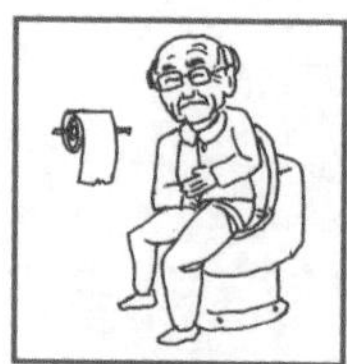
如厕
（大小便控制）

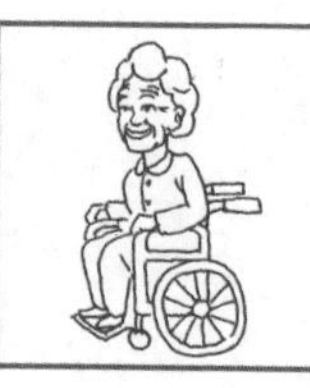
床椅转移

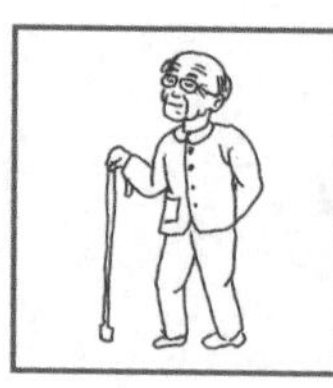
平地行走

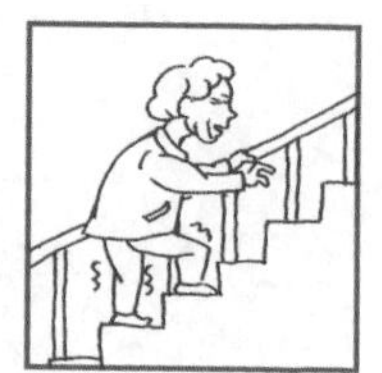
上下楼梯

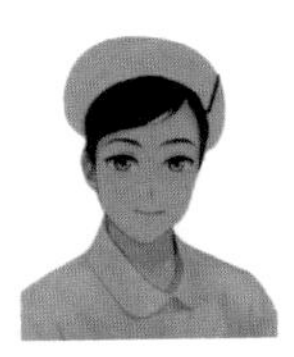

功能性日常生活活动能力（IADL）

包括：购物、做家务、使用电话、做饭、洗衣、旅游等，这些是老年人进行自我照顾、自我护理活动的基本能力。

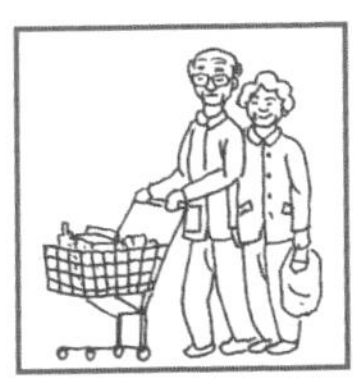

购物

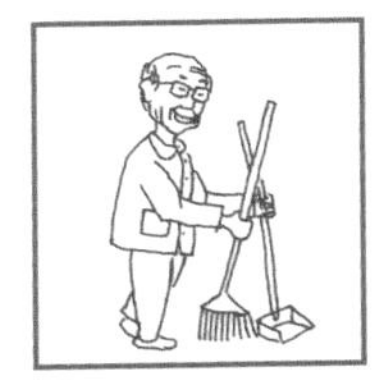

做家务

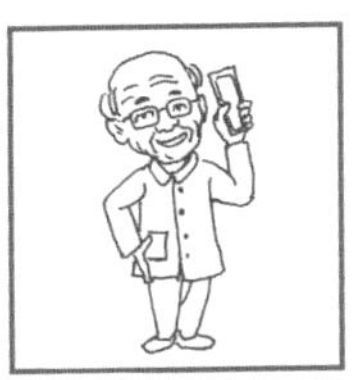

使用电话

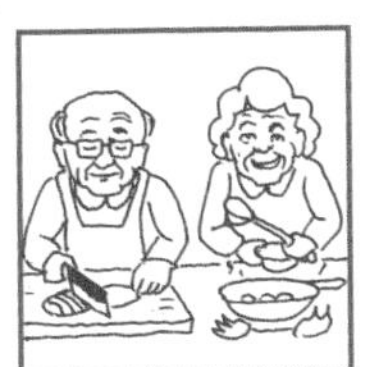

做饭

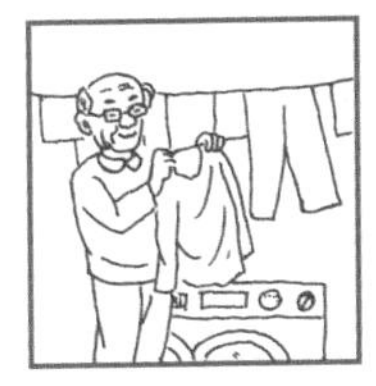

洗衣

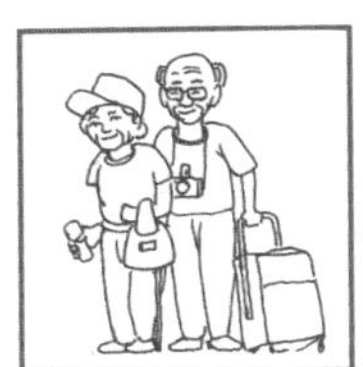

旅游

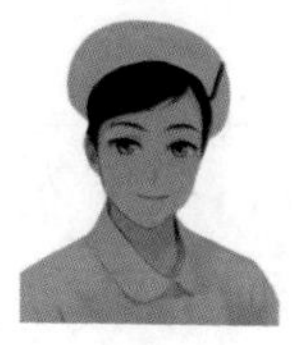

高级日常生活活动能力（AADL）

包括：社会活动、娱乐、职业活动等。需要老年朋友们注意的是，高级日常生活能力缺失出现最早。一旦出现，预示着更严重的功能下降。及时评估，可以帮助您及家人从容应对今后的生活困难。

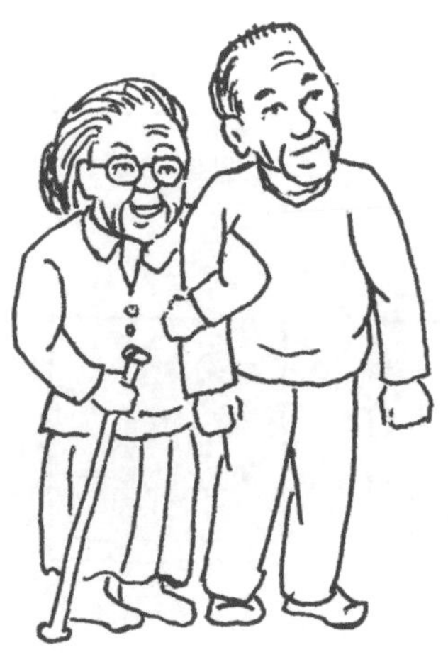

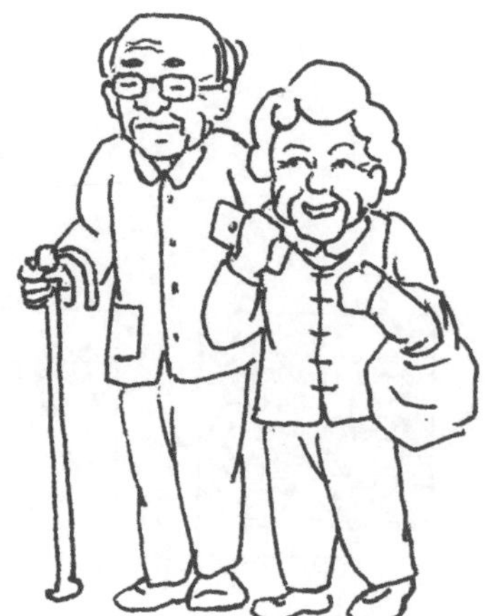

第二节　老年跌倒预防

一、跌倒的危险因素

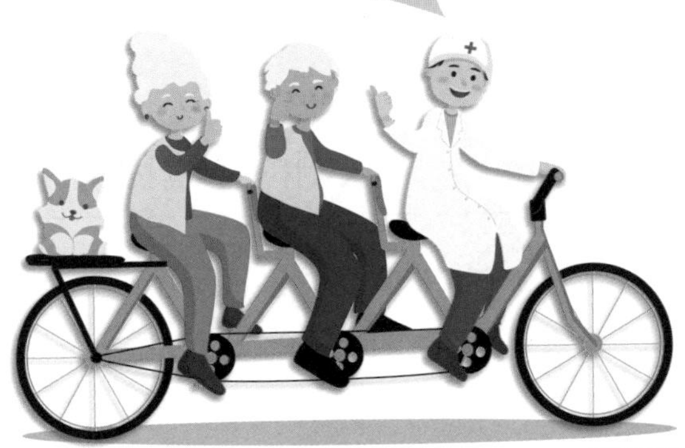

老年朋友们，跌倒可能为您的生活带来巨大的改变，请重视它！

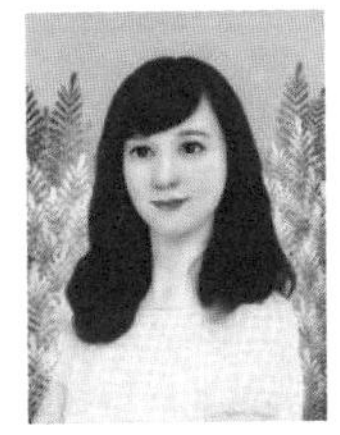

胡医生时间 

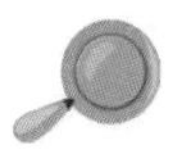

您知道吗？

跌倒是造成我国伤害和死亡的第四位原因，而在 65 岁以上的老年人中则为首位原因。老年人跌倒死亡率随年龄的增加急剧上升。跌倒除了导致老年人死亡外，还导致大量残疾，并且影响老年人的身心健康。如对跌倒的恐惧心理会降低老年人的活动能力，使其活动范围受限、生活质量下降。

什么原因导致跌倒呢？

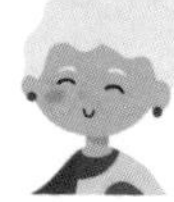

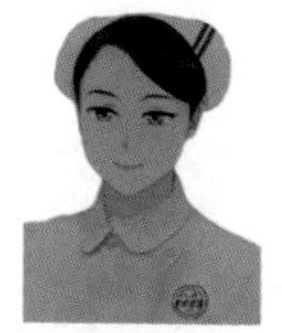

跌倒的危险因素

生理因素	病理因素	其他
步态和平衡功能	神经系统疾病	药物因素
感觉系统疾病	心血管系统疾病	心理因素
中枢神经系统疾病	影响视力的眼部疾病	环境因素
骨骼肌肉系统疾病		

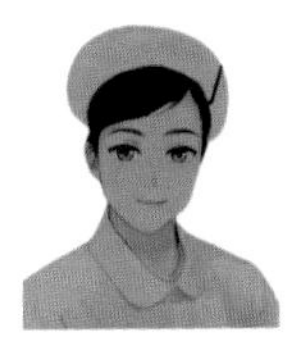

易跌倒的人群

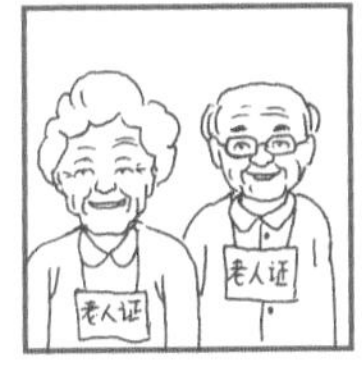

年龄大于 65 岁

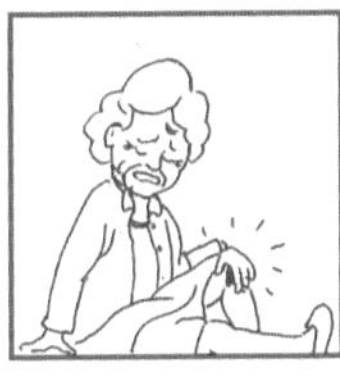

曾发生过跌倒

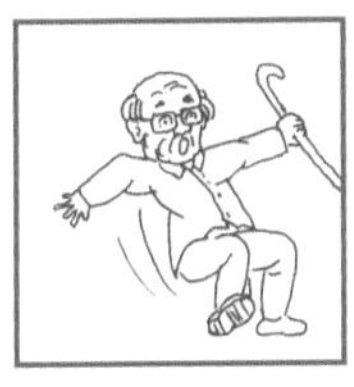

步态不稳（有假肢或助行设备等）

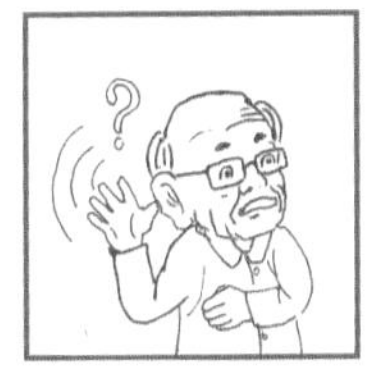

视力、听力下降

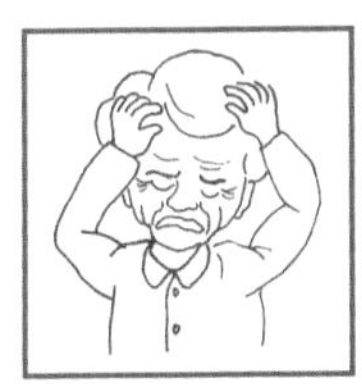

头晕、意识障碍（痴呆、脑卒中等）

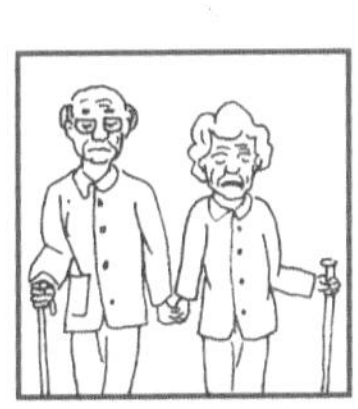

过度担忧跌倒

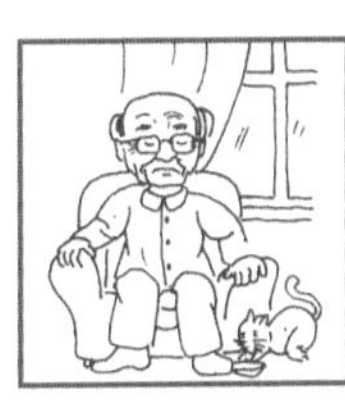

独居

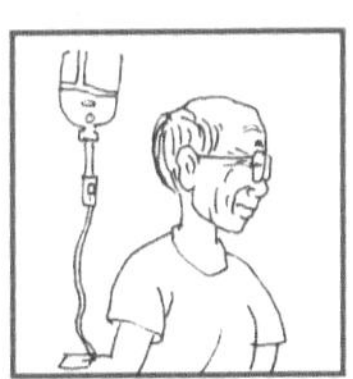

虚弱、营养不良

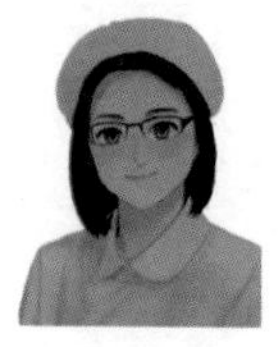

导致易跌倒的药物因素

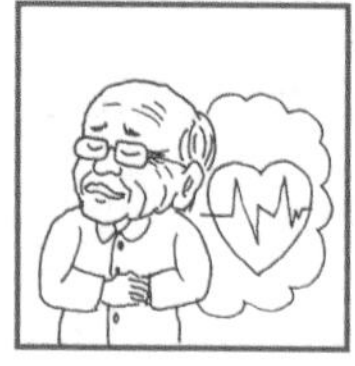

降压药、血管扩张药、利尿剂

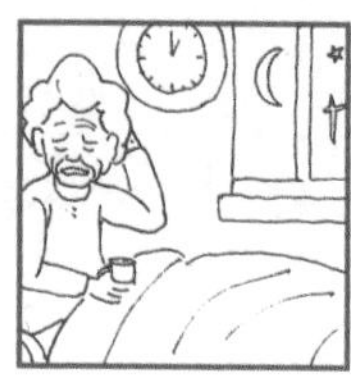

安眠药

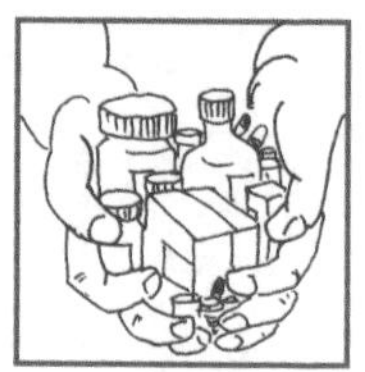

多重用药

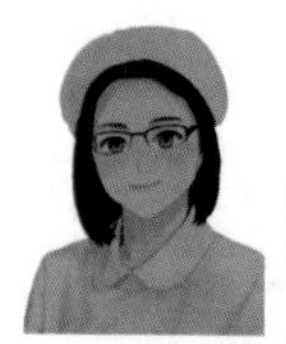

易跌倒的外在因素

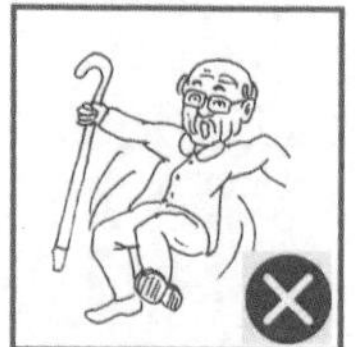

拐杖等辅助设备不合适

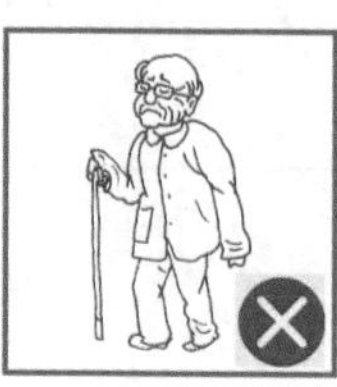

裤子过长、不合身

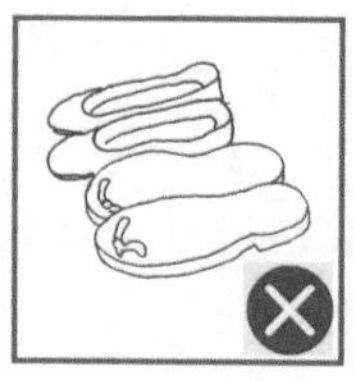

鞋子不适合或不防滑

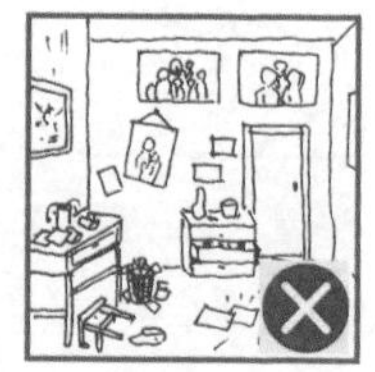

环境杂乱

二、居家安全

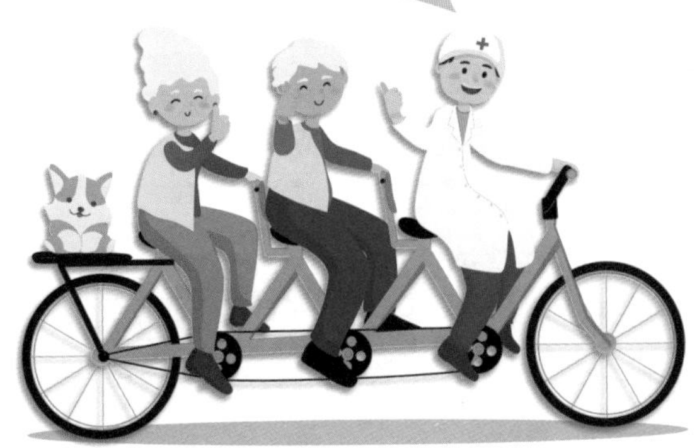

老年朋友们，安全不是小事，家里的每一个细节都不能忽视！

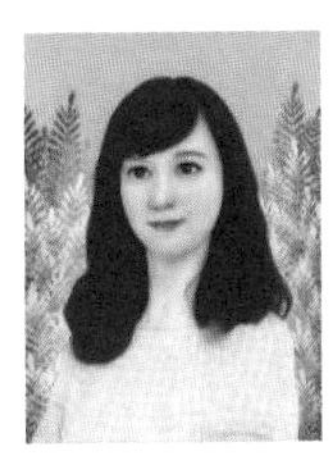

胡医生时间 

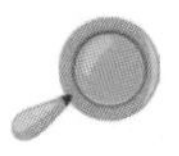

您知道吗？

我国意外伤害监测系统显示，造成老年人意外伤害而就诊的主要原因是跌倒。其中大多数的意外伤害是发生在家中。发生率居前 3 位的居家安全问题分别为跌倒、用药错误、疾病急性发作。发生在老年人身上的居家安全问题常会带来不同程度的不良后果。

如何提升居家安全呢？

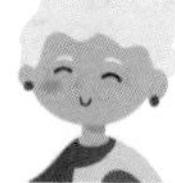

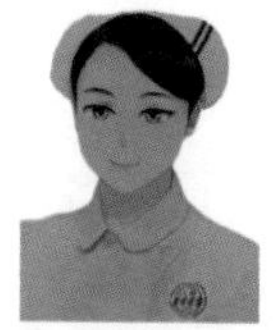

居家环境安全

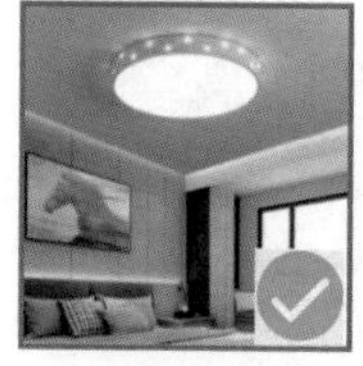

室内照明充足

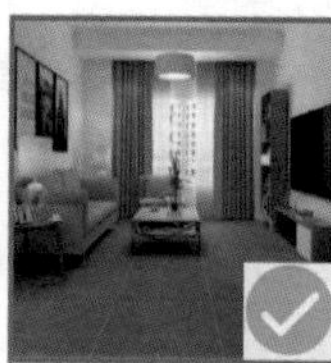

地面防滑地砖

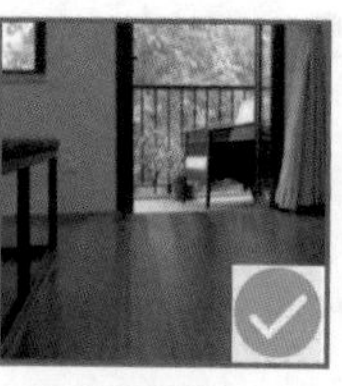

地面干燥、不潮湿

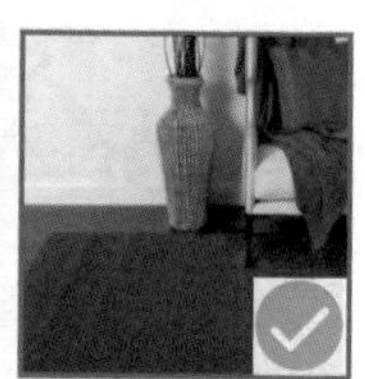

地毯平整

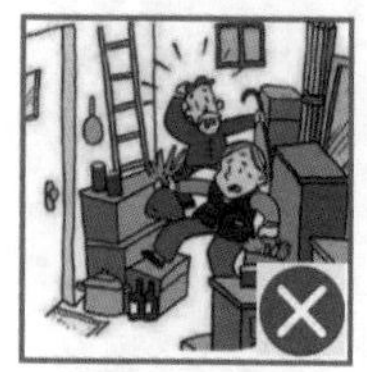

过道勿堆放杂物

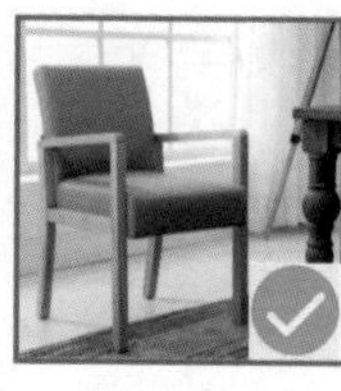

椅子有扶手

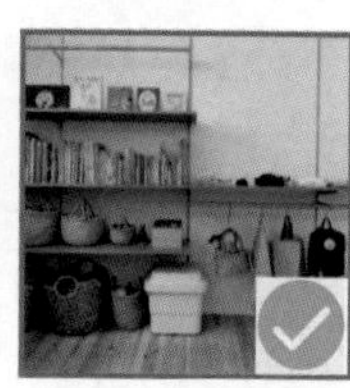

常用物品方便拿取、勿爬高

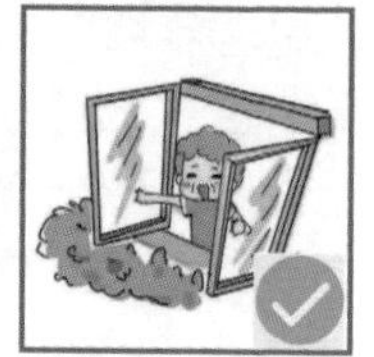

保持通风、室温适宜

居家环境安全

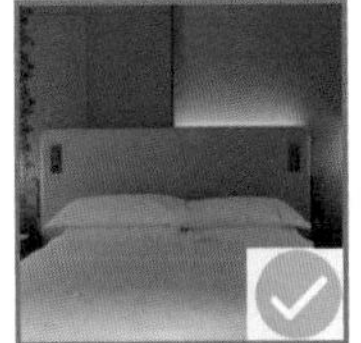

床头有
灯、电话

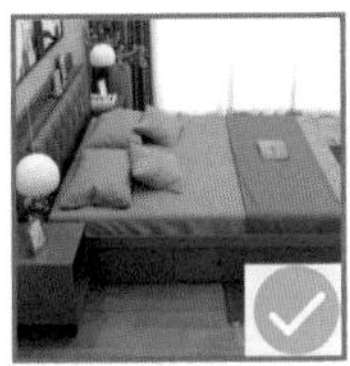

床边无杂物
影响上下床

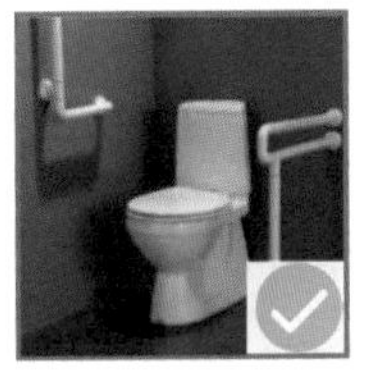

卫生间马桶
边设有扶手

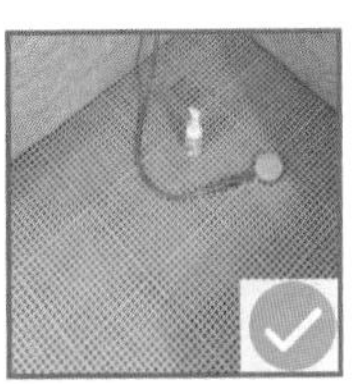

淋浴处设有
防滑垫

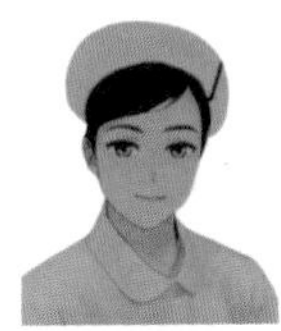

居家用药安全

老年人常见的错误用药问题

- 药物种类繁多，不能有效地分辨药物
- 错服、漏服、重复用药
- 滥用补药
- 自行凭经验用药

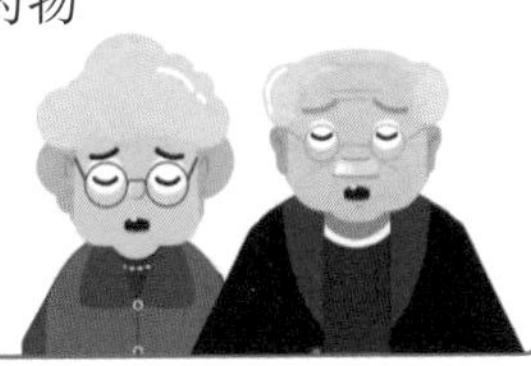

居家用药安全

 老年人安全用药方法

药名	空腹	早餐后	午餐后	晚餐后	睡前	其他
×××		1粒	1粒	1粒		
××	1粒					
×××					半粒	
××××						与餐同服

用药方案可制成表格

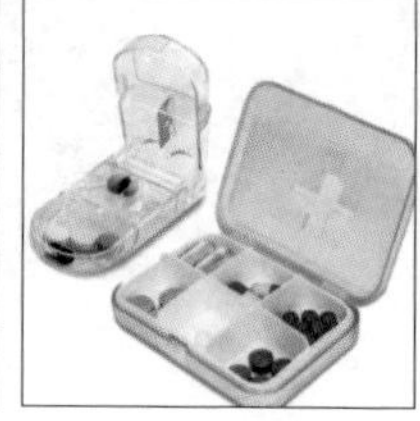

药物摆放、分割合理

特殊用药使用提醒标签

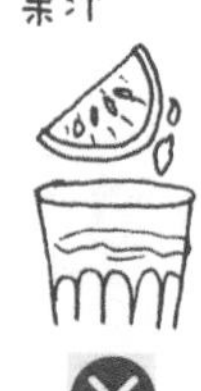

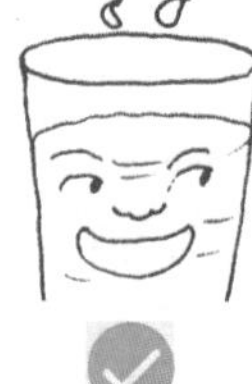

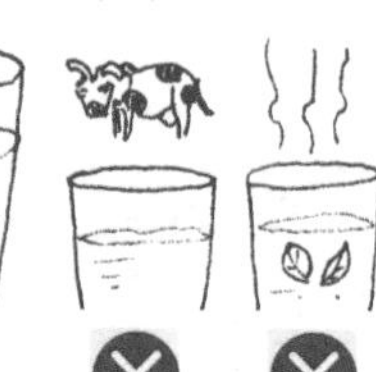

温开水服药

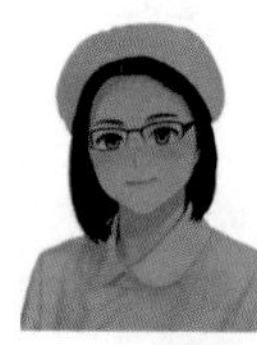

疾病急性发作安全

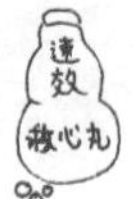

心血管疾病患者身边常备速效救心丸等药物

支气管哮喘患者身边常备气雾剂等药物

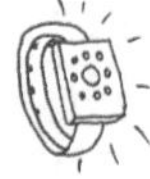

有条件者可备有手表型电话方便呼救

三、跌倒后的应急处理

跌倒了怎么办?

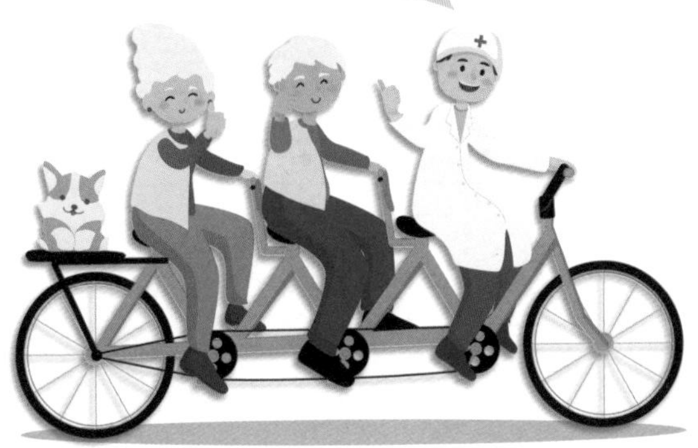

老年朋友们，跌倒后不要怕，沉着、冷静地应对，谨防二次伤害！

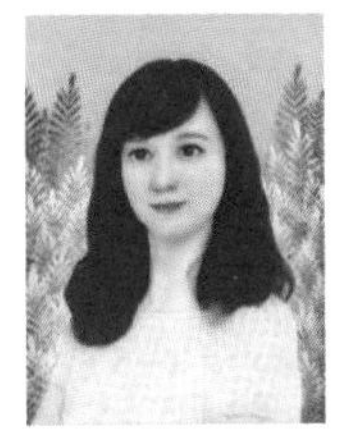

胡医生时间 

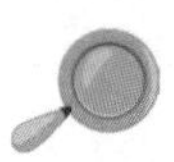

您知道吗？

老年人跌倒后可能产生二次伤害，在确保周围环境安全的情况下，正确应对跌倒，冷静面对问题，将跌倒造成的伤害降到最低。若跌倒后损伤较为严重，应尽量保持原有体位，向周边人或打急救电话求助。

跌倒后怎么办呢？

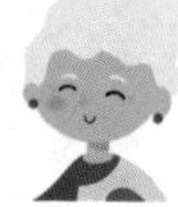

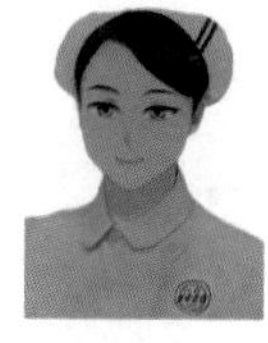

跌倒后处置原则

跌倒后、莫慌张、先呼救、再自查。

侧翻身、跪双腿、慢慢爬。

寻依靠、视前方、缓缓站。

去医院、求帮助、保平安。

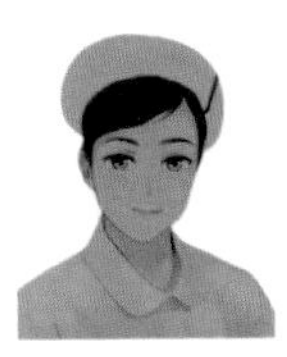

老年人跌倒后的自救方法

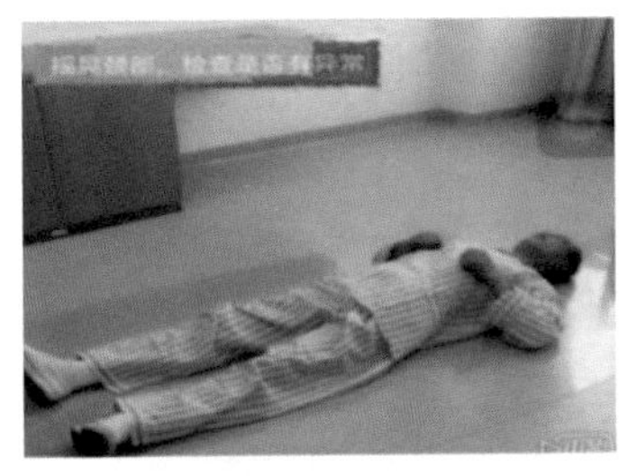

老人跌倒呼救，周围无人应答

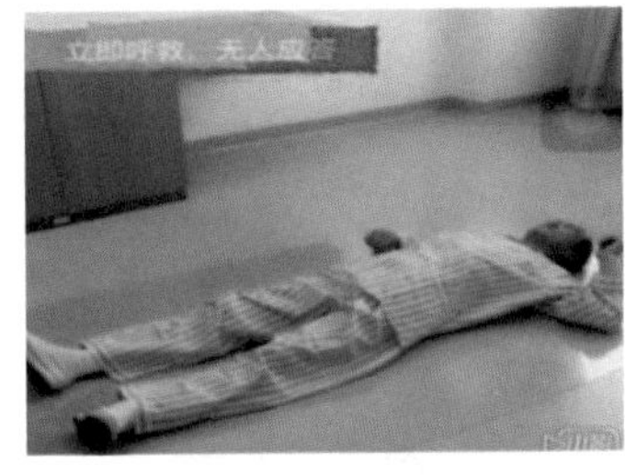

微微扭动颈部，检查是否有异常

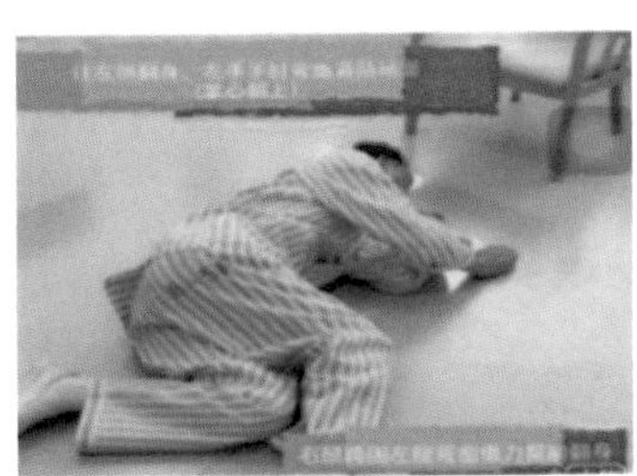

向左侧翻身，左手肘弯曲紧贴地面，面部及全身缓慢转向地面

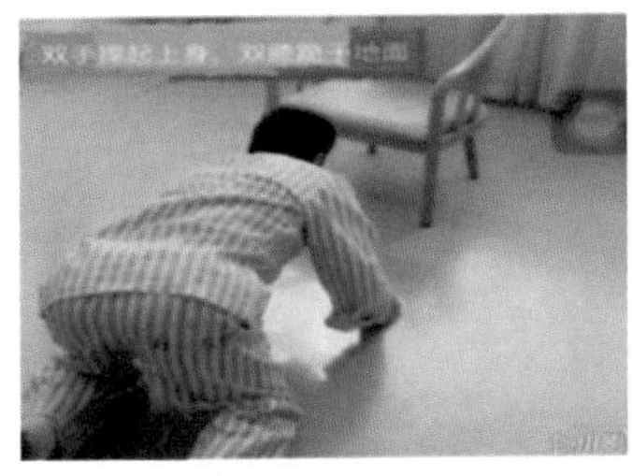

双手撑起上身双膝跪于地面

老年人跌倒后的自救方法

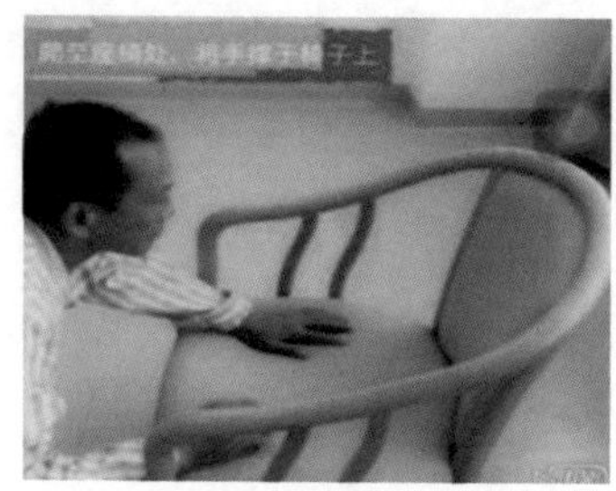

爬至座椅处，将手撑在椅子上

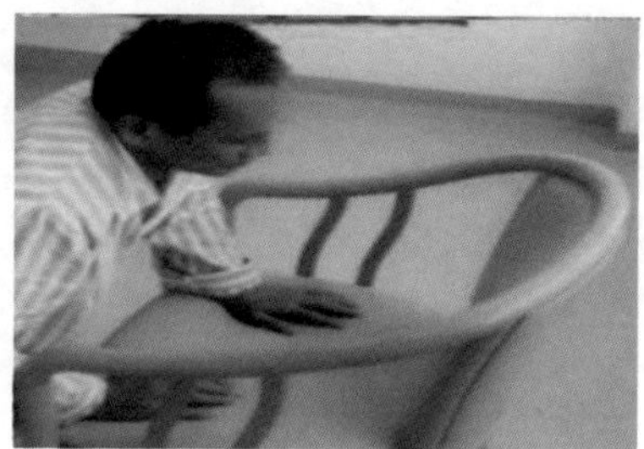

视线朝上，缓慢站起

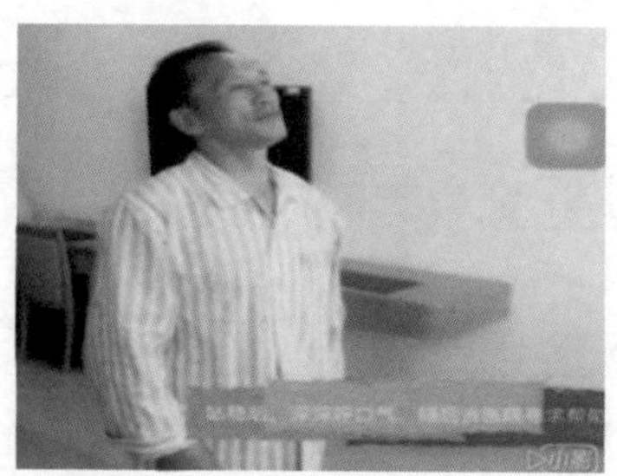

站稳后，深呼吸，然后寻求专业帮助

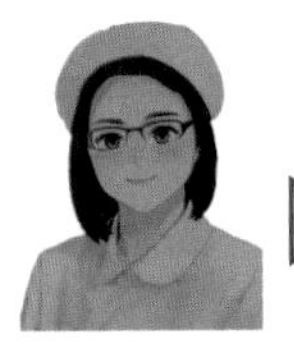

跌倒后意识不清的处理方法

立即拨打急救电话 120

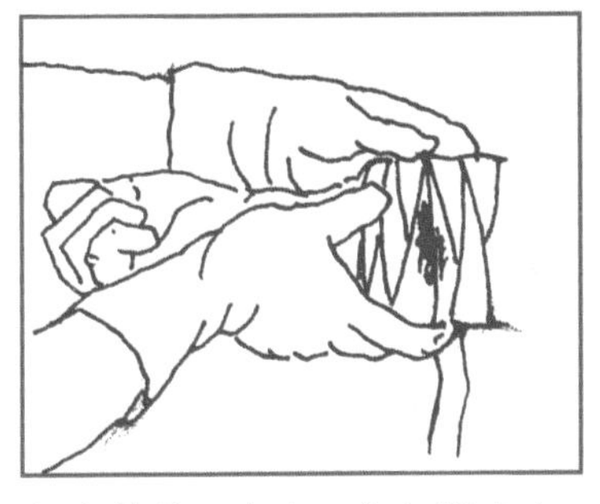

如有外伤、出血，应立即止血、包扎

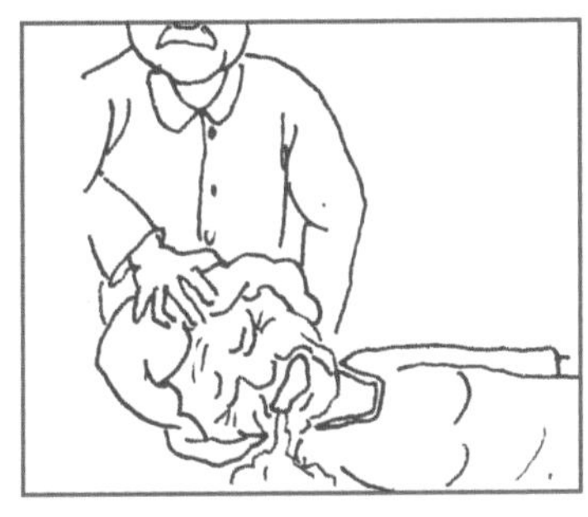

若出现呕吐，须将头偏向一侧，保证呼吸道通畅

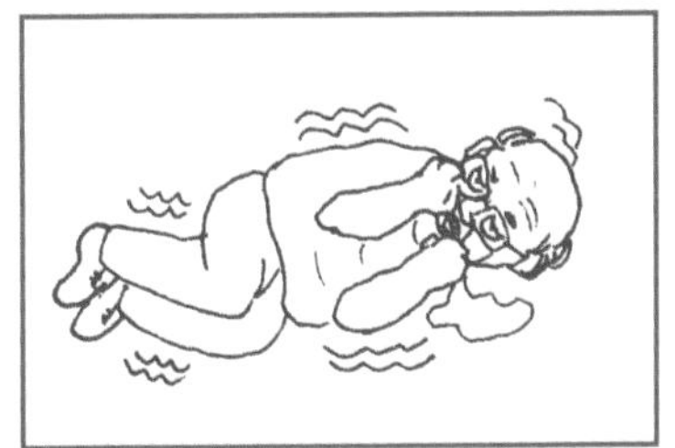

有抽搐者，应在其牙间垫较硬物，防止舌咬伤，不要硬掰抽搐者的肢体

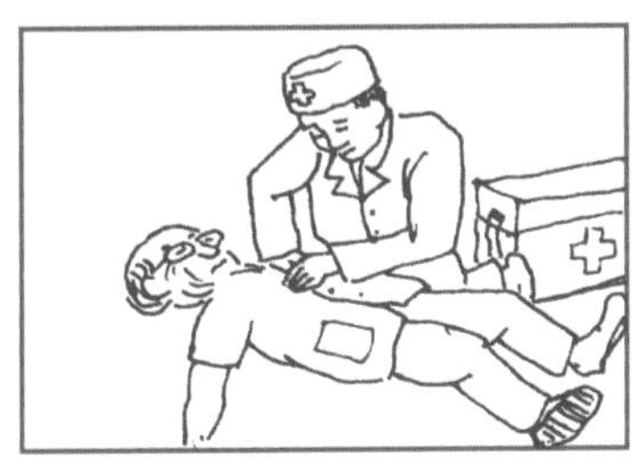

若呼吸心跳骤停，应立即行胸外心脏按压、口对口人工呼吸等急救措施

四、运动防跌倒

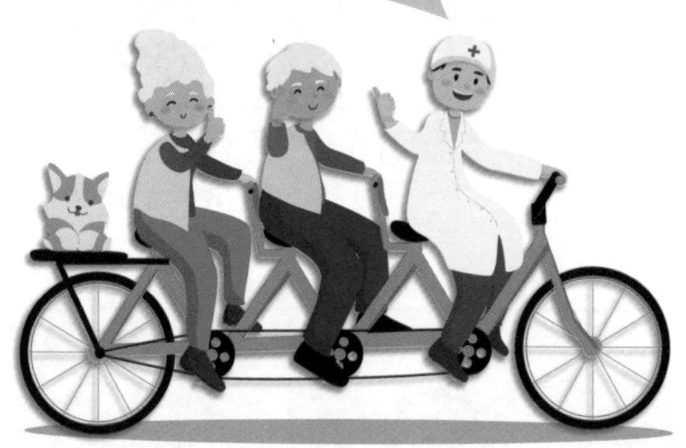

老年朋友们，合理和科学的运动有助于预防跌倒及其带来的伤害！

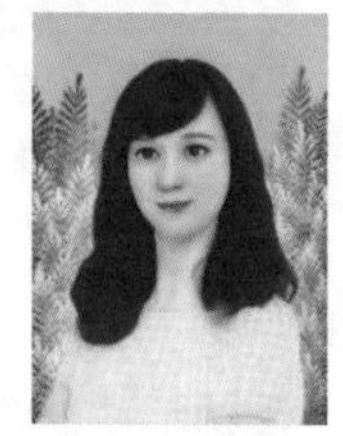

胡医生时间 

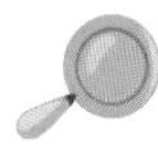

您知道吗？

年龄增大及衰老会导致老年人肌肉力量下降、柔韧性下降，面对应急反应的速度变慢、平衡能力减弱。保持运动能维持自身肌肉水平及平衡能力，维持骨骼健康及步态协调等，对于具有伤害性的跌倒类型均具有预防效果。

如何运动防跌倒呢？

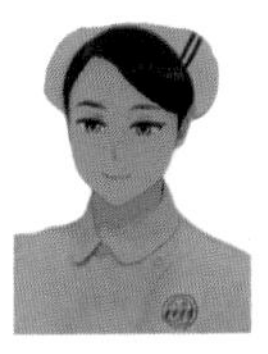

老年人运动基本原则

安全性	全面性	适度性
避免危险性项目和动作	选择多种运动项目	强度适中
注意环境安全、地面平整	全身锻炼	量力而行
恶劣天气暂停户外运动		养成习惯

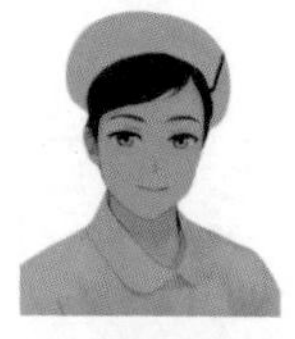

奥塔戈运动防跌倒

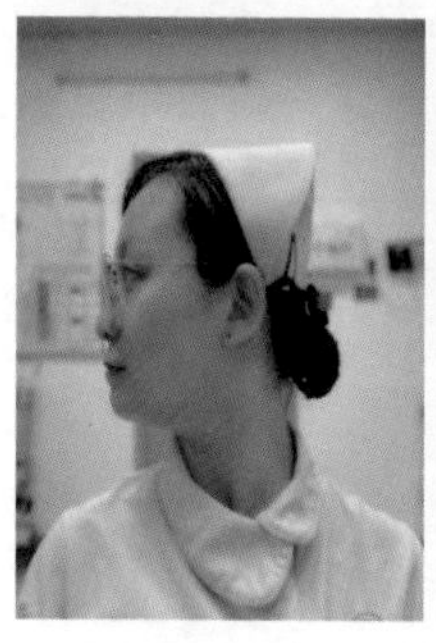

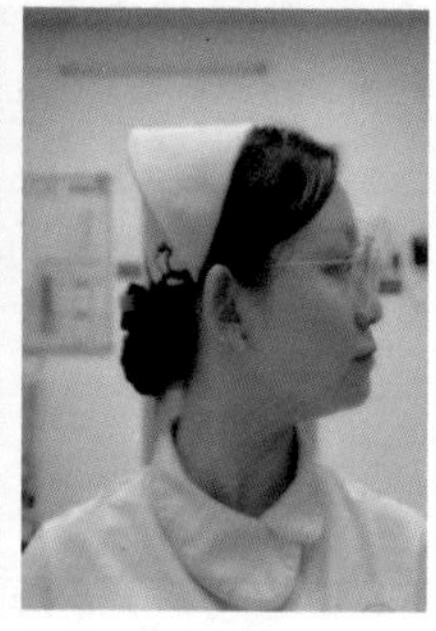

头部运动：头部缓慢向左、右旋转，转至尽量最大幅度

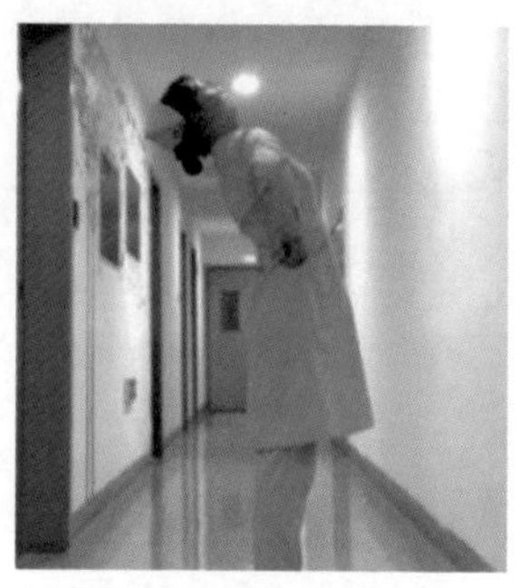

背部伸展运动：双腿分开，与肩同宽，稳定重心，尽力将腰背部后伸后回归原位

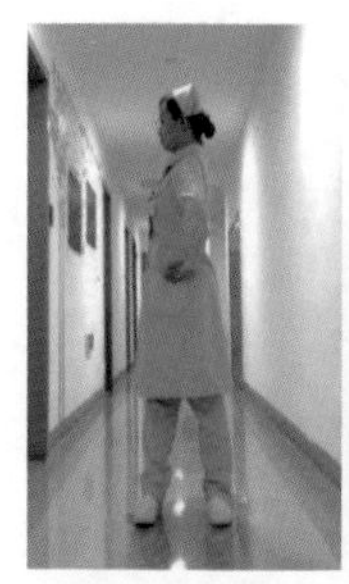

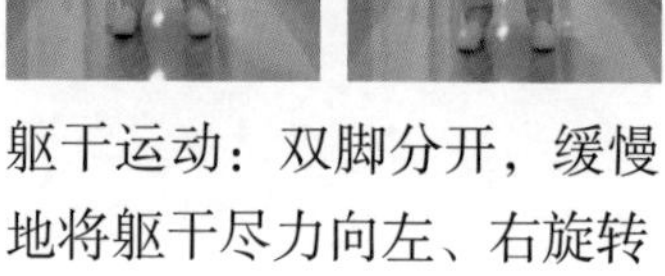

躯干运动：双脚分开，缓慢地将躯干尽力向左、右旋转

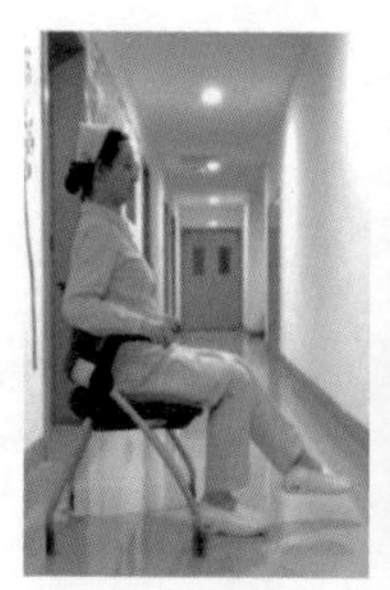

踝部运动：坐位，后背有牢固支撑，踝关节尽力伸直脚背后保持5秒，再勾起脚背5秒

奥塔戈运动防跌倒

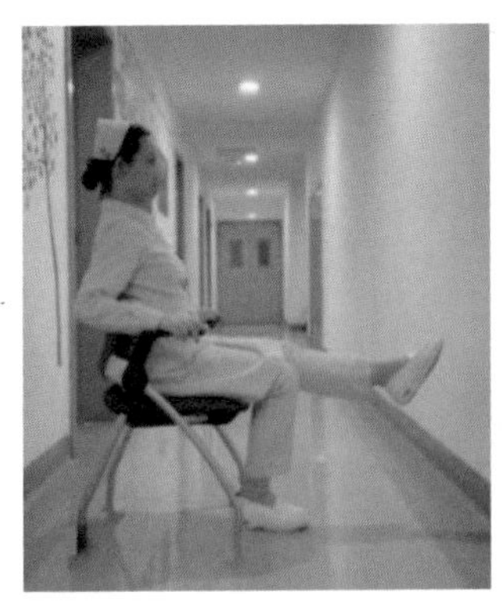

膝关节伸展运动：坐位，后背有良好支撑，双脚微分开，抬高一侧腿与地面平行，保持5秒

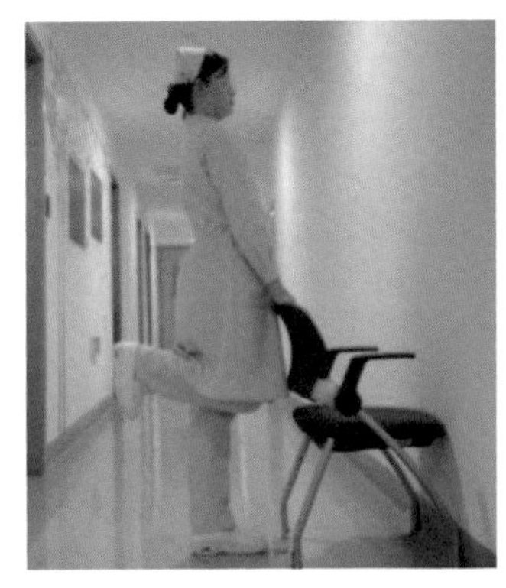

膝关节屈曲运动：站位，稳定重心，双手扶住扶手，膝关节尽量屈曲，保持5秒

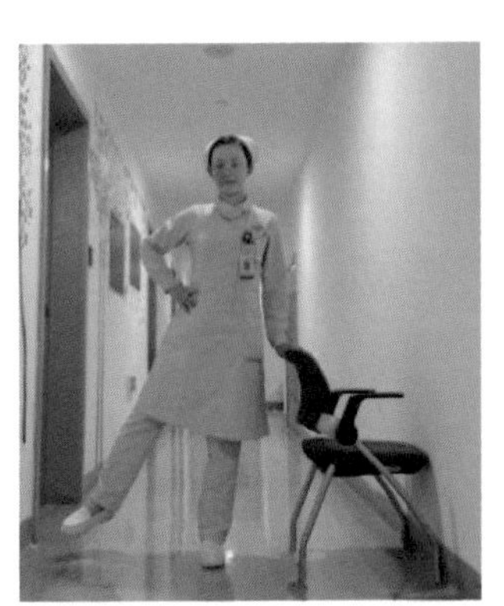

膝关节外展运动：站位，稳定重心，一只手扶住扶手，单腿向外展，脚尖绷直，保持5秒，缓慢回归

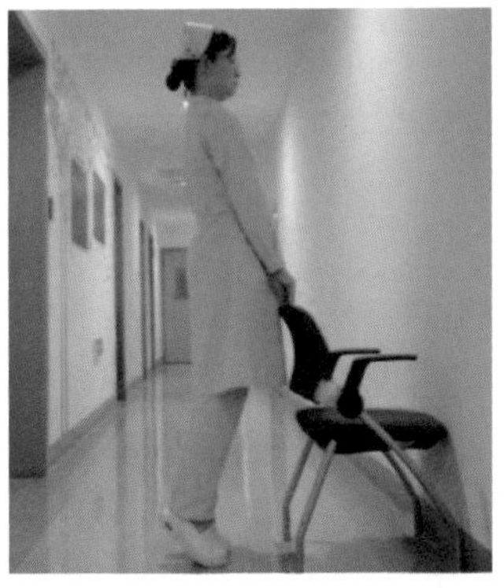

抬脚跟运动：站位，稳定重心，一只手扶住扶手，单腿向外展，脚尖绷直，保持5秒，缓慢回归

奥塔戈运动防跌倒

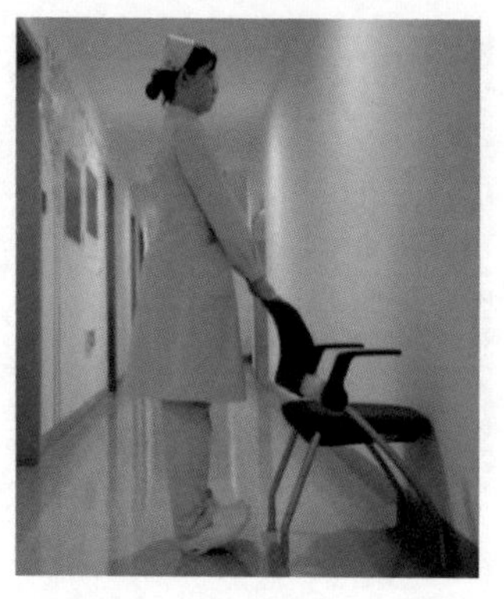

抬脚尖运动：站位，稳定重心，双脚分开，与肩同宽、脚跟着地，抬脚尖保持 5 秒，回归原位

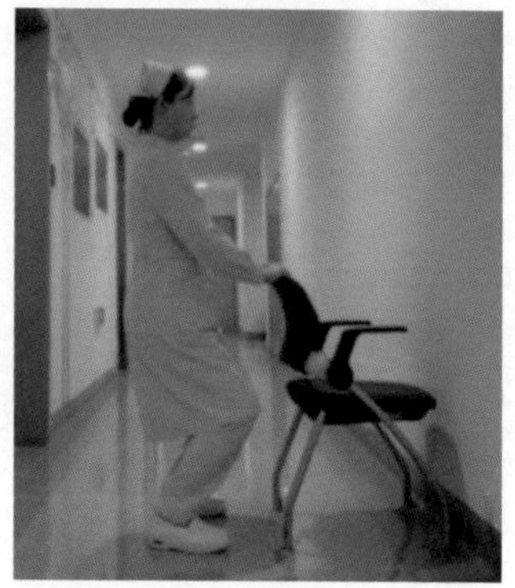

屈膝运动：站位，稳定重心，双脚分开，与肩同宽、屈膝，膝关节需越过足尖，感觉关节负重时，站直

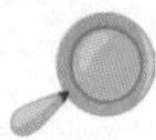

奥塔戈运动

奥塔戈运动项目是一项以预防老年人跌倒为宗旨的家庭锻炼计划。包括热身运动，肌力训练，平衡训练，以及步行计划。以头部、颈部、躯干、髋膝踝等身体各个部位的活动锻炼，来帮助老年人预防跌倒。

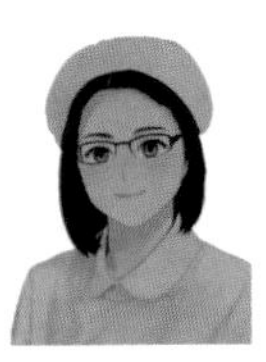

预防跌倒的运动

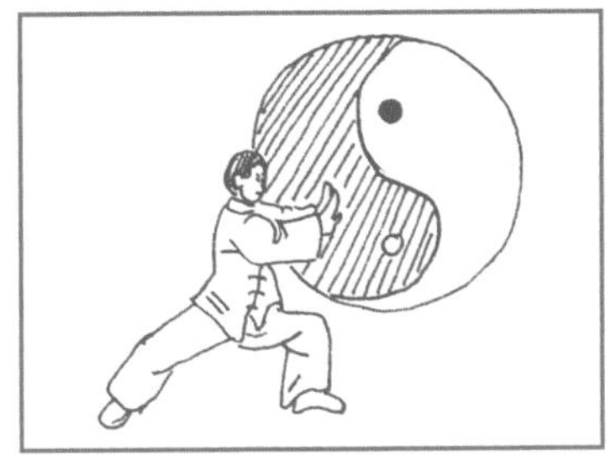

太极拳

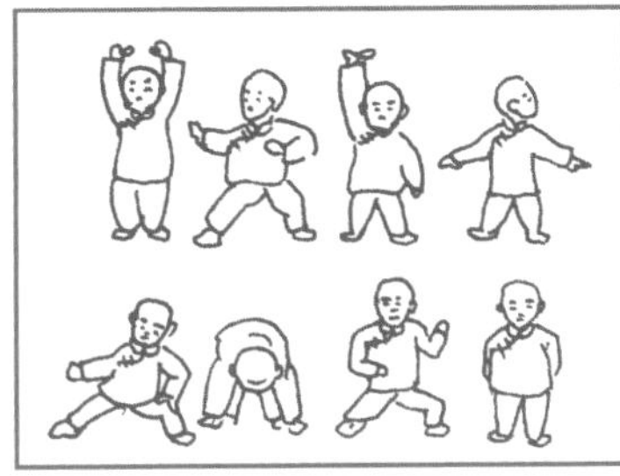

八段锦

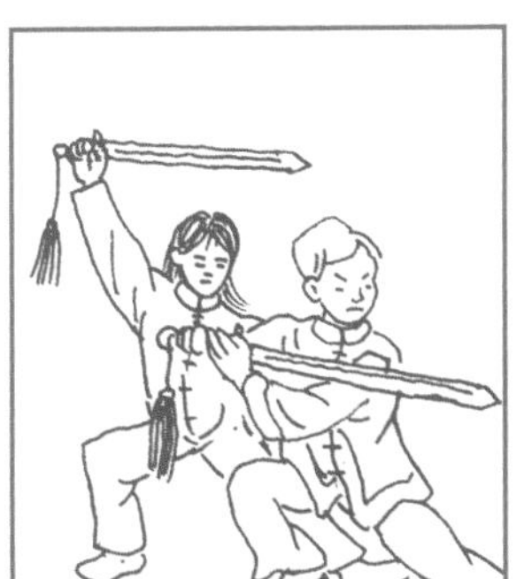

太极剑

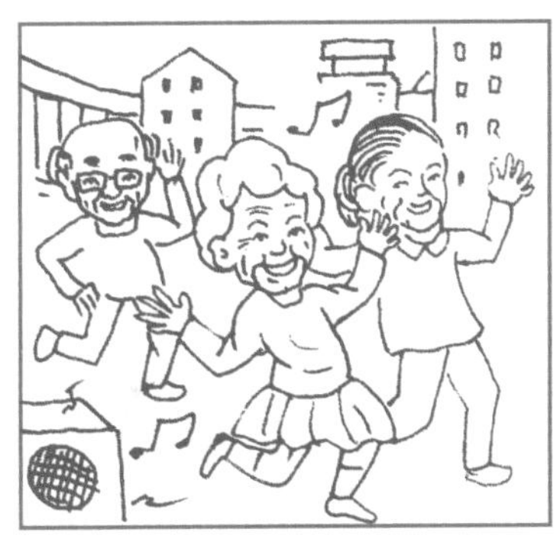

广场舞

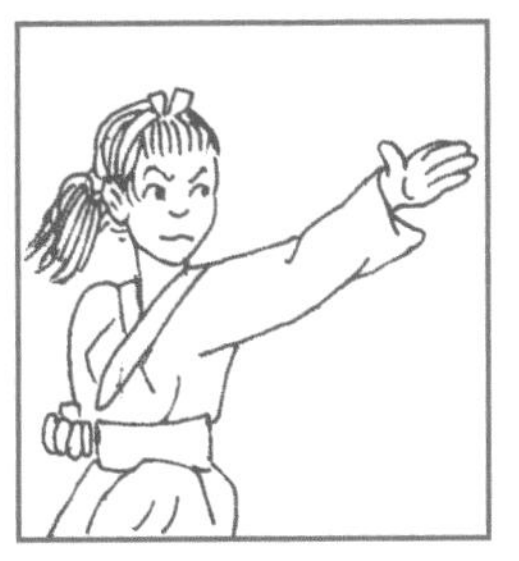

木兰拳

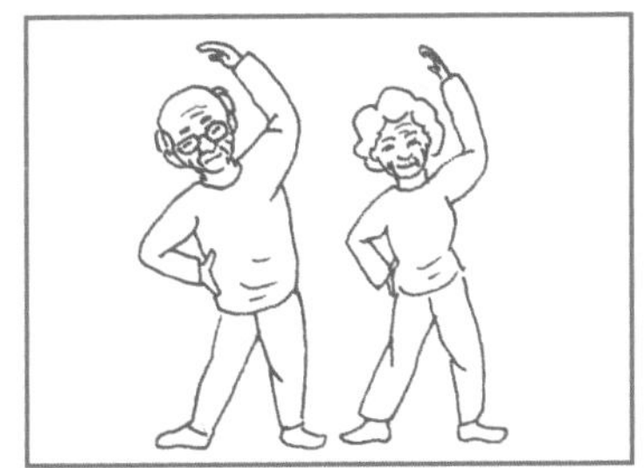

老年体操

五、视听力障碍

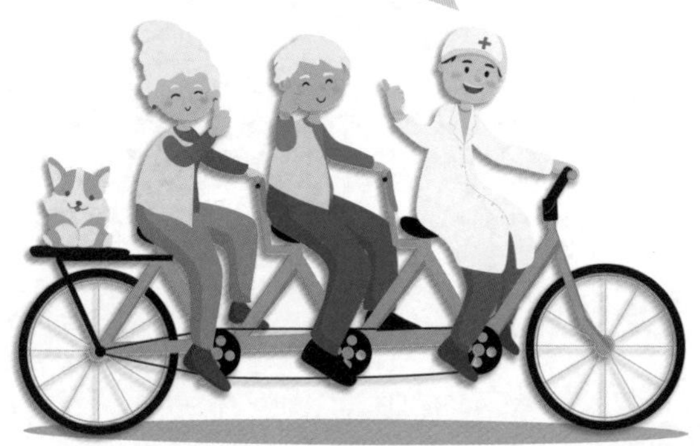

老年朋友们，视听力功能下降要警惕，要及时做好预防和护理！

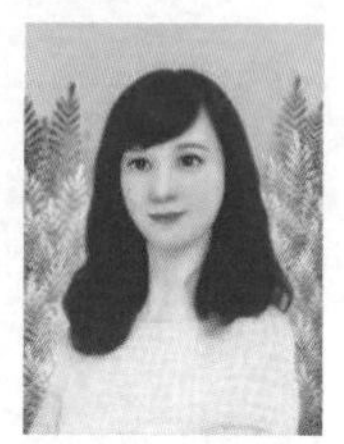

胡医生时间 

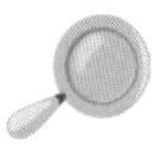

您知道吗?

视听力功能下降及障碍对老年人的生活质量、情感、社会行为等交往能力产生不良影响。60 岁左右的人约有 30% 对高频声音产生听力困难，在 65 ~ 75 岁老年人中发病率通常可高达 60%。

视听力障碍如何护理呢?

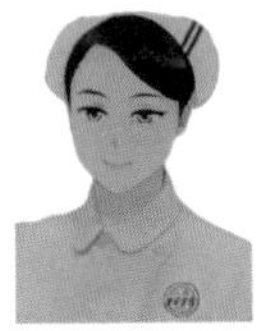

视听力障碍者的注意事项

积极治疗原发疾病及慢性病
创建安静、和谐的环境
保持良好的饮食习惯
适当运动
保持心情良好

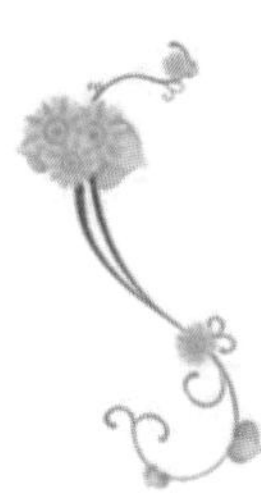

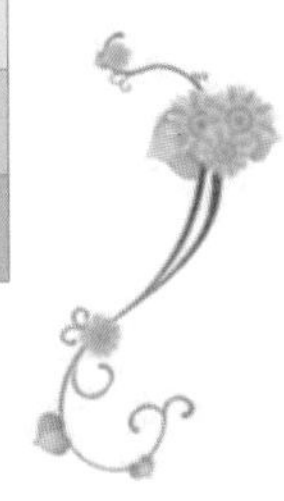

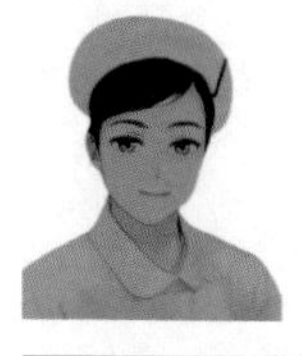

听力障碍者的评估

老年听力障碍筛查量表

①遇到不熟悉的人时，您会因担心听不清楚而感到窘迫（紧张）吗？
A. 会　B. 有时有点　C. 不会
②听力问题使您和家人聊天时会感到有困难（受影响）吗？
A. 会　B. 有时有点　C. 不会
③别人跟您小声说话的时候，您会不会觉得听起来很费劲？
A. 会　B. 有时会　C. 不会
④听力不好会不会让您感觉自己有缺陷（像残疾人一样）？
A. 会　B. 有时有点　C. 不会
⑤走亲访友时，您会不会因听力不好而感到交往困难？
A. 会　B. 有时有点　C. 不会
⑥听力问题会让您经常不愿意参加公众聚会活动吗？
A. 会　B. 有时有点　C. 不会
⑦会因听力不好让您和您家人争吵吗？
A. 会　B. 有时有点　C. 不会
⑧听力问题会不会让您在看电视或者听收音机广播时感到困难？
A. 会　B. 有时有点　C. 不会
⑨听力问题会对您的私人及社交活动产生影响吗？
A. 会　B. 有时有点　C. 不会
⑩听力问题会让您在就餐与亲友交谈时感到困难吗？
A. 会　B. 有时有点　C. 不会

本量表的目的是了解您是否存在听力问题，以便进一步的检查和诊断，请务必根据提问，仔细回答每一个问题，勾出选择答案，如果您佩戴助听器，请回答您在不用助听器时的情况，请在 5 分钟之内完成整个量表内容。

回答“会”4 分，“有时有点”2 分，“不会”0 分；0 ~ 8 分正常，得分越高表明听力障碍影响越大

该评估表仅用于初步筛查，详细评估请至专业医师处就诊

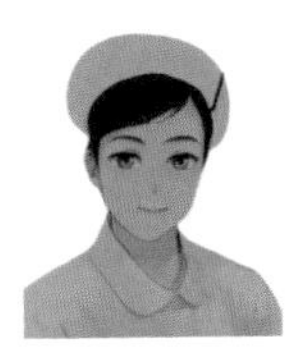

听力障碍者的饮食

总体方针：清淡、高维生素食物

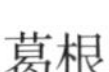

葛根

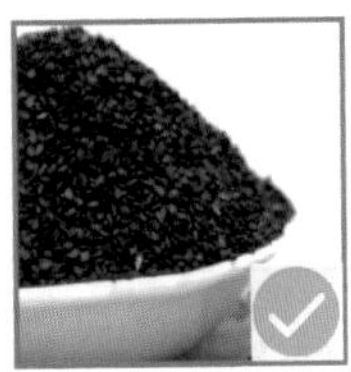

黑芝麻

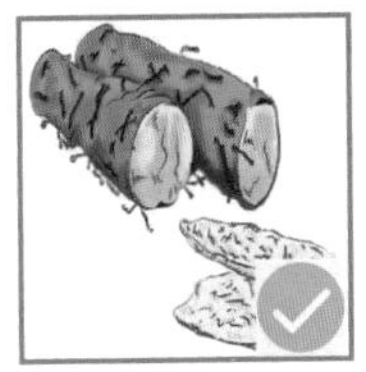

山药

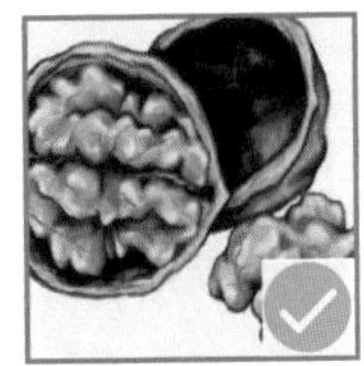

核桃仁

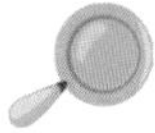

小贴士

- 坚持锻炼：散步、慢跑、打太极、练八段锦
- 环境安静勿嘈杂
- 佩戴合适的助听器
- 消除精神心理障碍，认识到这是衰老的正常生理现象，树立乐观生活的信心

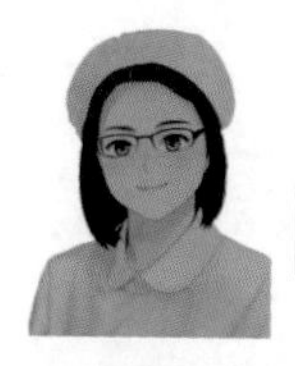

视力障碍护理

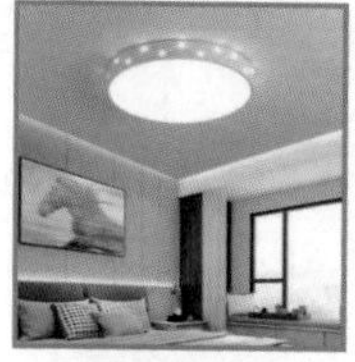

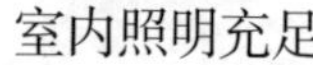

室内照明充足

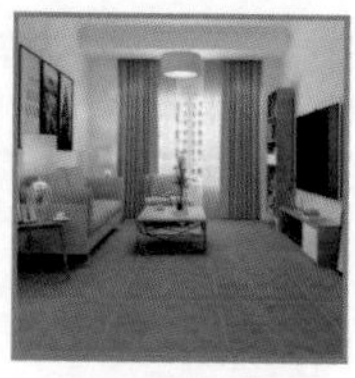

物品摆放有序

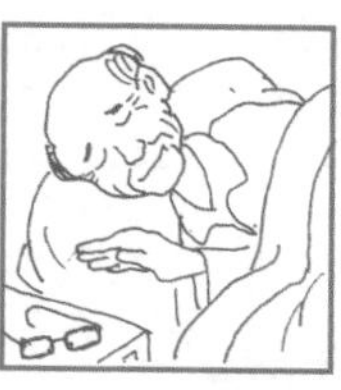

充足睡眠

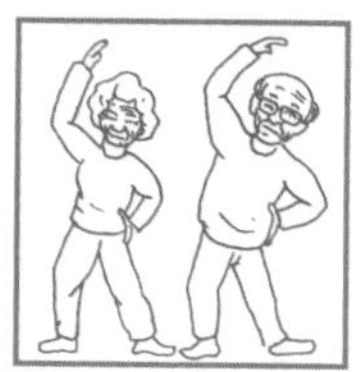

适当运动

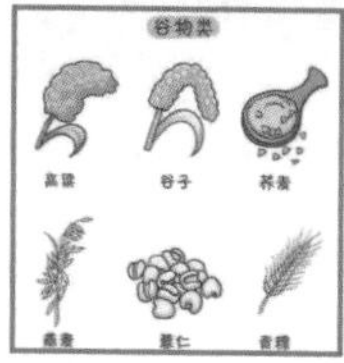

多食谷物

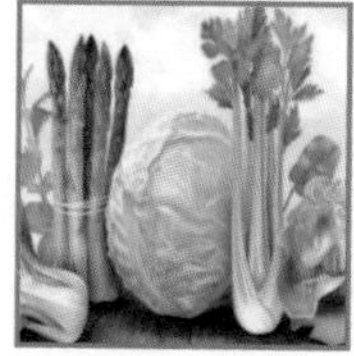

多食绿色蔬菜

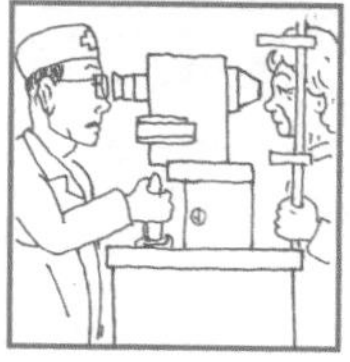

定期眼科检查

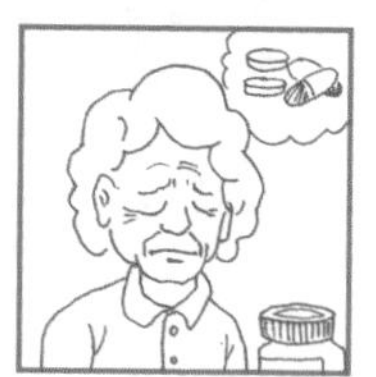

警惕糖尿病

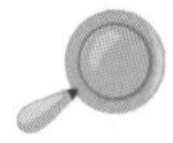

小贴士

平时不用手揉眼。注意用眼姿势，距离、光源充足。每次用眼 1 小时左右，让眼放松，闭目养神、望远、做眼保健操等。避免在强烈的阳光、灯光或其他辐射下视物

六、骨质疏松

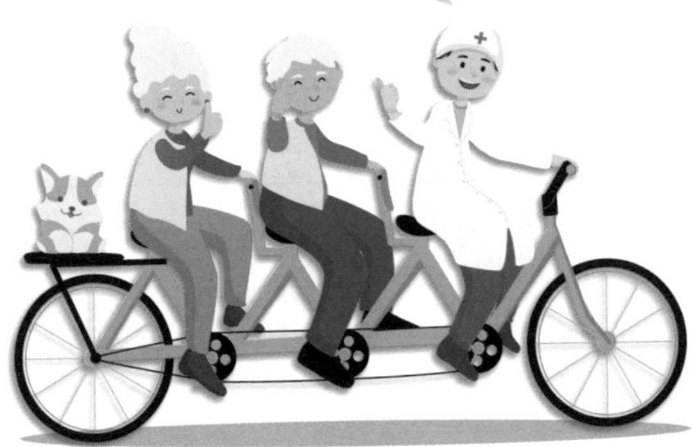

老年朋友们，不要轻视骨质疏松，骨质疏松性骨折最易致残！

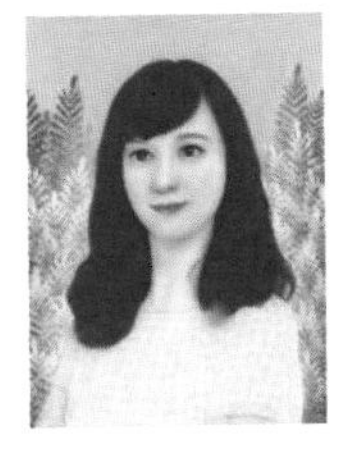

胡医生时间 

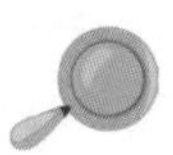

您知道吗？

我国50岁以上人群骨质疏松症的患病率女性为20.7%，男性为14.4%；60岁以上人群骨质疏松症的患病率明显增高，女性尤为突出。骨质疏松性骨折（轻微创伤或日常活动中即发生的骨折）是骨质疏松症的严重后果，是老年患者致残和致死的主要原因之一。

老年人很容易骨质疏松吗？

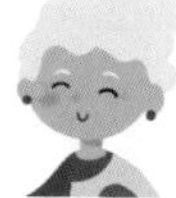

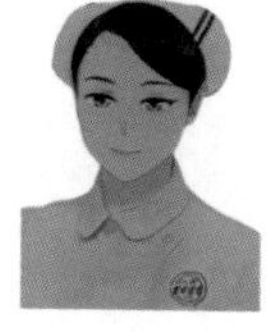

骨质疏松的危险因素

不可控因素	可控因素
种族（白种人>黄种人>黑种人）	不健康的生活方式（营养不良、不运动、吸烟、饮酒、日照少）
高龄	影响骨代谢的疾病（甲亢、糖尿病、类风湿关节炎、卒中、各种慢性病等）
女性绝经	影响骨代谢的疾病（糖皮质激素、抗癫痫药、肿瘤化疗药、过量甲状腺激素等）
脆性骨折家族史	跌倒

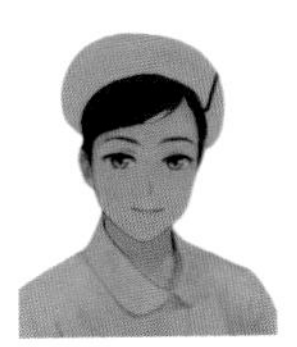

骨质疏松自我评估

分类	编号	问题	回答	
			是	否
不可控因素	1	父母曾被诊断有骨质疏松症或曾经在轻摔后骨折？		
	2	父母中一人有驼背？		
	3	年龄 >40 岁？		
	4	是否成年后因轻摔发生过骨折？		
	5	是否经常摔倒（去年 >1 次），或因为身体较虚弱而担心摔倒？		
	6	40 岁后身高是否减少 >3cm？		
	7	是否体重过轻（BMI<19kg/m2）		
	8	是否曾服用类固醇激素（可的松，泼尼松）连续超过 3 个月？		
	9	是否患有类风湿关节炎？		
	10	是否被诊断出有甲亢或甲状旁腺功能亢进症、1 型糖尿病、克罗恩病或乳糜泻等胃肠疾病或营养不良？		
	11	女士回答：是否在 45 岁或以前就停经？		
	12	女士回答：除了怀孕、绝经或子宫切除外，是否曾停经 >12 个月？		
	13	女士回答：是否在 50 岁前切除卵巢又有服用雌/孕激素补充剂？		
	14	男性回答：是否出现过阳痿、性欲减退或其他雄激素过低的相关症状？		
可控因素（生活方式）	15	是否经常大量饮酒，每天饮用超过两个单位的乙醇（相当于啤酒 500g、葡萄酒 150g 或烈性酒 50g）？		
	16	是否目前习惯吸烟或曾经吸烟？		
	17	每天运动量 <30 分钟（包括做家务、走路和跑步等）？		
	18	是否不能食用乳制品、有没有服用钙片？		
	19	每天从事户外活动时间是否 <10 分钟，有没有服用维生素 D？		

上述问题，只要其中有 1 题回答结果为“是”，即为阳性，提示存在骨质疏松症的风险

该评估表仅用于初步筛查，详细评估请至专业医师处就诊

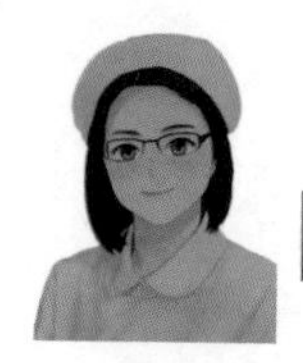

骨质疏松的预防

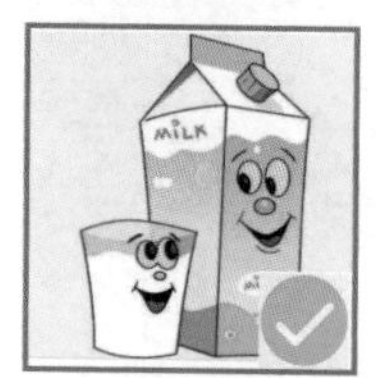

推荐每日蛋白质摄入量为 0.8 ~ 1.0g/kg，并且每天摄入牛奶 300ml（或相当量的奶制品）

尽可能多地暴露皮肤于阳光下晒 15 ~ 30 分钟，每周 2 次，以促进体内维生素 D 的合成，尽量不要涂抹防晒霜，以免影响效果

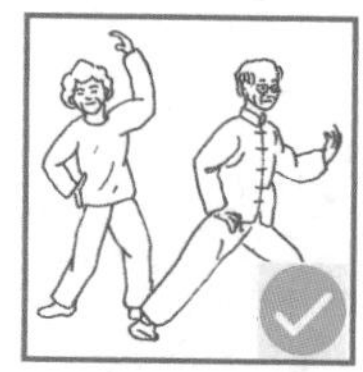

规律运动：慢跑、太极拳、瑜伽、舞蹈等

戒烟、戒酒

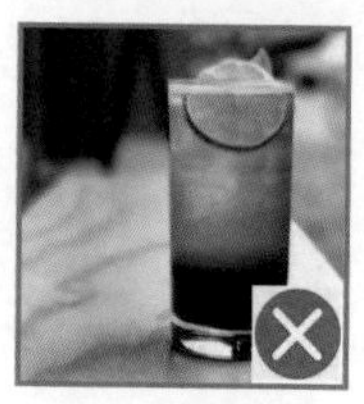

尽量避免过量饮用咖啡及碳酸饮料

医生指导下补充钙剂及维生素 D

第三节 营养维护

一、口腔健康

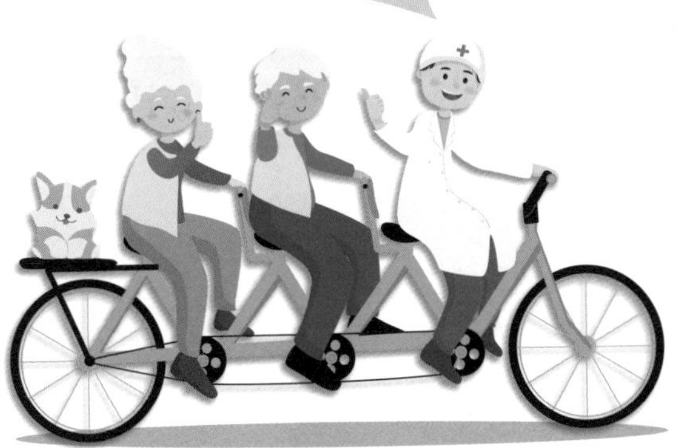

老年口腔健康关乎全身健康，对老年人的晚年幸福和生活质量更是起到至关重要的作用

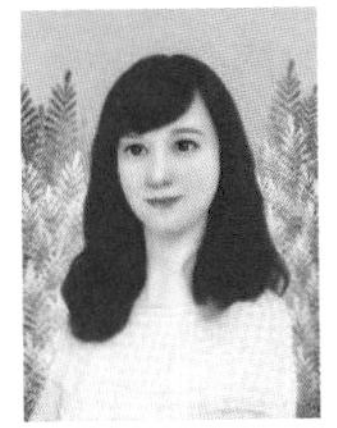

胡医生时间 

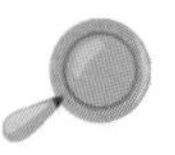

您知道吗?

在不少人的观念里，“老掉牙”是正常现象，总觉得随着年龄增长，牙齿会自然脱落，但世界卫生组织（WHO）提出老年人口腔健康的“8020”标准，即80岁老人至少应有20颗能正常咀嚼食物、不松动的牙齿！所以“老掉牙”不是必然规律。

老年人常见口腔问题有哪些?

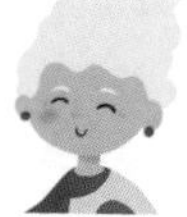

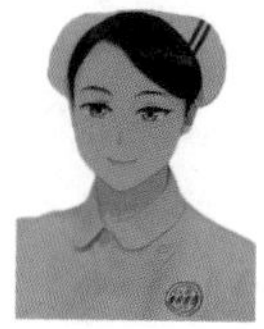

龋齿、牙周病、牙齿敏感

我国中老年人龋齿患病率高达98.4%。龋病是引起牙痛、造成缺牙的主要原因，直接危害人们的健康。根面龋是老年人常见的龋齿，老年人牙龈萎缩、牙根暴露、自洁作用差、唾液减少，容易在牙根部位形成龋齿。

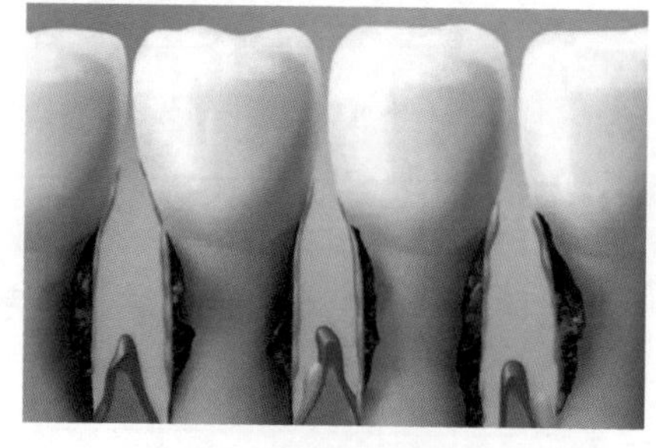

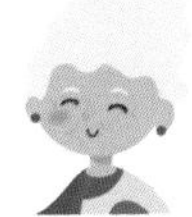

根面龋该如何预防呢？

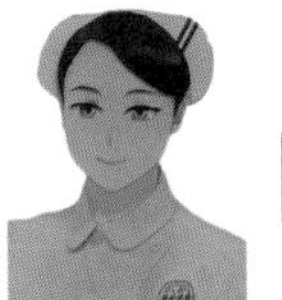

保持口腔清洁，抑制细菌生长。加强牙齿锻炼，使用含氟牙膏刷牙。改变饮食结构，控制糖类摄入，多吃新鲜水果。

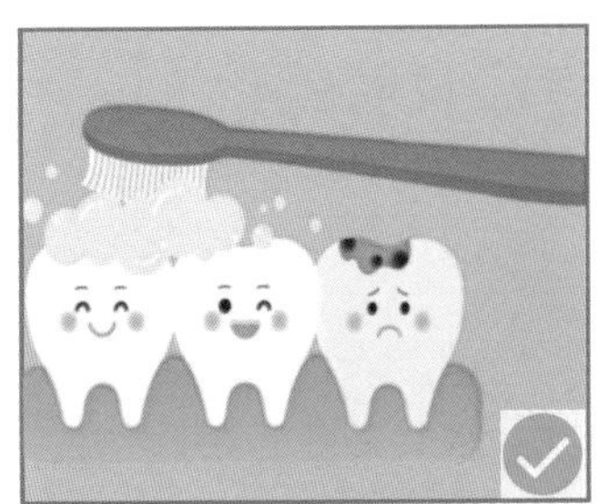

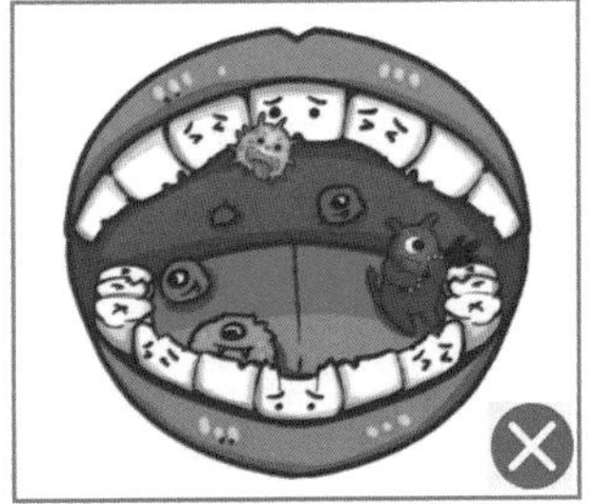

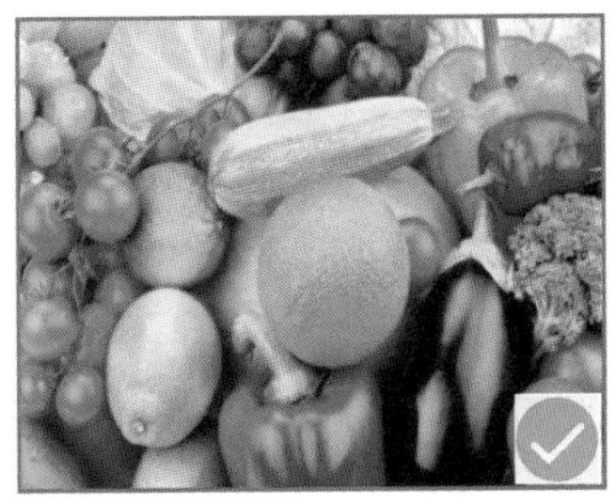

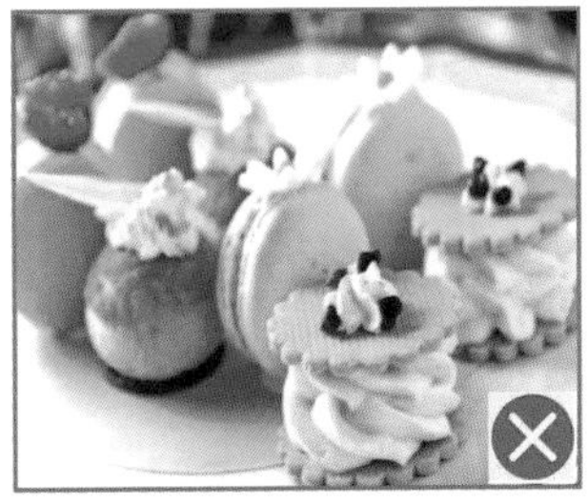

日常口腔保健有哪些要注意的呢？

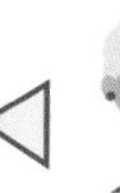
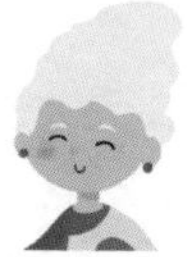

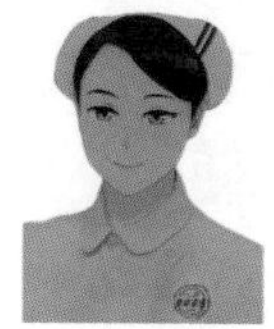

只要预防和控制口腔疾病，掌握科学的口腔保健方法，形成良好的口腔卫生习惯，就可以终身拥有一副健康的牙齿。

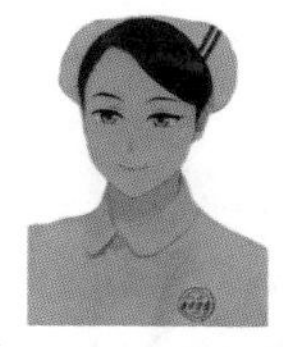

反复塞牙者应及时就诊

食物嵌塞，俗称“塞牙”，主要为长期咀嚼磨耗使得牙齿发生明显磨损，牙齿形态变得不利于自我清洁；反复塞牙者应及时到医院进行口腔专业治疗。

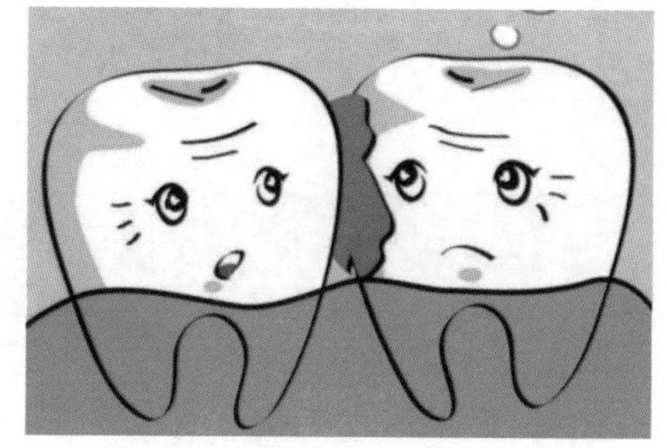

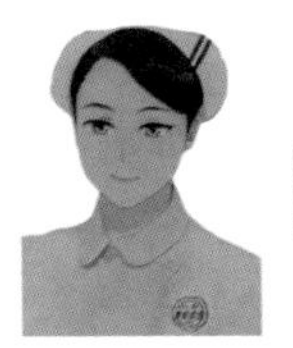

关注口腔黏膜变化，发现异常须及时诊治

发现口腔内有两周以上未愈合的溃疡，口腔黏膜有硬结、白色或红色斑块及出现牙痛、牙龈出血等不适症状后，要及时就医。

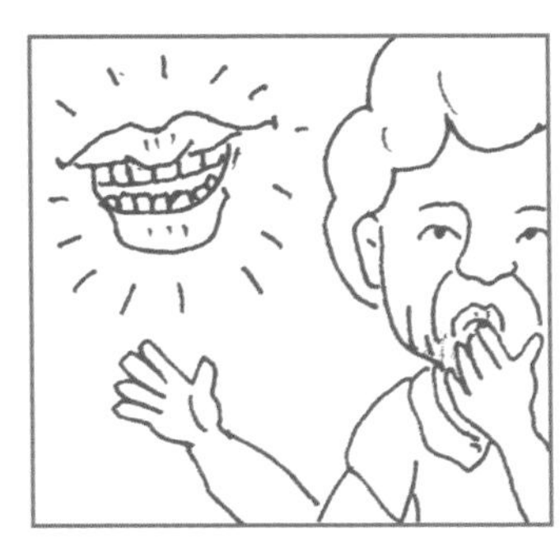

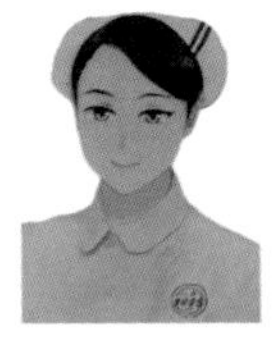

戴义齿也要保持清洁卫生

对于配戴活动义齿（可摘义齿）的老年人，应在每次饭后取出活动义齿以软毛牙刷刷洗干净。夜间不戴时应清洗后放置于清水中保存。如有污渍，最好使用义齿清洁片帮助清洁。

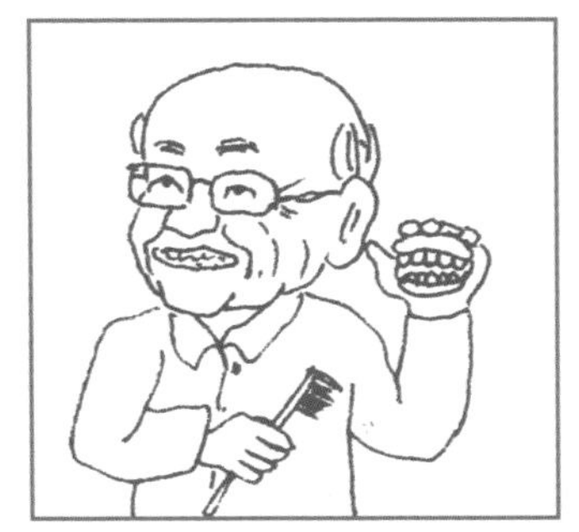

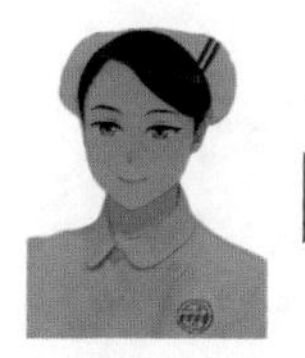

经常叩齿

叩齿是我国传统的中医口腔保健方法，每天叩齿可促进牙周血液循环。叩齿方法：先叩臼（后）齿 36 下，再叩门（前）齿 36 下，让上下两个前牙尽量对齐，使上下牙咬合，可以听到“咯咯”声，再错牙叩犬齿 36 下，最后用舌舔齿周 3~5 圈。注意事项：叩齿频率要快一点，力度不要过猛，要循序渐进。如果牙齿松动，叩齿会造成牙周组织创伤，此时不宜做叩齿保健。

前齿
臼齿
犬齿
大家一起来叩齿
每日叩齿，老来开口好！

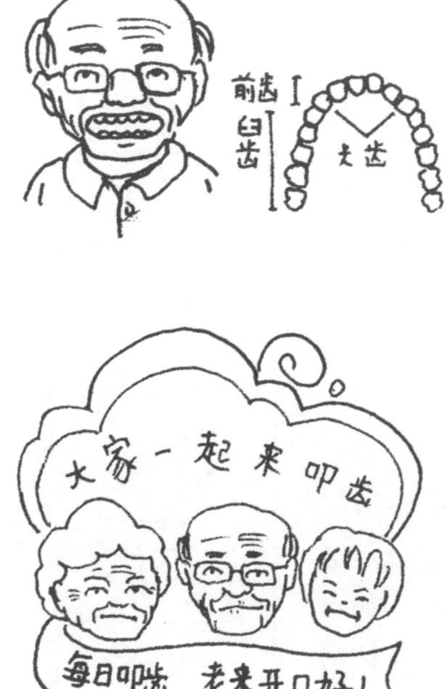

二、饮食选择

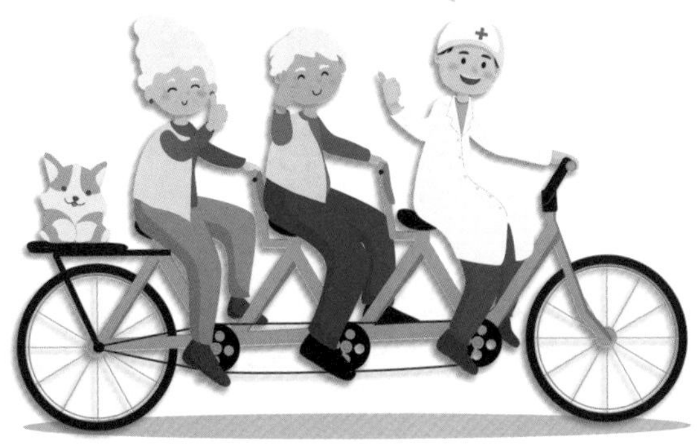

老年朋友们，良好的饮食营养不仅可以延缓老化的速度，而且可以降低各种慢性疾病的发生率！

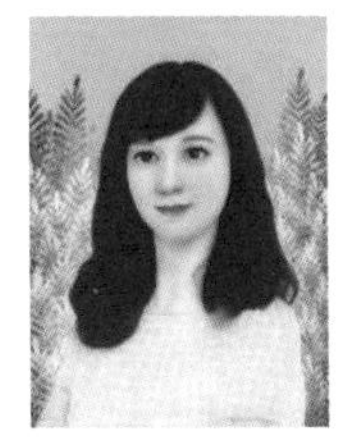

胡医生时间 

您知道吗？

老年人基础代谢率降低，活动量减少，从而能量消耗量下降。为保持能量平衡，摄入量应减少。老年人选择食品”的原则已由“食以味为先”转为“食以补为先，应注意节制饮食、务求清淡、少量多餐、易于消化以及多补钙和铁。

老年人需要哪些营养？

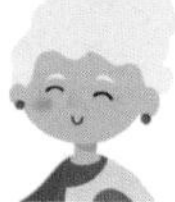
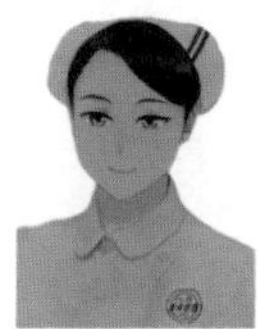

营养的选择

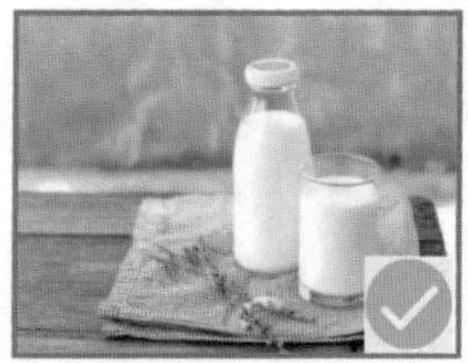
奶制品

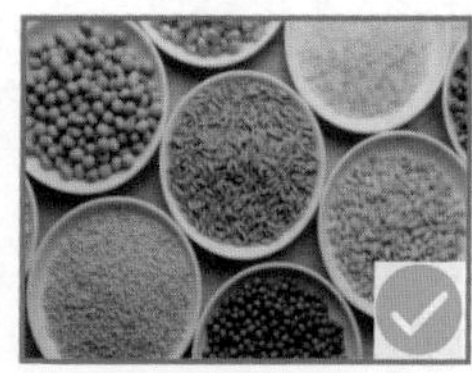
五谷杂粮

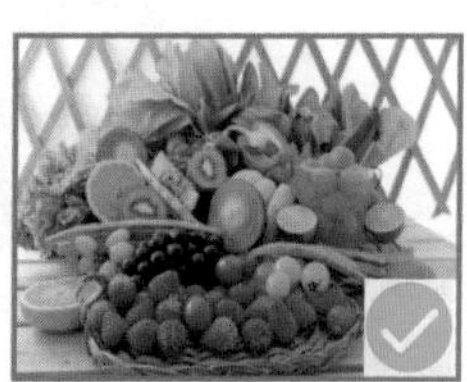
蔬菜和水果

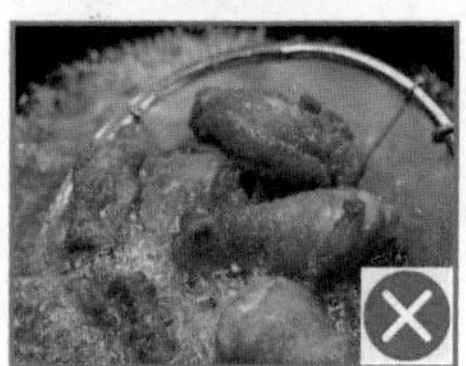
油炸食品

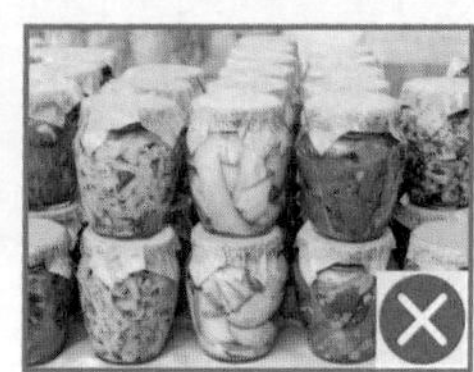
腌制品

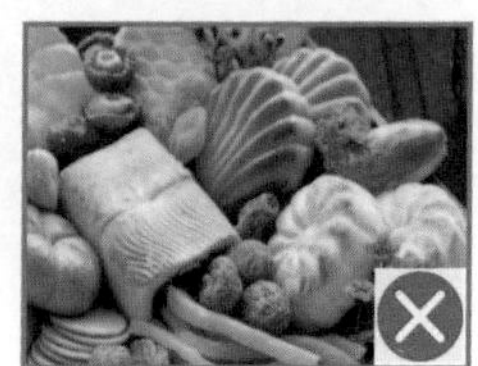
高糖食物

老年人如何食用豆类食物？

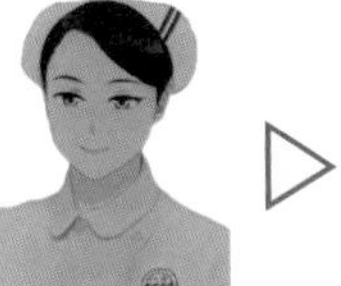

大豆在植物性食物里营养价值最高，含蛋白质多，含量在 35% ~ 40%，大豆制成豆腐后会大大提高大豆的营养价值，豆腐也是钙和维生素 B_1 的良好来源。豆浆含多种丰富的营养素，蛋白质含量近似牛奶，其中必需氨基酸种类齐全，铁的含量是牛奶的 4 倍。

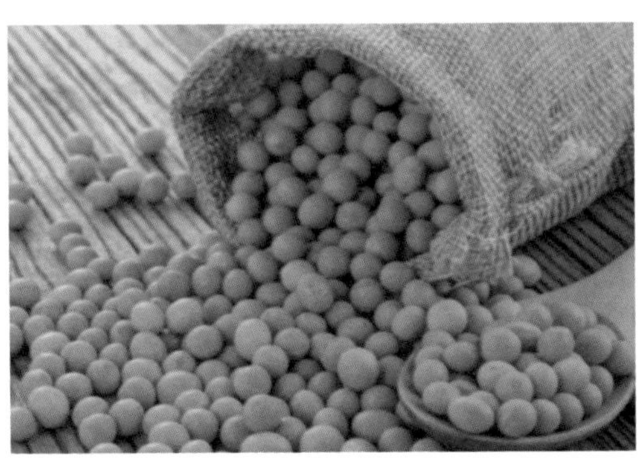

为什么要多吃蔬菜和水果？

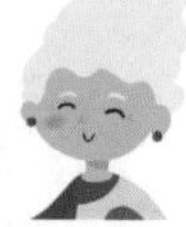
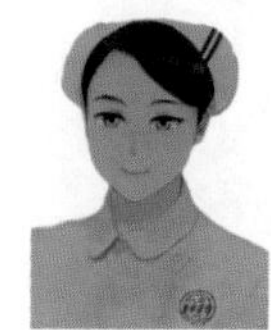
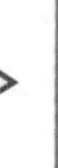

（1）富含维生素、矿物质和膳食纤维。膳食纤维能促进肠蠕动，具有降低胆固醇、预防动脉粥样硬化的作用。

（2）富含抗氧化成分，能延缓衰老，还能减少老年斑的形成。

建议老年人每天摄入蔬菜 400 ~ 500 克，保证每餐有 1 ~ 2 种蔬菜，水果 200 ~ 400 克，每天吃 2 ~ 3 种水果，并注意种类、颜色的搭配。

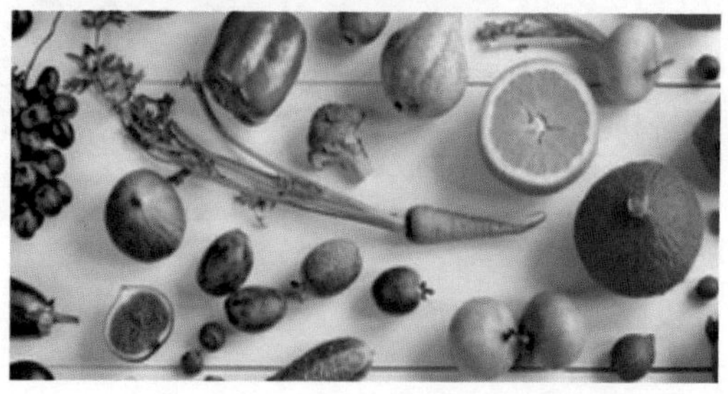

为什么提倡清淡少盐膳食？

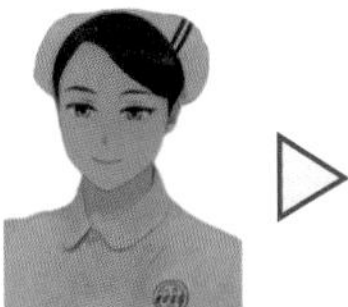

老年人随着年龄增加，胃肠、肾脏、心脏等器官功能降低，摄入食盐过多，容易引起体内水钠潴留，加重心肾负担，所以老年人更应该少吃盐。建议老年人一天食用油的量为20～25克，一天的食盐摄入量低于5克（包括酱油和其他食物中的食盐量）。

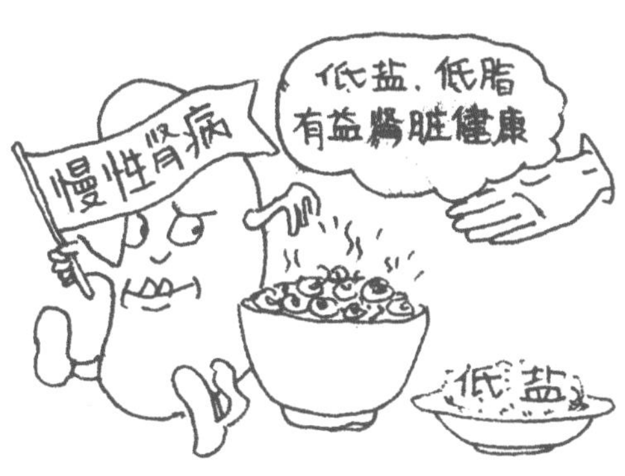

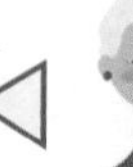
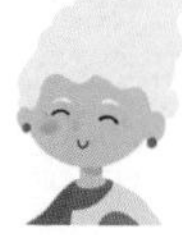

如何合理安排一日三餐？

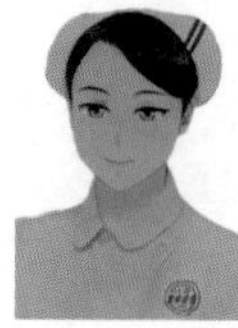

早餐不要吃太多过于油腻、干硬的食物，容易消化不良，宜吃易消化、温热、软烂的食物，如面条、馄饨等。既要有一定的蛋白质，还要有一些淀粉类食物，同时补充蔬菜和水果。

午餐主要补充上午的能量和营养素消耗，以及为下午的活动提供保障。可以选择食用鱼肉、瘦肉、豆制品等。

晚餐不宜吃太多，会影响睡眠且容易发胖。可以稍早点吃，以便让食物有充分的时间进行消化，而且要清淡偏素些，可以小米粥、杂豆粥、蔬菜为主。

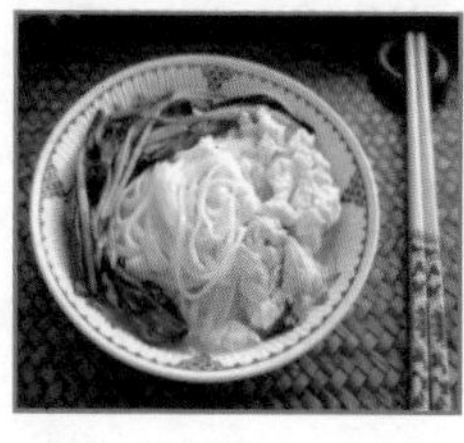
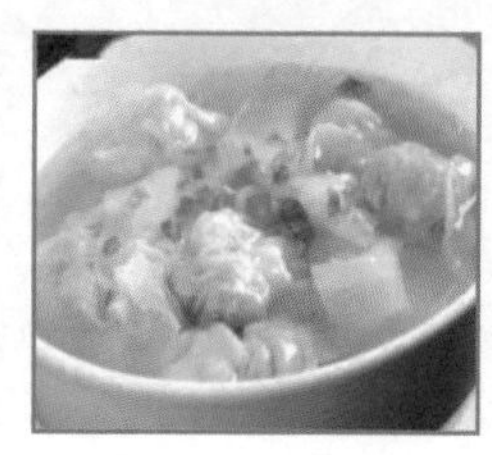
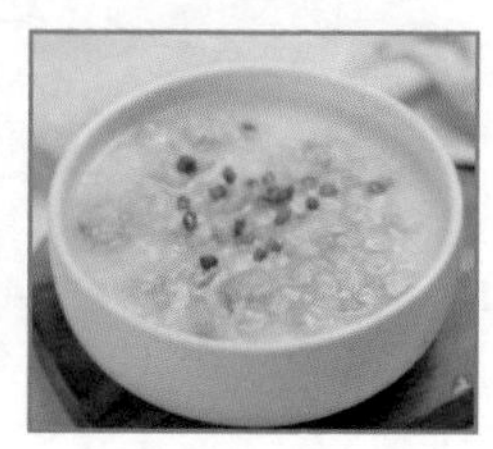

三、吞咽障碍

什么是吞咽障碍?

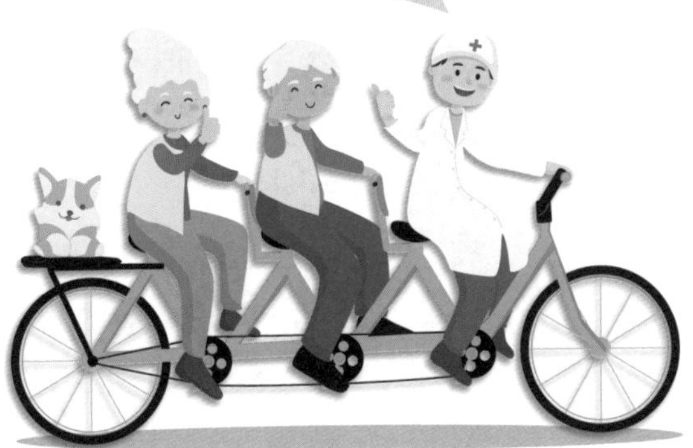

老年朋友们，了解吞咽障碍可以减少呛咳和误吸，从而降低意外发生！

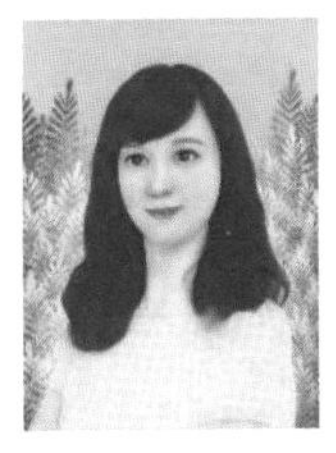

胡医生时间 

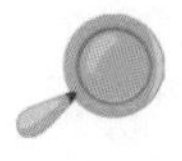

您知道吗?

吞咽障碍是由多种原因引起的、发生于不同部位的吞咽时咽下困难。吞咽障碍可以影响摄入食物以及营养吸收，导致食物被误吸入气管引发吸入性肺炎，严重者可危及生命。

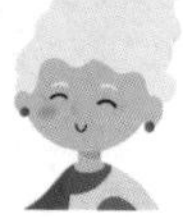

吞咽障碍有哪些危害?

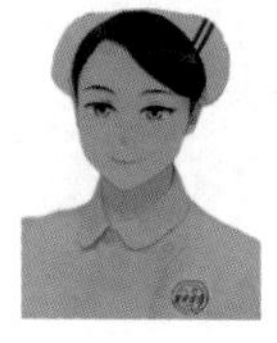

（1）误吸：呛咳通常会使食物残渣、口腔分泌物等被误吸至支气管还有肺部，从而引起肺部感染，严重者会导致窒息，危及生命。

（2）营养不良：由于进食困难，缺乏各种营养元素，机体所需营养未得到满足，导致营养不良，这会增加老年人患各种感染的风险。

（3）心理障碍：在不能进食，需要外界营养支持来维持生命时，如佩戴鼻饲管等，患者可能会产生社交障碍，产生抑郁情绪等。

如何有效避免呛咳和误吸呢?

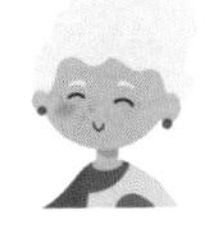

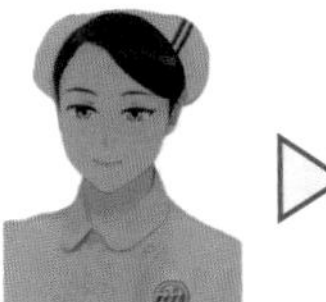

一般吞咽障碍预防呛咳和误吸的方法如下：

（1）尽可能把食物制作成糊状的软食，有利于患者的吞咽。

（2）在患者清醒时进食，尽量用勺子喂食，每次少量且时间大于 30 秒，进食期间保持环境安静，不受干扰。

（3）进食的体位最好采用坐位或半卧位，卧床患者的床头要摇高 60° 以上，减少呛咳及误吸的机会。

（4）进食过程中，需要尽可能把食物送到患者的舌后部，有利于患者吞咽。

吞咽障碍通常会有什么表现呢？

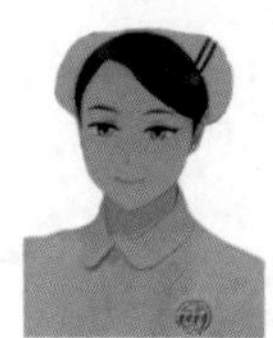

当出现以下信号时，请警惕您可能存在吞咽障碍，需要进一步检查：

（1）食物或药物无法下咽。

（2）吞咽时呛咳，喝水时尤为明显。

（3）吞咽后感到食物停顿在食管或胸口。

（4）在进食以后口腔有食物残留或感到有食物返回口腔。

（5）反复发生不明原因的肺炎。

（6）其他相关因素：持续体重下降和营养不良。

（7）相关疾病史：如脑卒中、神经肌肉系统疾病、糖尿病、甲状腺疾病、痴呆等。

吞咽障碍患者如何选择饮食？

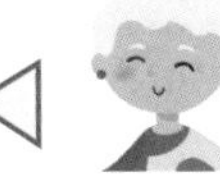

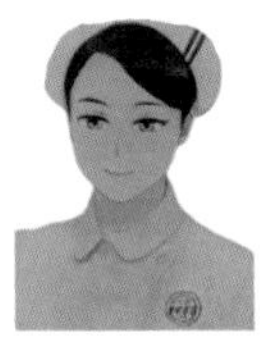

主食可选择泥状粥、燕麦糊、米糊（馒头）等，蔬菜、豆类、水果、鱼肉蛋类，可以加工成泥状或糊状，适当有黏性而不易松散的状态。
乳类可以选择牛奶、酸奶、奶昔等，点心可选择蛋羹、布丁、蛋糕等。这些食物易于吞咽，有利于提高吞咽效率，从而增加营养摄入。

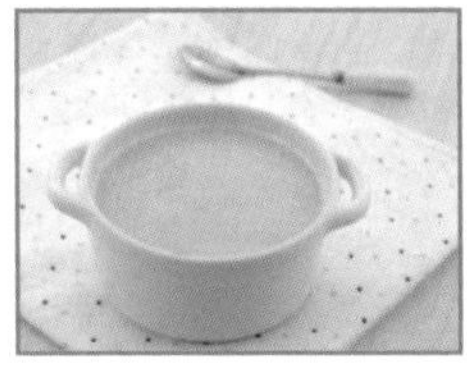

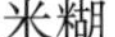

米糊

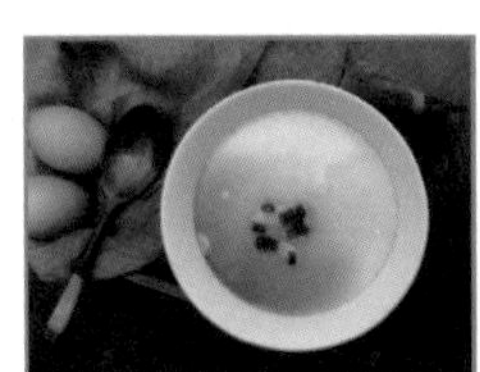

蛋羹

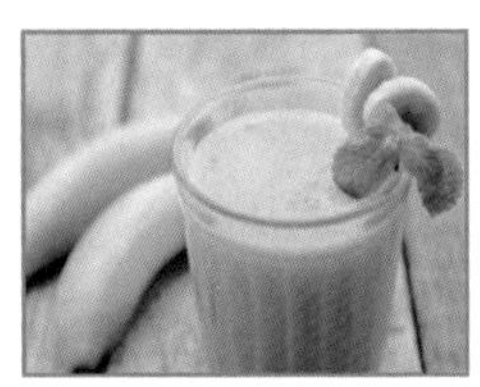

奶昔

遇到呛咳和误吸，该如何处理呢？

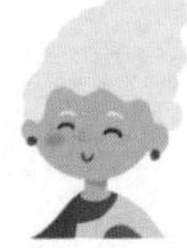

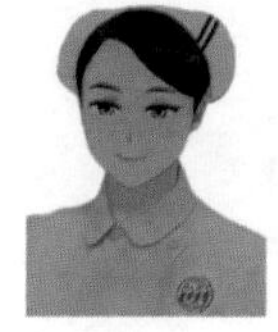

我们可以采取海姆立克急救法，这是一种专门抢救急性呼吸道被异物阻塞而引起呼吸困难的方法，是目前世界上公认有效的抢救方法之一。其原理主要是冲击患者的上腹部，令腹部的膈肌迅速上抬，胸腔的压力突然增加，从而给气道一股向外的冲击力，可以促使梗塞到气道中的异物排出。

海姆立克急救法（成人）

抢救者在患者背后、用两手臂环绕患者的腰部。

一手握拳，将拳头的拇指一侧放在胸廓和脐上的腹部。用另一手抓住拳头，快速向上重击压迫腹部。

自救：一手握拳抵于腹部肚脐稍上部位，另只手握在上面，靠在椅背、栏杆、水槽等地方，抵紧腹部快速而有力地反复推挤，直到有效。

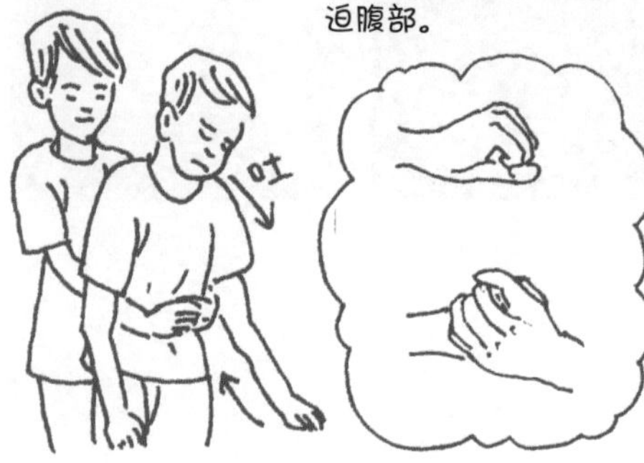

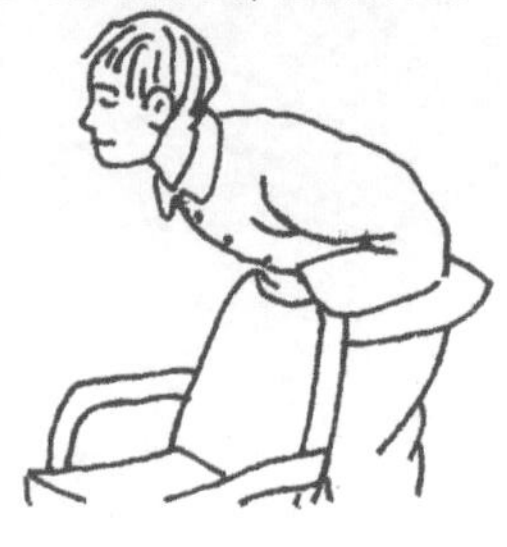

第四节　衰弱的识别

您有衰弱吗？

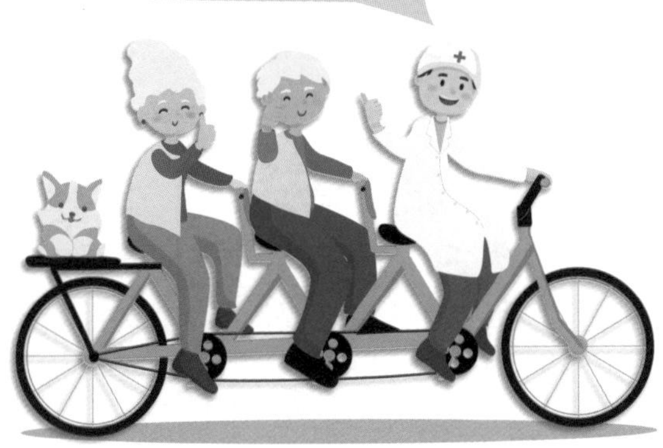

老年朋友们，衰弱不是小事，识别和预防衰弱能保持生理功能，改善生活质量。

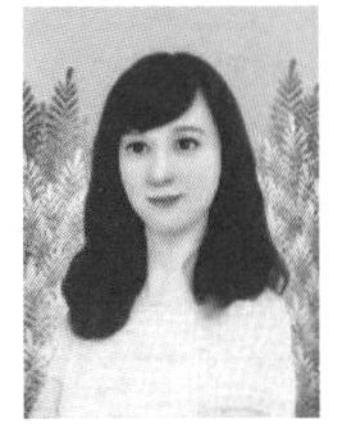

胡医生时间 

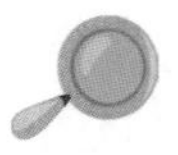

您知道吗？

衰弱是指老年人生理储备降低和多系统功能失调使机体对应急事件的易感性增加，对内外应激和维持内环境稳定能力降低的一种临床状态，这种状态增加了失能、跌倒、谵妄甚至死亡等负性事件的发生率。

如何识别衰弱呢？

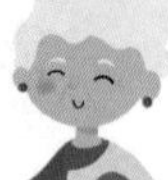

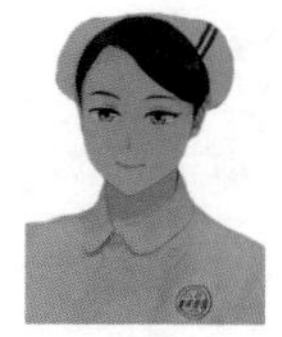

衰弱的评估

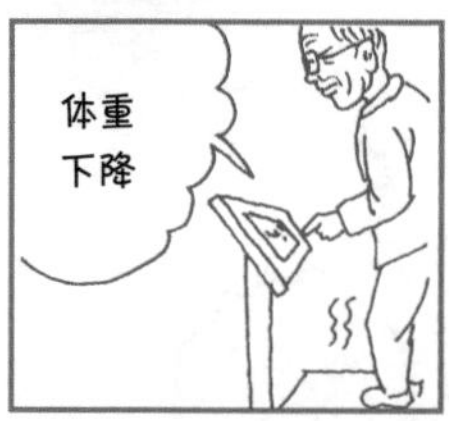

不明原因体重下降

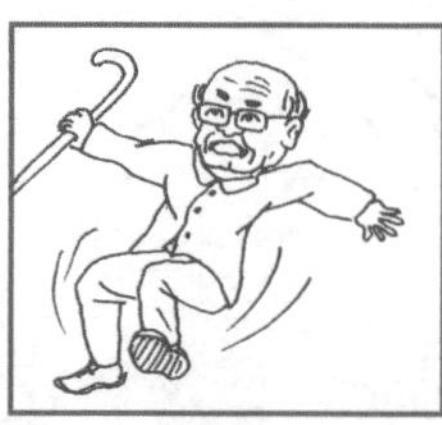

跌倒

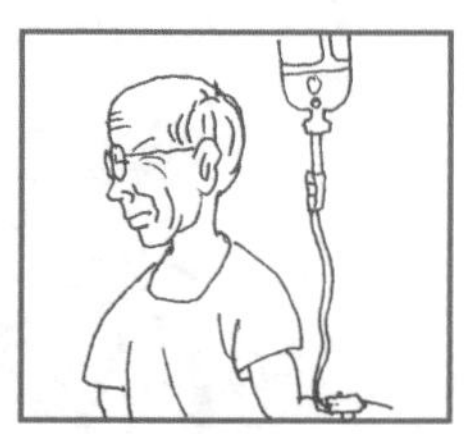

反复感染

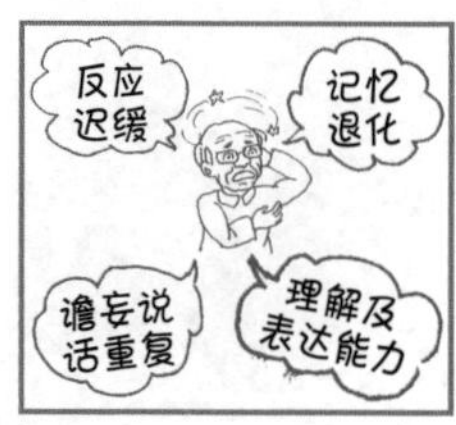

谵妄

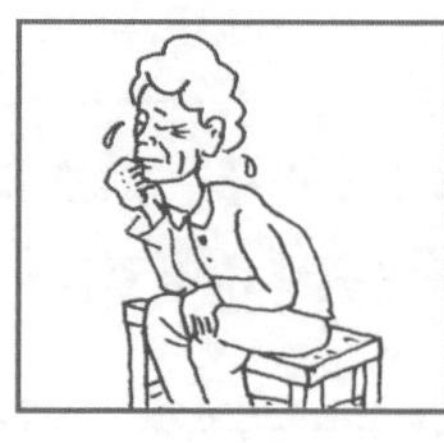

疲劳

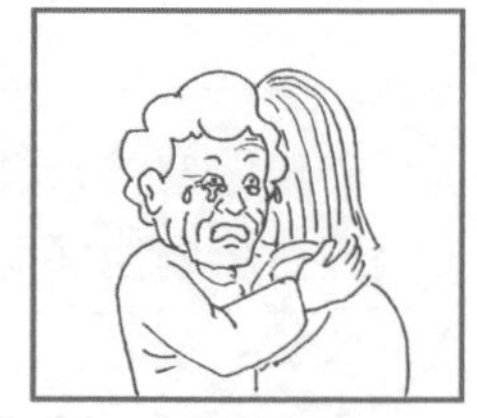

波动性失能

如果出现以上症状中的一种或以上，就要怀疑该老年人是否患有衰弱。

衰弱的评估

推荐3种筛查方法：

- Fried衰弱综合征标准：在临床研究中也常应用，适用于医院和养老机构。
- 衰弱指数（FI）：评估项目多，需要专业人员进行评估。
- FRAIL量表：较为简易，更适合进行快速的临床评估。

FRAIL量表

序号	条目	询问方式
1	疲乏	过去4周内大部分时间或所有时间都感到疲乏
2	阻力增加/耐力减退	在不用任何辅助工具及不用他人帮助的情况下，中途不休息爬1层楼梯有困难
3	自由活动下降	在不用任何辅助工具及不用他人帮助的情况下，走完1个街区（100米）较困难
4	疾病情况	医生曾告诉你存在5种以上如下疾病：高血压、糖尿病、急性心脏疾病发作、卒中、恶性肿瘤（微小皮肤癌除外）、充血性心力衰竭、哮喘、关节炎、慢性肺病、肾脏疾病、心绞痛
5	体重下降	1年或更短时间内出现体重下降≥5%

标准：≥3条可诊断为衰弱综合征，<3条为衰弱前期，0条为无衰弱健康老人。

该评估表仅用于初步筛查，详细评估请至专业医师处就诊

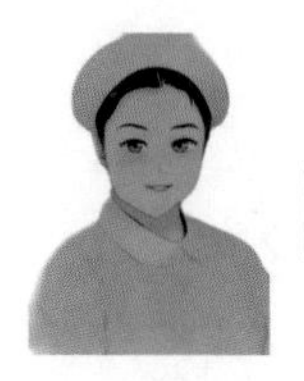

衰弱健康管理

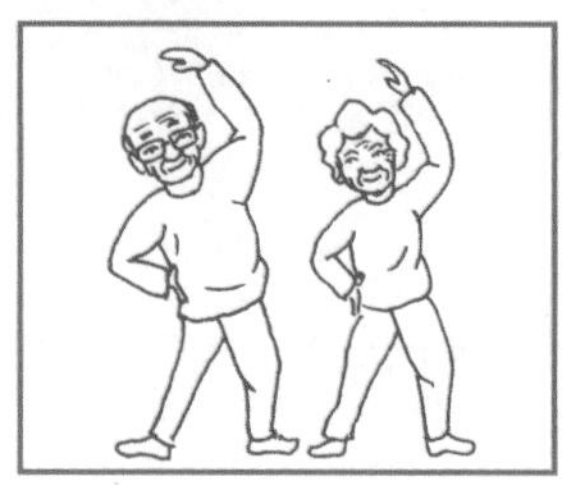

运动锻炼：坚持力所能及、循序渐进、安全第一的个体化原则。进行有氧、耐力、力量、柔韧性和平衡训练等运动。一周3次，每次45~60分钟。

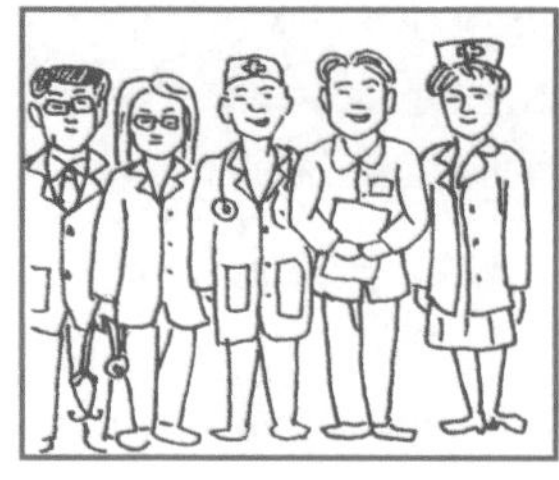

营养干预：调整膳食结构、增加营养补充剂、纠正不良的饮食习惯，避免偏食肉类、缺乏蔬菜水果、过量饮酒、膳食营养素缺乏。

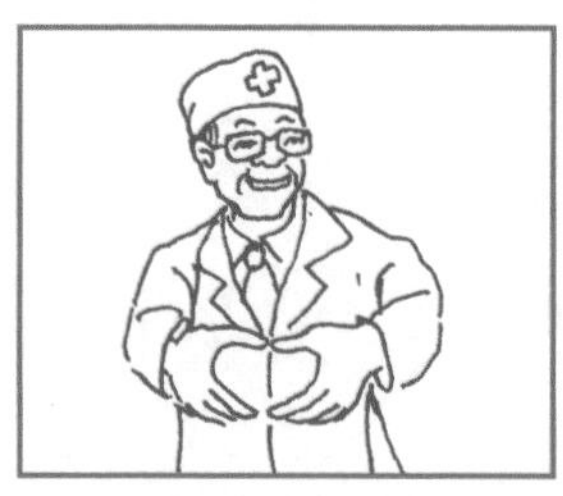

综合护理干预：整合多学科资源，将多种干预方法进行整合，相互补充和促进，以提高功能为目标，改善躯体功能、认知功能和社会功能。

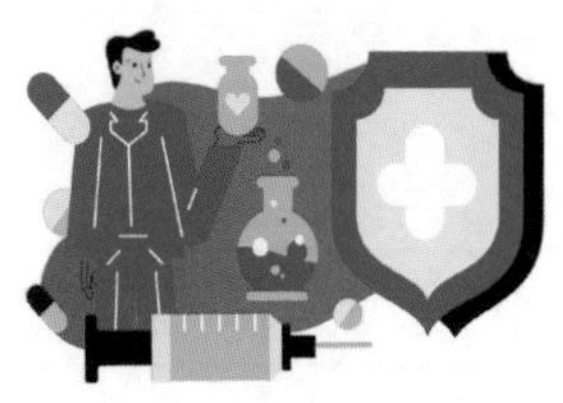

共病和多重用药管理：重视高度个体化治疗原则，对疾病进行有效的控制，提高生活质量。多学科团队合作模式，减少医疗伤害，避免过度医疗行为。

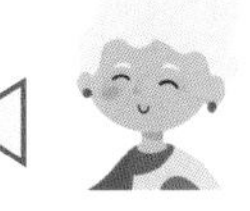

听说衰弱会引起肌少症?

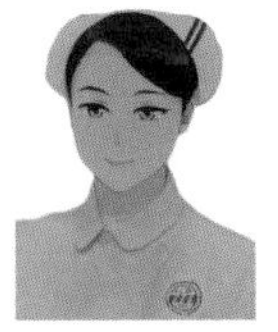

走近肌少症

肌少症的病因

原发性肌少症

- 老化：年龄相关的肌肉减少

继发性肌少症

- 疾病：炎症状态（器官衰竭、恶性肿瘤等）、骨关节炎、神经系统疾病
- 不活动：制动或卧床、身体残疾
- 营养失调：营养不良或吸收不良、药物相关厌食、营养过剩 / 肥胖

肌少症的临床表现

常见症状：

- 消瘦、非意愿性体重下降、乏力、易疲劳、虚弱、步态缓慢、走路不稳、反复跌倒甚至骨折、活动障碍、反复感染、谵妄、失禁等。

其他症状：

- 波动性失能，部分患者表现为体重增加，但肌肉力量却日趋下降。

肌少症的危害

骨骼肌是人体最主要的运动器官、最大的蛋白质储存库以及重要的葡萄糖代谢器官。当骨骼肌减少时，自然会使这些功能受损，降低运动功能和日常生活能力，减弱机体抗病能力，引起内分泌代谢异常。而且，年龄相关的体成分（肌肉、脂肪、骨骼）的复杂变化可能会引起多种并发症，产生协同作用，对机体造成“双重或多重负担”。因此，肌少症会严重危害老年人健康及功能，导致临床不良事件增加，如跌倒、骨折、感染、再住院和死亡等，与老年人的生活质量密切相关。

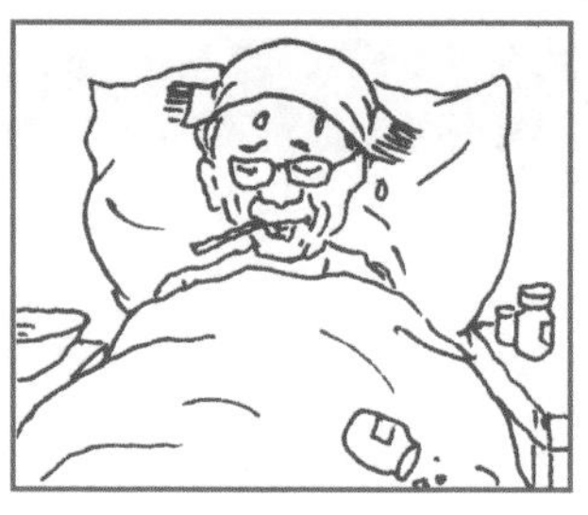

肌肉减少 10%

免疫力降低，反复感染

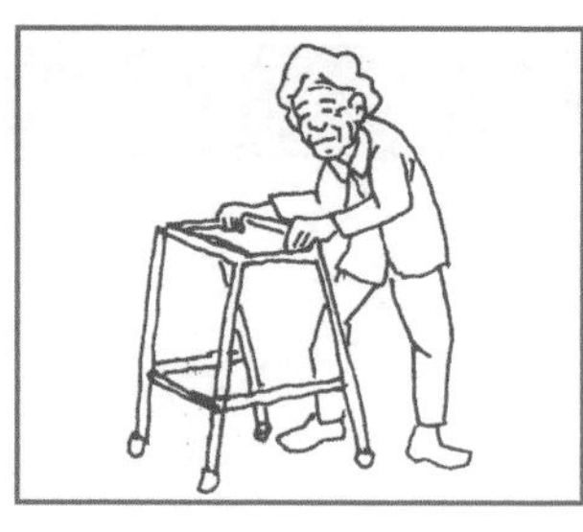

肌肉减少 20%

肌肉无力，易跌倒

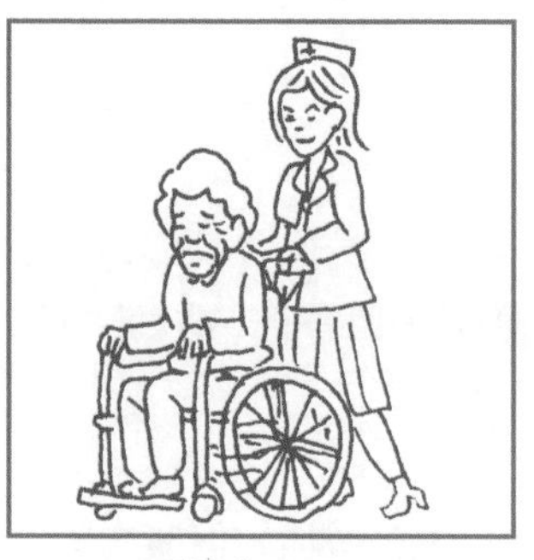

肌肉减少 30%

易致残，需他人照料

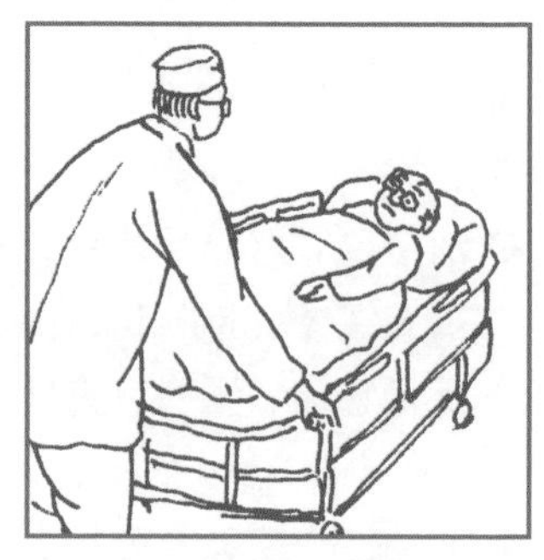

肌肉减少 40%

再住院，死亡风险增加

第五节　老年情绪异常识别

一、焦虑

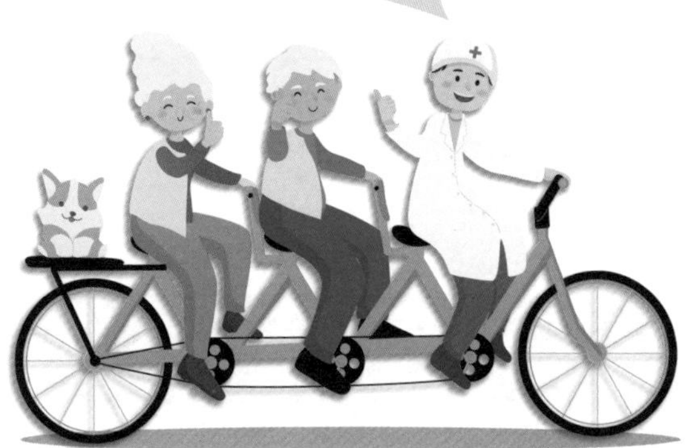

老年朋友们，不要轻视焦虑情绪，只有及时缓解焦虑，才能舒心而健康！

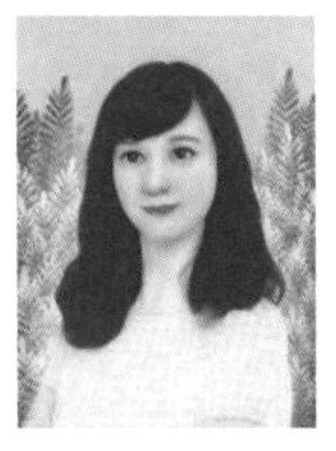

胡医生时间 

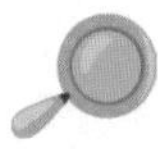

您知道吗？

我国老年人患有焦虑症风险或出现焦虑症状的概率为4.9% ~ 11.51%。焦虑症（anxiety）是一种以焦虑情绪为主要表现的神经症，常常会感到头晕、胸闷、心慌、呼吸困难、尿频、尿急等。

怎样算有焦虑症呢？

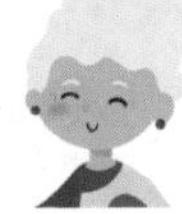

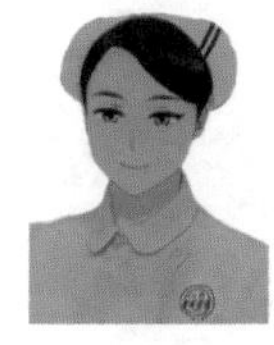

焦虑症与普通焦虑的区别

	持续时间	诱因	症状	是否能缓解
焦虑症	长	不明确（或诱因不符合客观事物规律）	重（惊恐不安、头晕、胸闷、心悸、出汗等）	否
普通焦虑	短	明确（符合客观事物规律）	轻（紧张不安、不愉快的情绪）	是

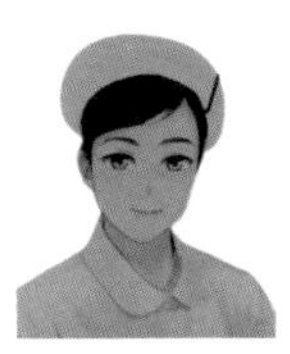

焦虑自评表（SAS）

通过该表可初步了解您的焦虑程度

序号	题目	没有或很少时间有（1分）	有时有（2分）	大部分时间有（3分）	绝大部分或全部时间有（4分）	评分
1	我觉得比平常容易紧张和着急					
2	我无缘无故地感到害怕					
3	我容易心里烦乱或觉得惊恐					
4	我觉得我可能将要发疯					
5	我觉得一切都很好，也不会发生什么不幸					
6	我手脚发抖、打颤					
7	我因为头痛、颈痛和背痛而苦恼					
8	我觉得容易衰弱和疲乏					
9	我觉得心平气和，并且容易安静坐着					
10	我觉得心跳很快					
11	我因为一阵阵头晕而苦恼					
12	我有晕倒发作或觉得要晕倒似的					
13	我呼气、吸气都感到很容易					
14	我手脚麻木和刺痛					
15	我因为胃痛和消化不良而苦恼					
16	我常常要小便					
17	我的手常常是干燥温暖的					
18	我脸红发热					
19	我容易入睡并且一夜睡得很好					
20	我做噩梦					

50分以下无焦虑	50~59分轻度焦虑	60~69分中度焦虑	70分以上为重度焦虑

该评估表仅用于初步筛查，详细评估请至专业医师处就诊

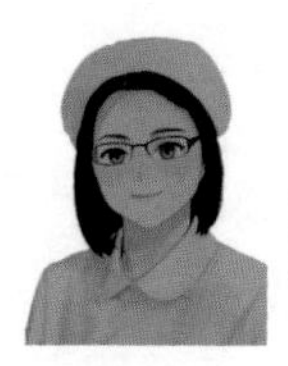

缓解焦虑的方法

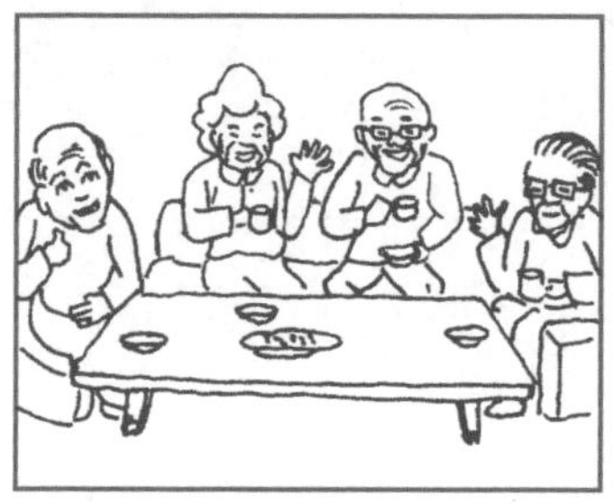

倾诉聊天

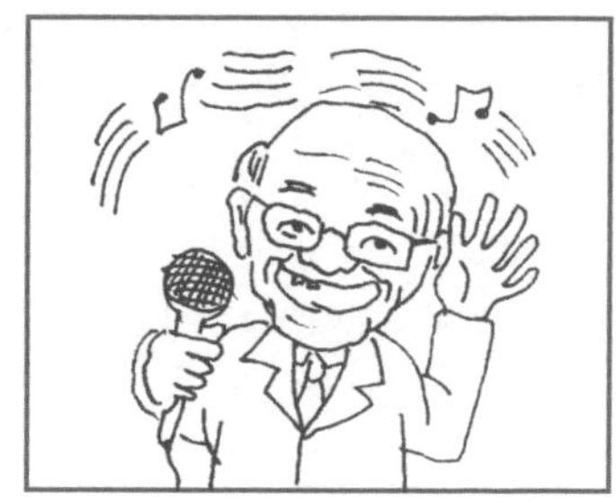

音乐疗法

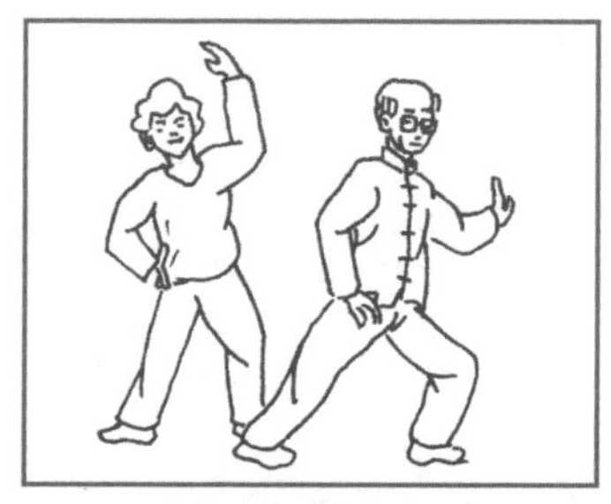

舒缓运动

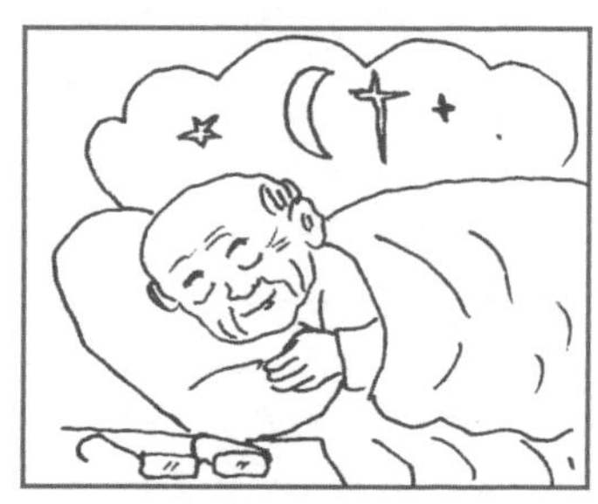

充足睡眠

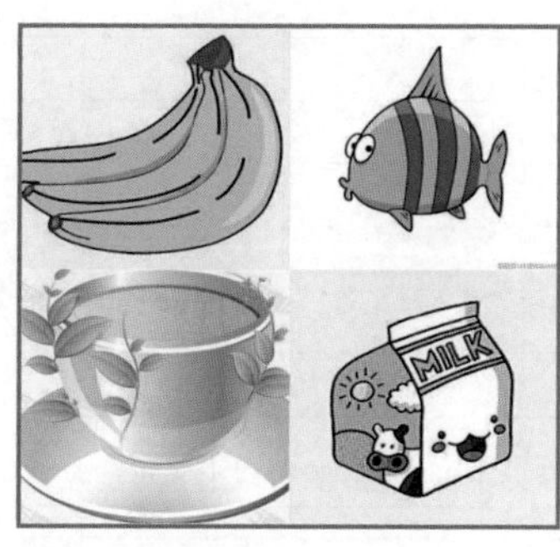

缓解焦虑的食物

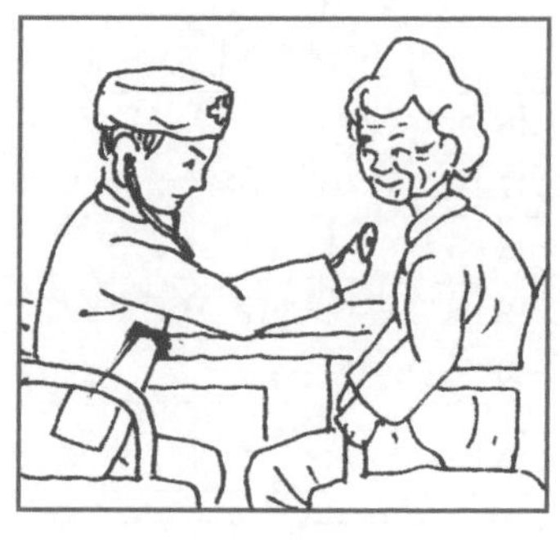

寻求专业帮助

二、抑郁

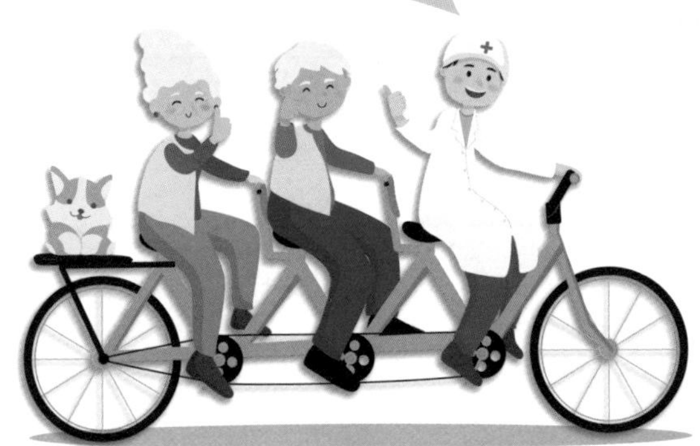

老年朋友们，不要小瞧抑郁情绪，只有及时排解与治疗，才能拥有活力！

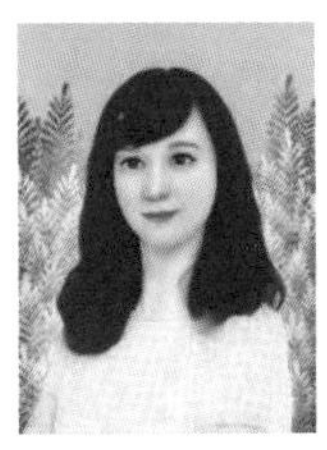

胡医生时间 

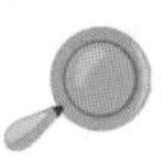

您知道吗？

根据世界卫生组织的最新估计，目前全球约有 3 亿人饱受抑郁症的困扰，其中老年人约占 7%。老年人在身体逐渐衰弱的过程中，心理状态会随之产生变化，从而产生压力，导致抑郁发生。而在中国，65 岁以上老年人群抑郁症患病率保守估计为 10%~15%，出现抑郁症状的概率超过 20%。

怎样算有抑郁症呢？

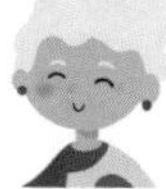

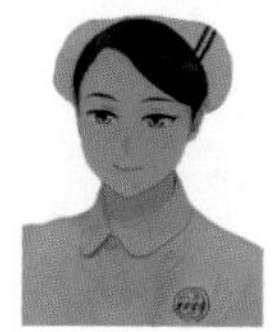

抑郁的表现

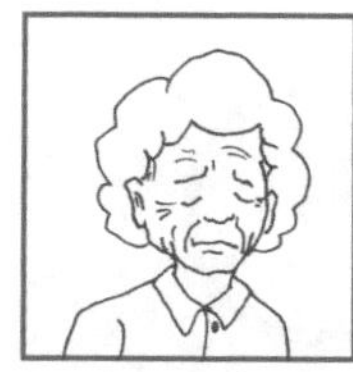

兴趣丧失

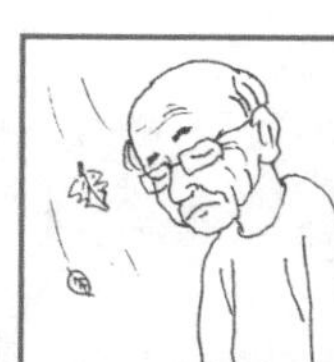

情绪低落

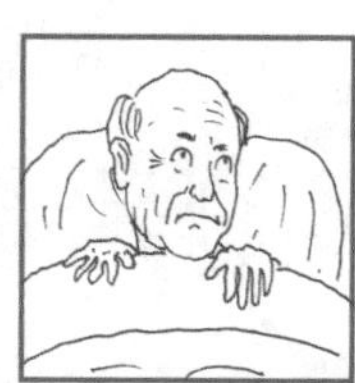

失眠

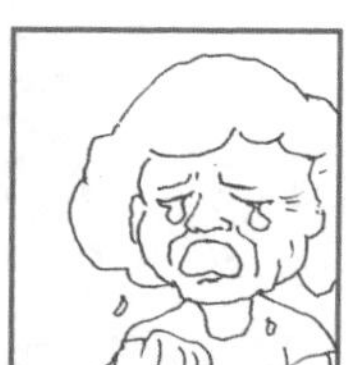

严重者有自杀倾向

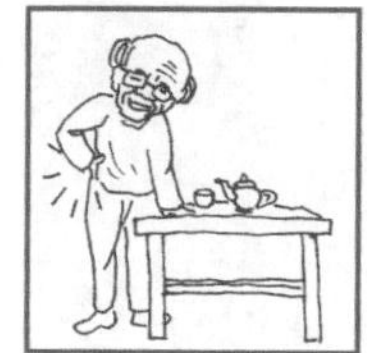

疼痛

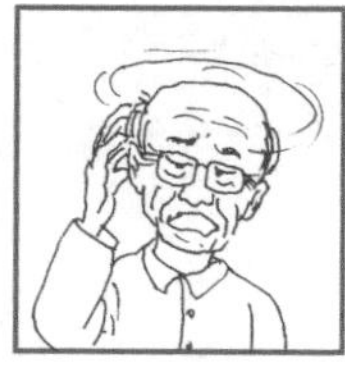

头晕

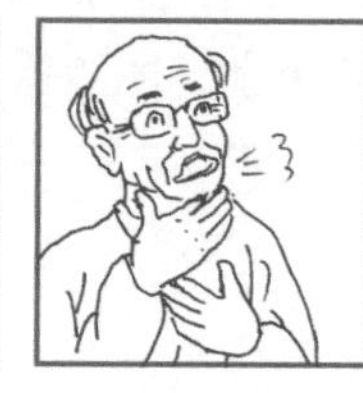

呼吸困难

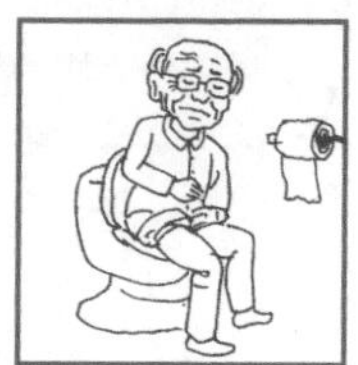

便秘

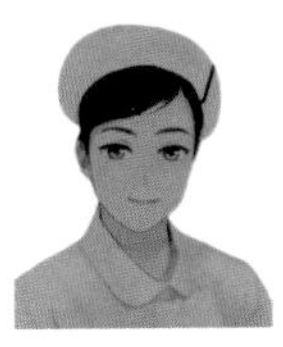

抑郁症的危险因素

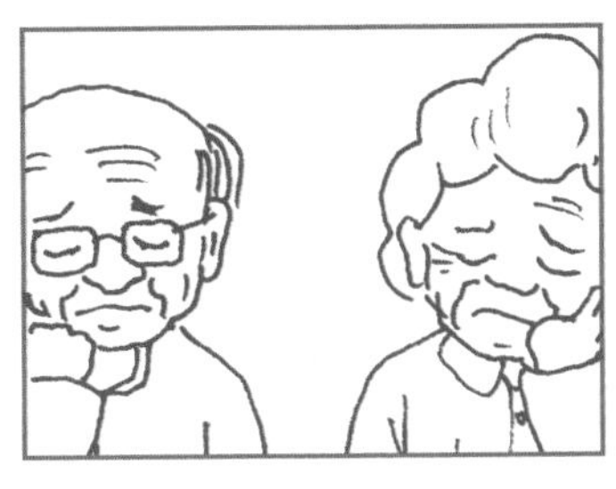

衰老

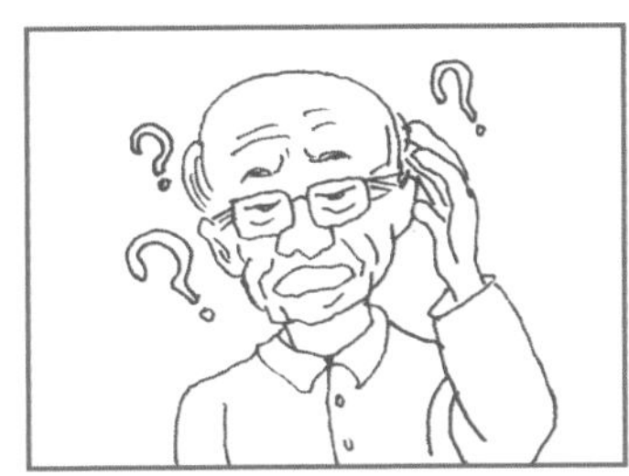

认知功能下降

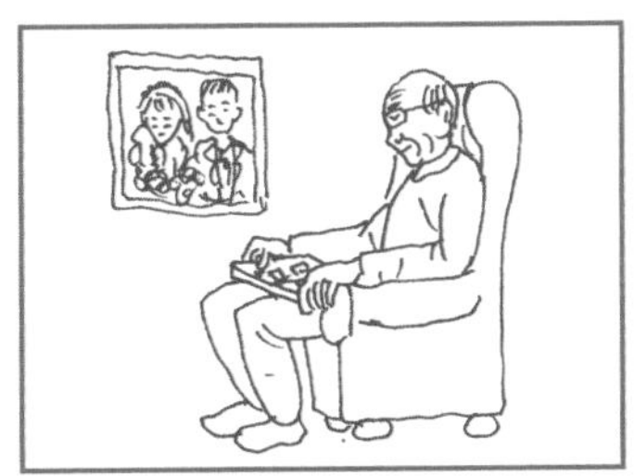

丧偶

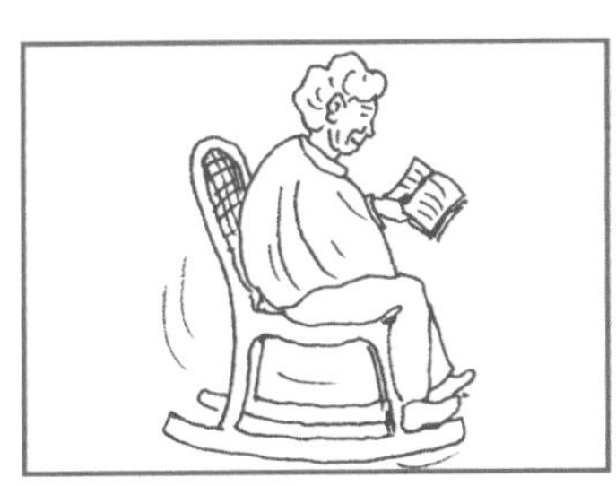

社交退缩

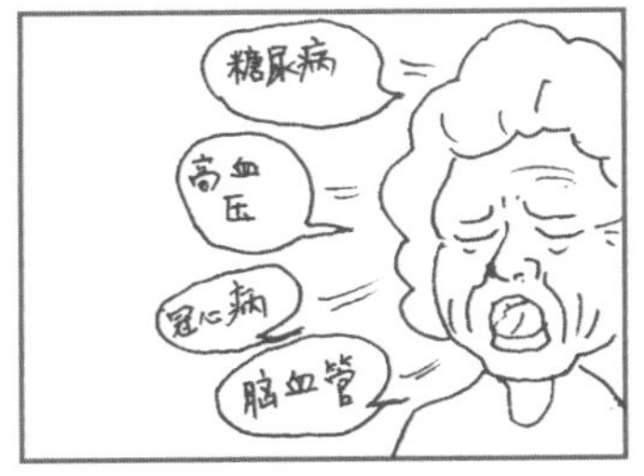

多病共存

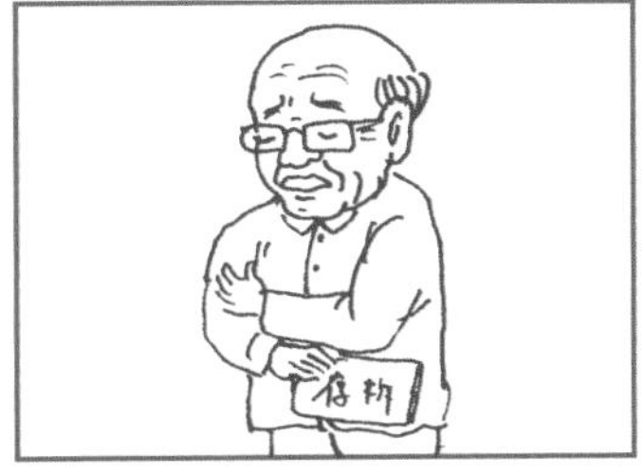

经济拮据

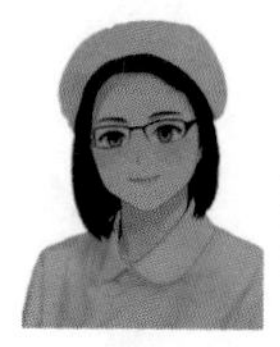

缓解抑郁的方法

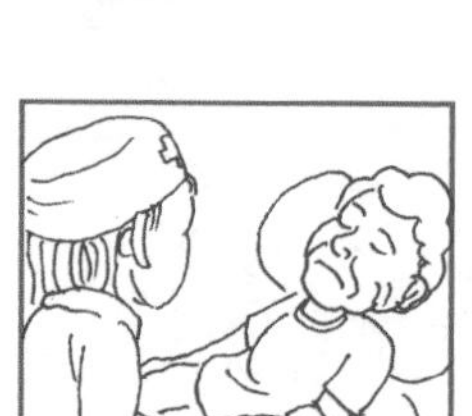

专业评估及时就诊

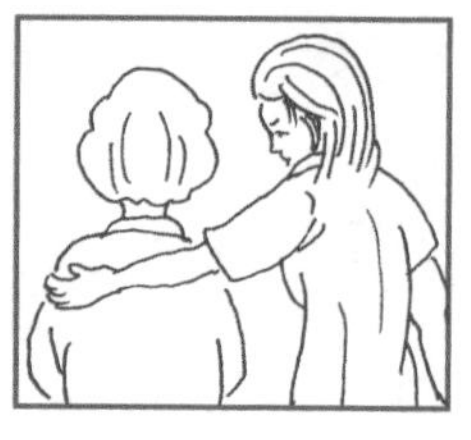

家人的有效陪伴

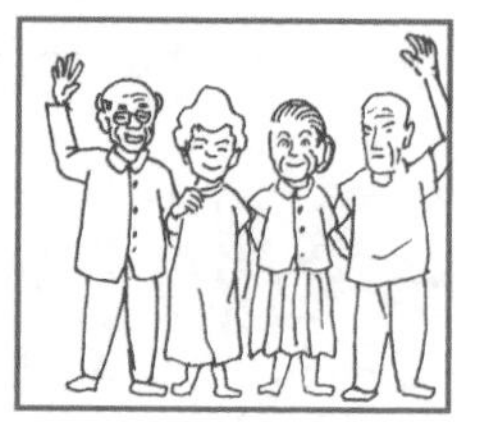

多参与社交活动

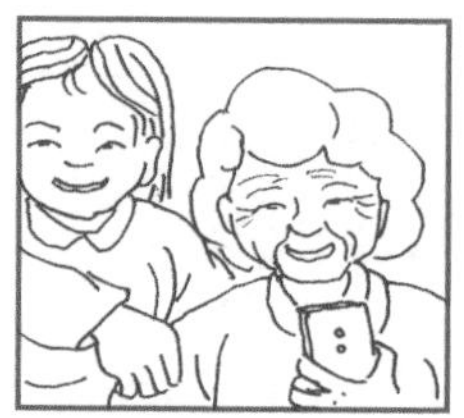

尝试了解新鲜事物

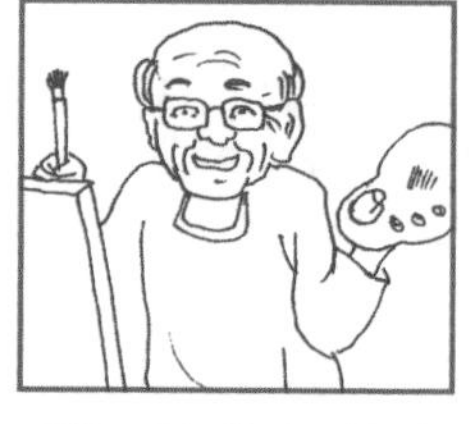

寻找新的兴趣爱好

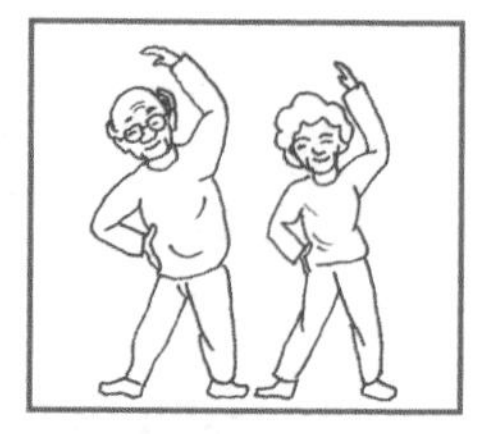

保持运动

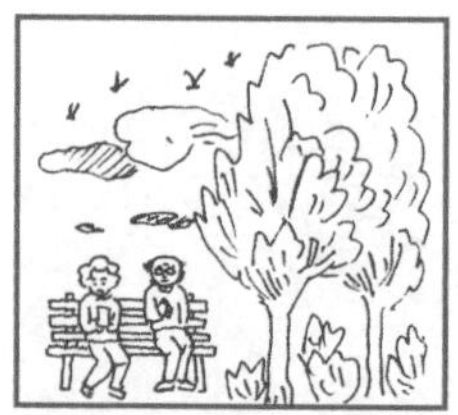

舒适明亮的环境

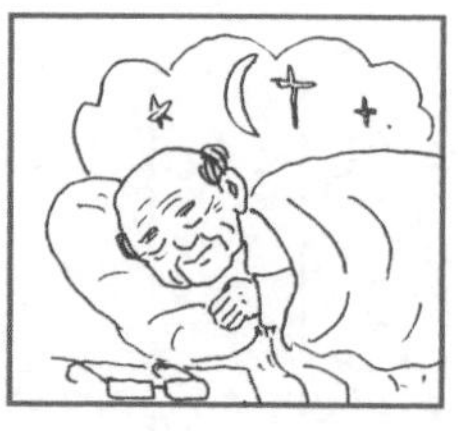

营养及睡眠充足

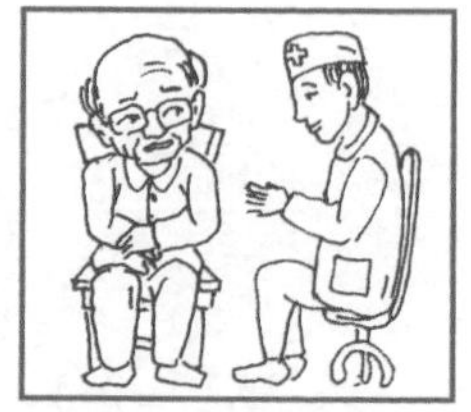

抒发自己的想法，阻断负性情绪

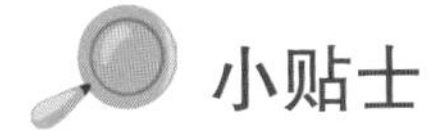

小贴士

如何有效陪伴抑郁情绪患者?

- 有效陪伴，多交流，多沟通。
- 多去光线明亮、空气流通、整洁舒适的环境。
- 适当培养鲜花或喂养小动物，可调节情绪，提高生活乐趣，唤起对生活的热爱。
- 保证营养及睡眠充足，保留一定的兴趣爱好如唱歌、舞蹈、书法、绘画、运动、摄影等。
- 鼓励患者说出内心的想法，耐心开导，阻绝负性情绪的干扰，用积极的情绪感染患者。

普通的抑郁症不可怕，及时了解抑郁的情绪及症状，及时自我调节并正规就医治疗，就能尽早摆脱抑郁症！

三、睡眠障碍

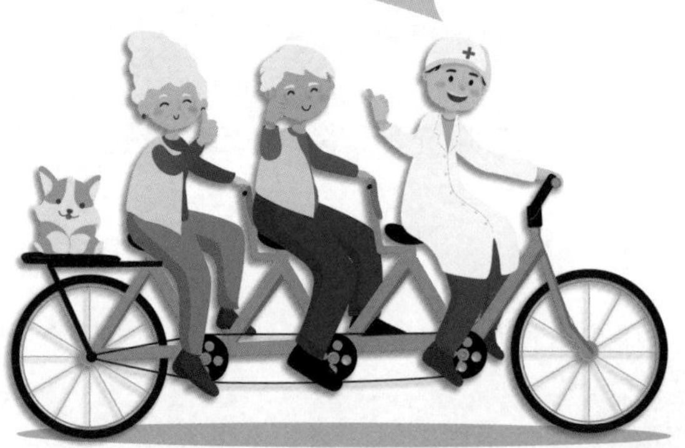

老年朋友们，舒服的睡眠是大自然给予人们最温柔的看护！

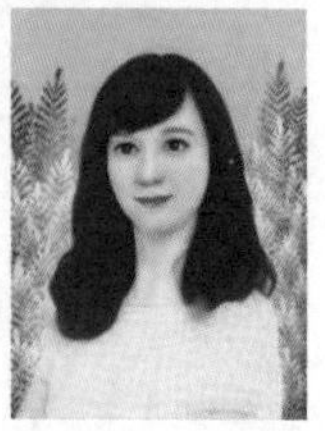

胡医生时间 

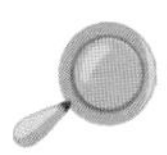

您知道吗?

我国有 45% 的人群存在睡眠问题，而 60 岁以上老年人中有睡眠障碍者高达 56.7%。研究发现，老年失眠患者中焦虑发生率为 54.42%，抑郁发生率为 44.21%，老年期患者睡眠障碍程度越重，焦虑、抑郁发生率就越高。

睡眠有问题怎么办呢?

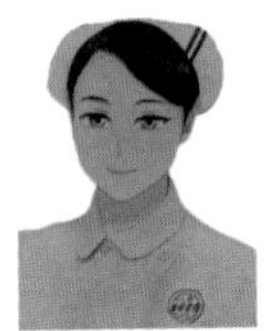

睡眠障碍的危险因素

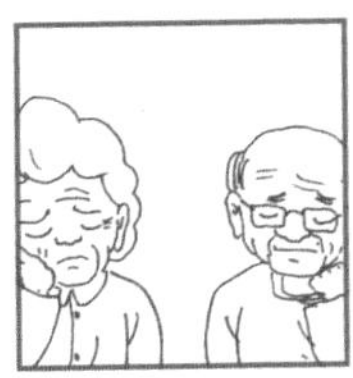

年龄增高

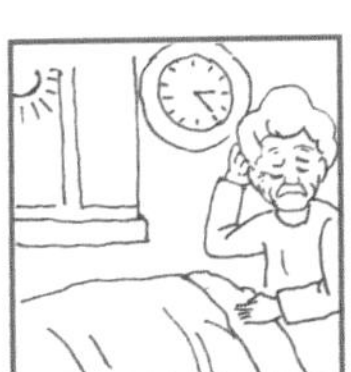

午睡时间过长

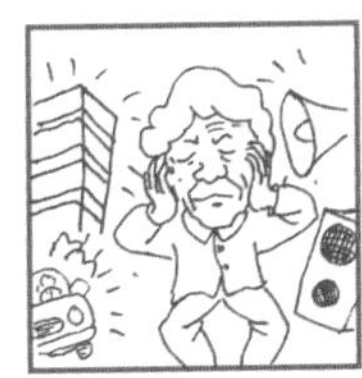

睡眠环境嘈杂

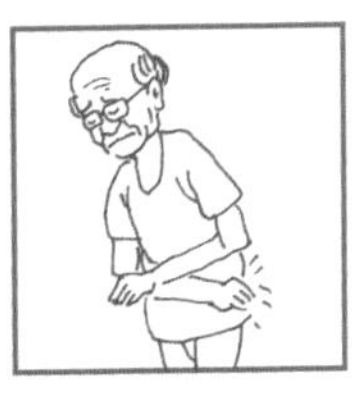

躯体疼痛

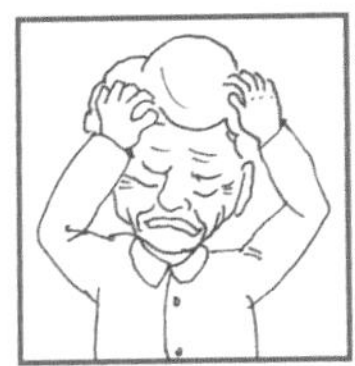

抑郁或焦虑

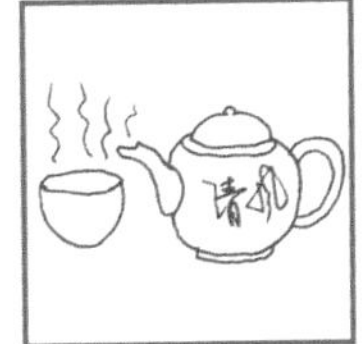

睡前饮浓茶

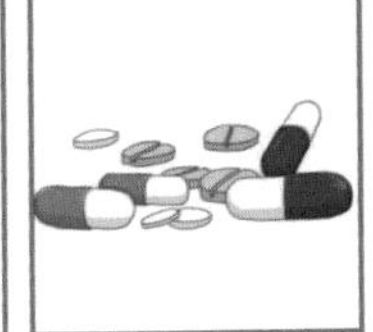

药物影响

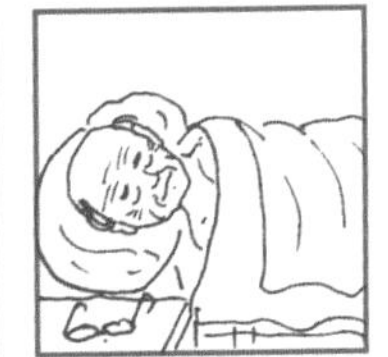

睡眠呼吸暂停综合征

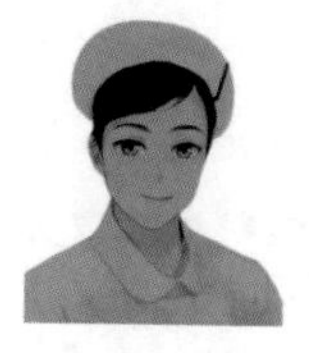

睡眠障碍自评表

阿森斯失眠量表（Athens Insomnia Scale，AIS）

本表主要用于记录您对遇到过的睡眠障碍的自我评估。对于以下列出的问题，如果在过去 1 个月内每星期至少发生 3 次在您身上，就请您在相应的“□”上打“√”：

条目				
1. 入睡时间（关灯后到睡着的时间）	□没问题	□轻微延迟	□显著延迟	□延迟严重或没有睡觉
2. 夜间苏醒	□没问题	□轻微影响	□显著延迟	□严重影响或没有睡觉
3. 比期望的时间早醒	□没问题	□轻微提早	□显著提早	□严重提早或没有睡觉
4. 总睡眠时间	□足够	□轻微不足	□显著不足	□严重不足或没有睡觉
5. 总睡眠质量	□满意	□轻微不满	□显著不满	□严重不满或没有睡觉
6. 白天情绪	□正常	□轻微低落	□显著低落	□严重低落
7. 白天身体功能（体力或精神，如记忆力、认知力和注意力等）	□足够	□轻微影响	□显著影响	□严重影响
8. 白天思睡	□无思睡	□轻微思睡	□显著思睡	□严重思睡

量表共 8 个条目，每条从无到严重分为 0、1、2、3 四级评分（总分小于 4，无睡眠障碍；如果总分在 4~6，可疑失眠；如果总分在 6 分以上，失眠）。

该评估表仅用于初步筛查，详细评估请至专业医师处就诊

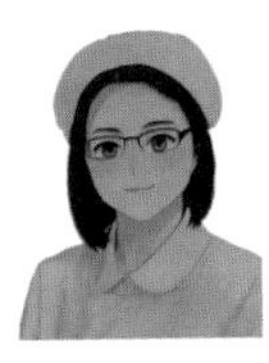

缓解失眠的方法

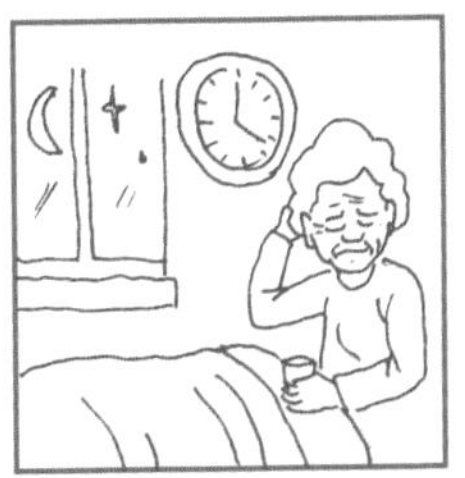

正确理解睡眠障碍

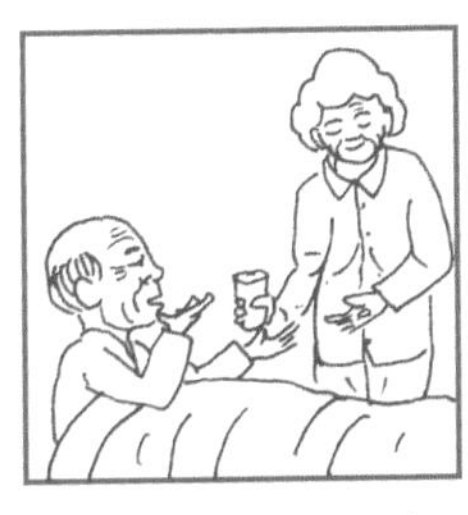

建立固定睡眠形态，减少夜间打扰

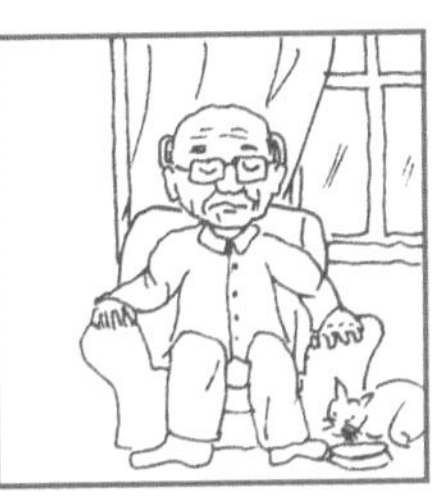

进行放松训练或冥想

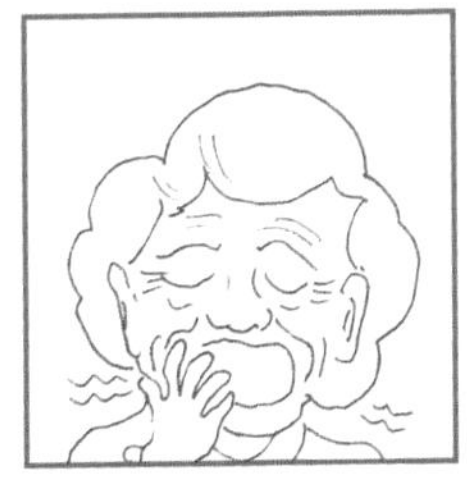

感到困倦了再上床睡觉

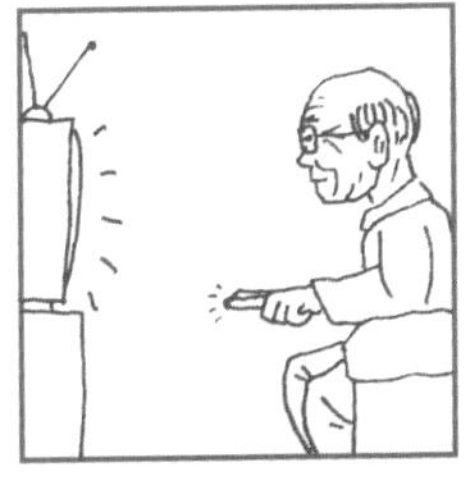

尽量不要在床上看电视、手机和书

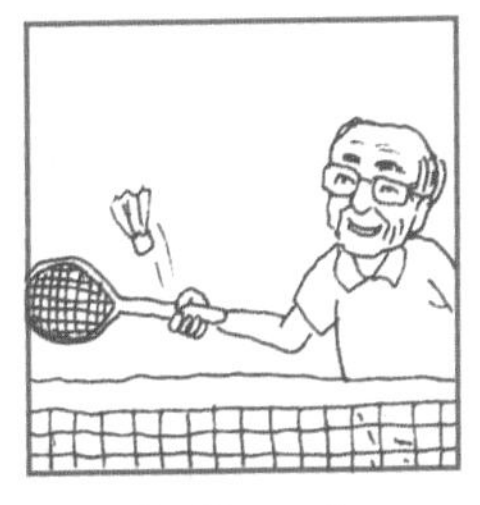

保持运动

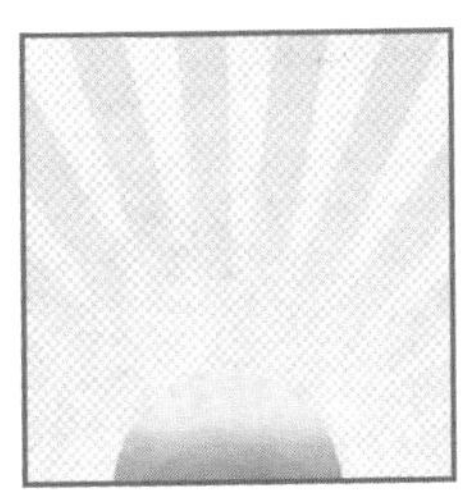

光照疗法
（正规医院治疗）

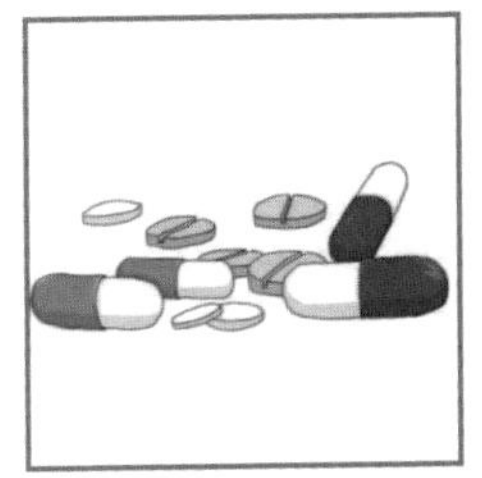

药物治疗
（专业医师指导下）

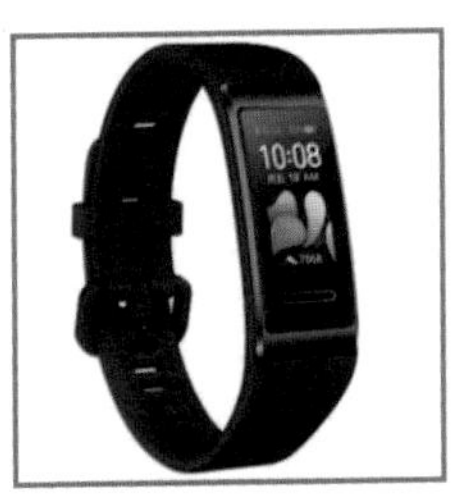

睡眠监测
（睡眠日记 / 手环）

第六节　老年疼痛管理

疼痛那些事

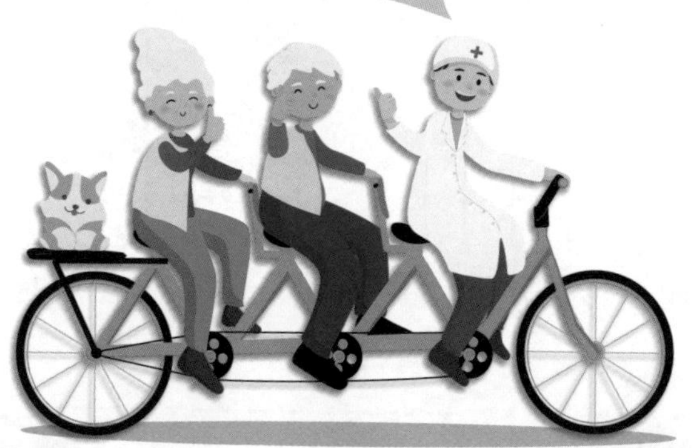

疼痛严重影响了老年人的生活质量，更会带来很多不良后果，如何正确认识老年人的疼痛呢？

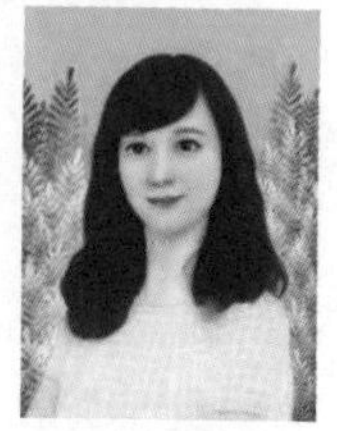

胡医生时间 

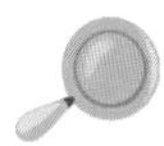

您知道吗？

老年人疼痛最常见的原因是肌肉骨骼疾患，且大部分疼痛明显，此外，癌症亦是老年人疼痛的常见原因之一，随着社会老龄化，老年人慢性非癌痛发生率升高。如：慢性骨骼肌肉痛和神经病理性疼痛。

疼痛如何分辨严重与否？

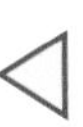

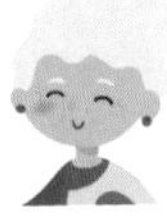

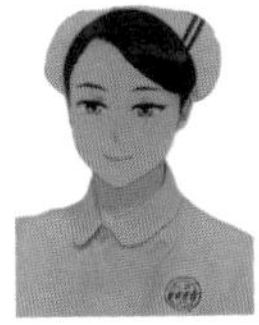

根据疼痛尺上的面部表情评定分级

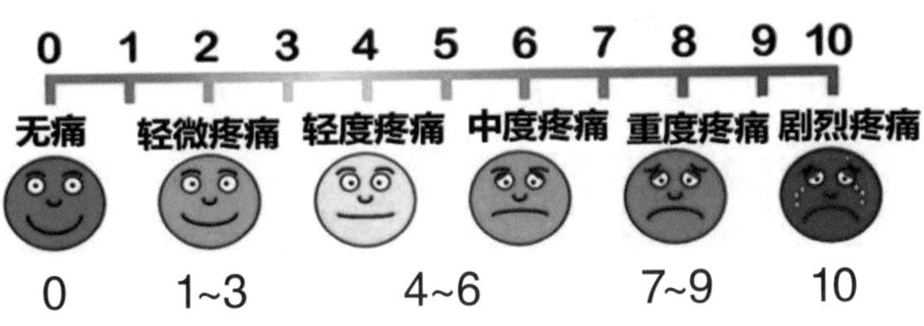

老年人疼痛的不良影响?

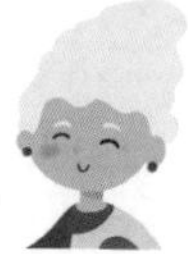

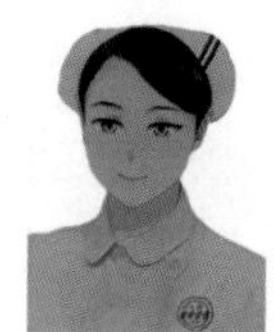

（1）会影响心情，疼痛的困扰可以导致严重的抑郁。
（2） 会影响老年人的活动能力，易产生孤独感。
（3）会影响老年人睡眠质量，以及对疾病的抵抗力下降。
（4）疼痛久治不愈，会产生各种并发症甚至导致残疾。

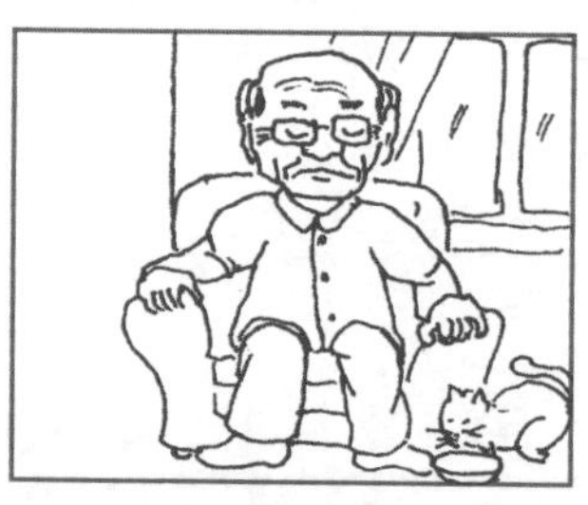

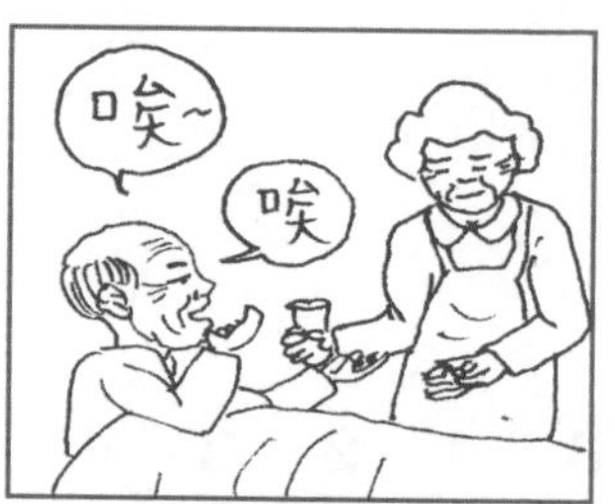

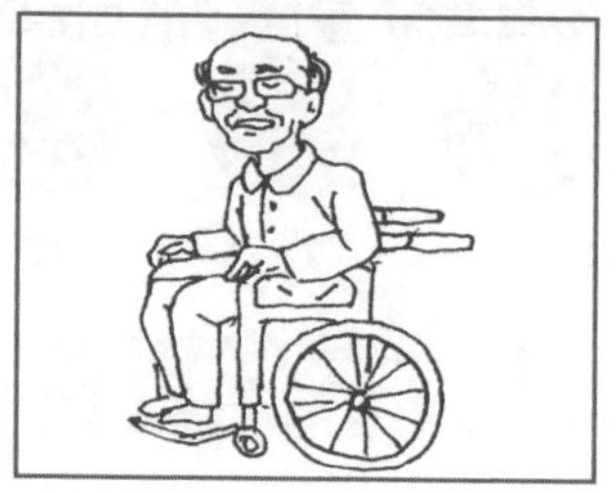

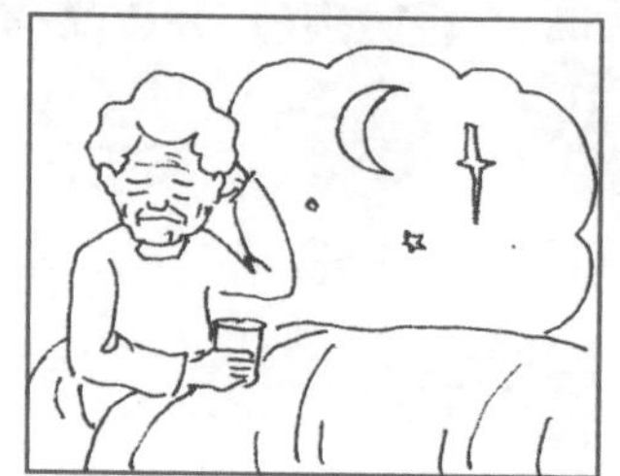

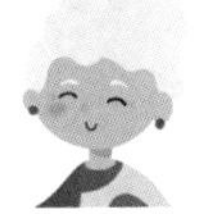

老年人疼痛如何治疗？

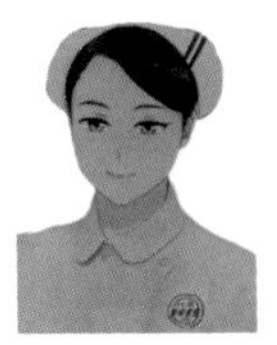

（1）合理选择药物，药物剂量从偏小量开始，随时修正治疗方案。

（2）药物治疗与功能康复治疗的联合应用。

（3）学习掌握疼痛的非药物治疗方法，包括理疗、电刺激疗法、催眠术和注意力分散术。

（4）活动锻炼可以增加老年人对疼痛的耐受性，对缓解和治疗抑郁症也有好处。

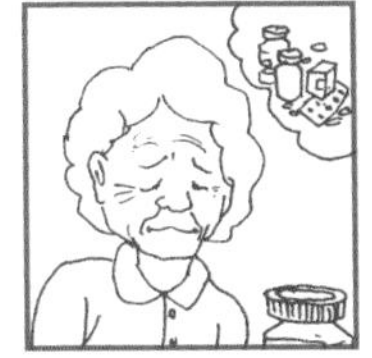
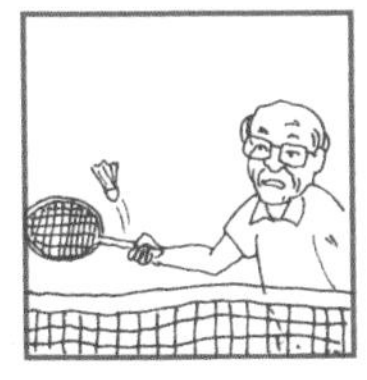
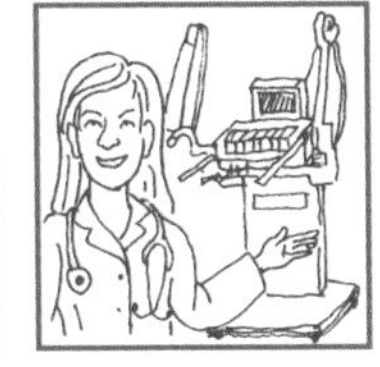
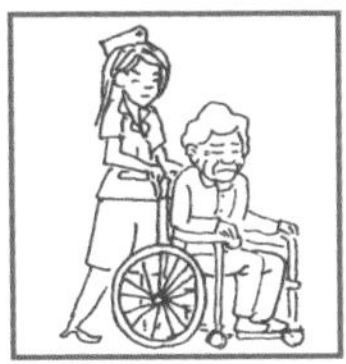

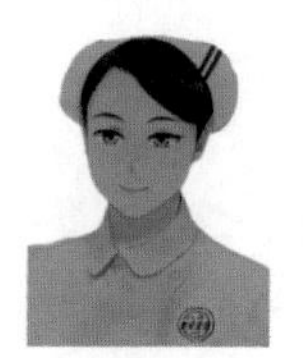

您知道吗？疼痛时该如何护理？

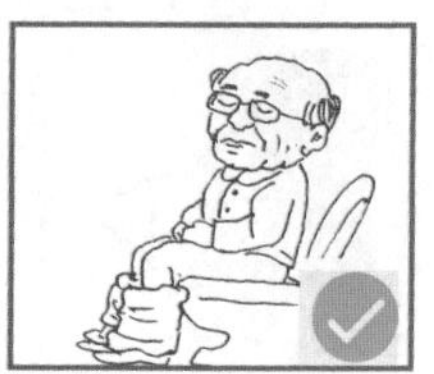

当您疼痛时，松开衣服，调整到最舒适的体位，尽量不去移动疼痛部位。

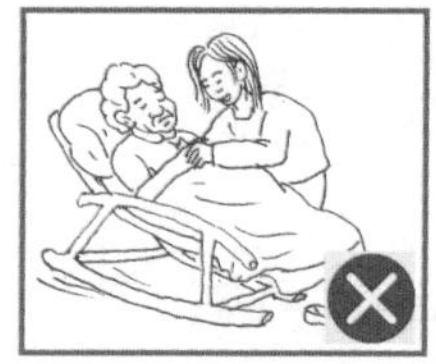

勿直接将物品放置在患者的疼痛部位，如棉被、毛毯等。

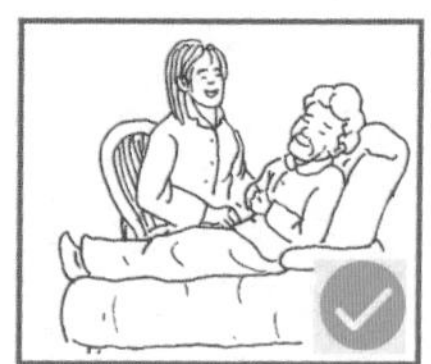

用手轻轻抚摸疼痛部位，减轻肌肉的紧张度。

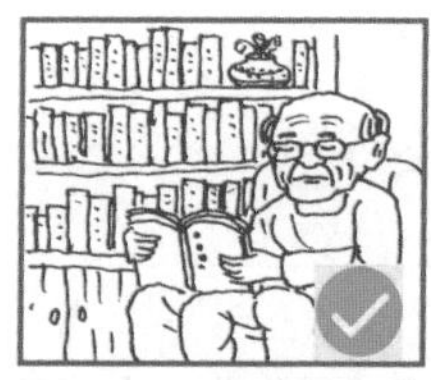

利用谈话听音乐阅读书报等方式，转移对疼痛的注意力。

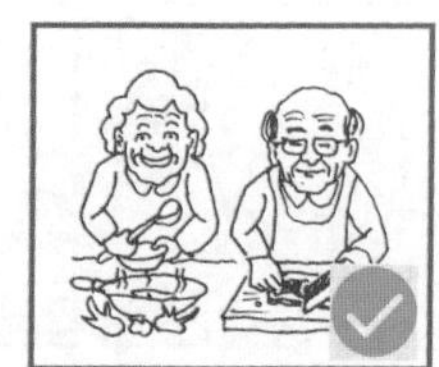

要吃清淡易消化的食物，禁烟酒。

开展疼痛的治疗与护理，缓解老年人的痛苦，是医疗健康服务的一项任务，尤其对老年人疼痛的有效管理显得更为迫切和必要。我们只有充分认识到老年人的生理和心理特点，积极主动地治疗和护理疼痛，才能有效提高老年人的生活质量。

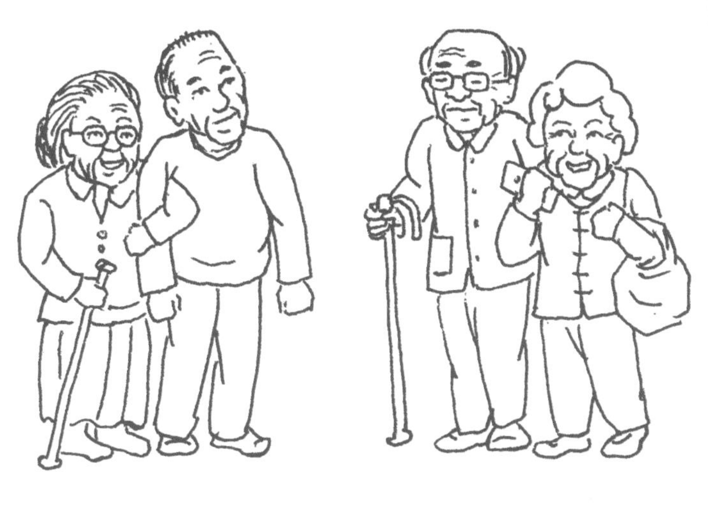

第七节　老年皮肤管理

一、压力性损伤分期及护理

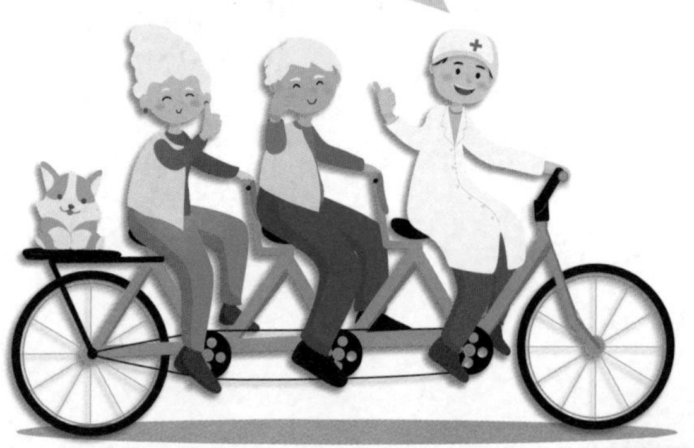

老年朋友们，皮肤不是小事，居家养老的每一个细节都不能忽视！

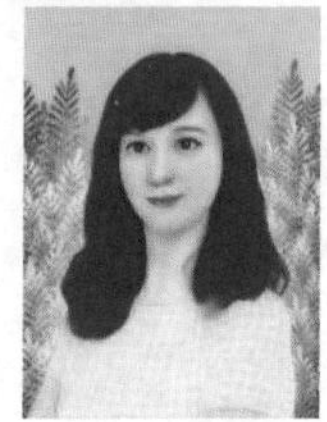

胡医生时间 

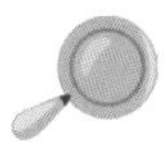

您知道吗？

压力性损伤曾被称作压疮、褥疮。统计数据显示：我国长期卧床的患者人数达到了45万例，其中有近50%的患者死于压力性损伤，该病症会增加其他疾病的发生率和死亡率。压力性损伤是发生皮肤和（或）潜在皮下软组织的局限性损伤，通常发生在骨隆突处或与医疗器械或其他设备有关的损伤。表现为局部组织受损但表皮完整或开放性溃疡并可能伴有疼痛。压力性损伤是居家失能老人的“隐形杀手”，老人一旦发生压力性损伤，就会导致伤口愈合速度变慢，若不及时干预，甚至可能发生全身感染而危及生命。

哪些人容易发生？

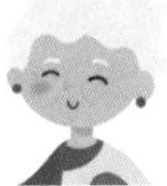

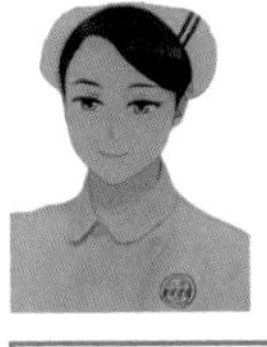

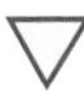

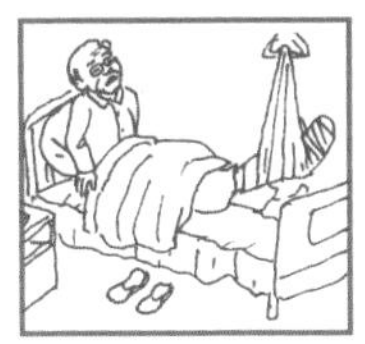

长期卧床者

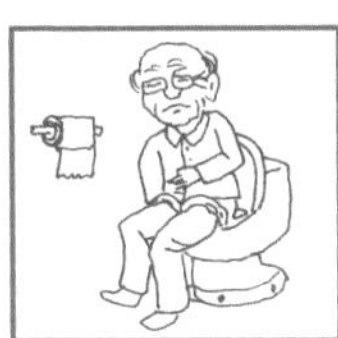

大小便失禁者

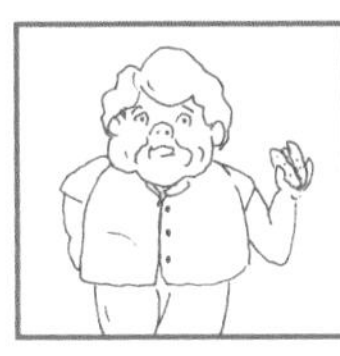

肥胖、水肿

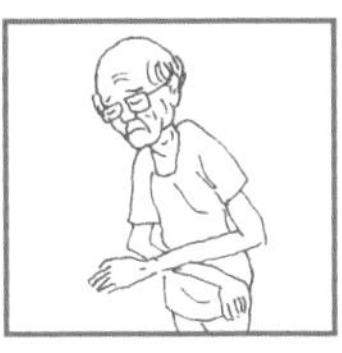

消瘦、营养不良

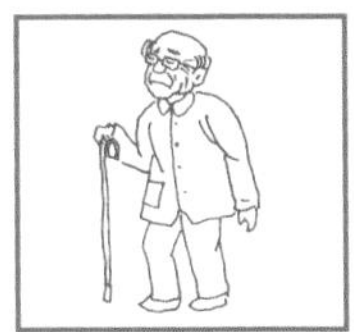

老年人

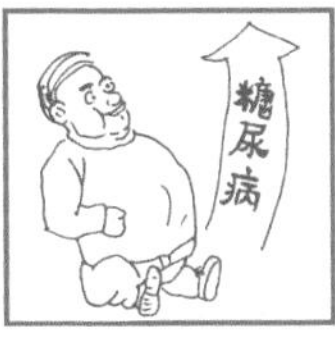

糖尿病

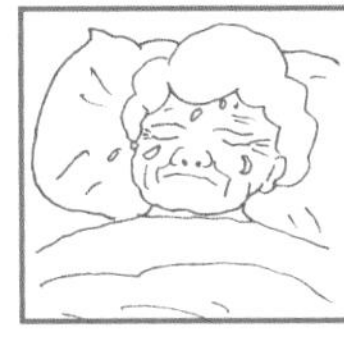

大量出汗者

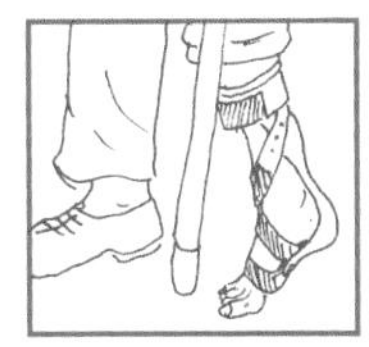

使用器械者

压力性损伤有哪些好发部位？

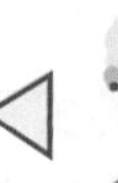

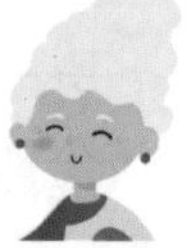

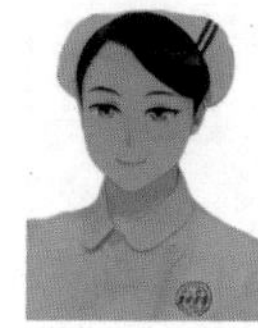

卧位不同，易发部位不同

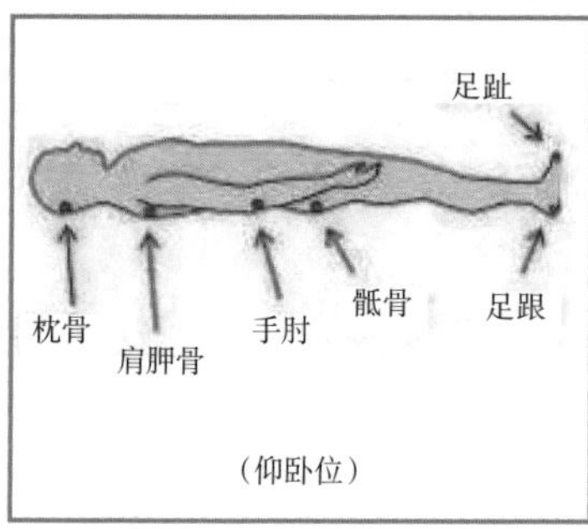

（仰卧位）

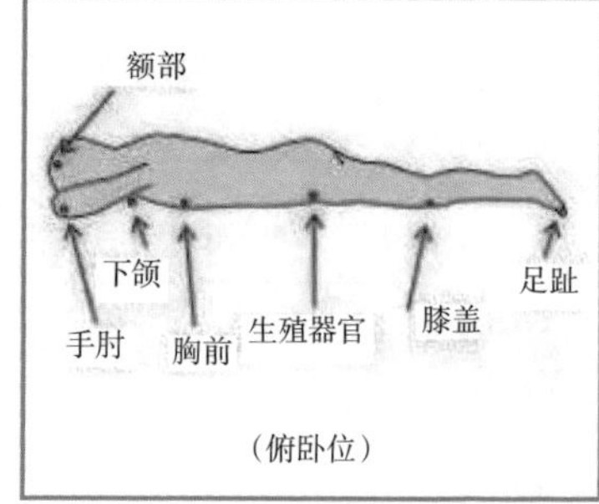

（俯卧位）

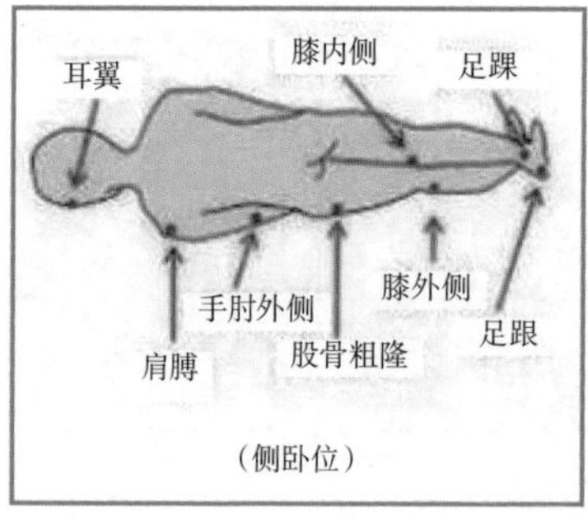

（侧卧位）

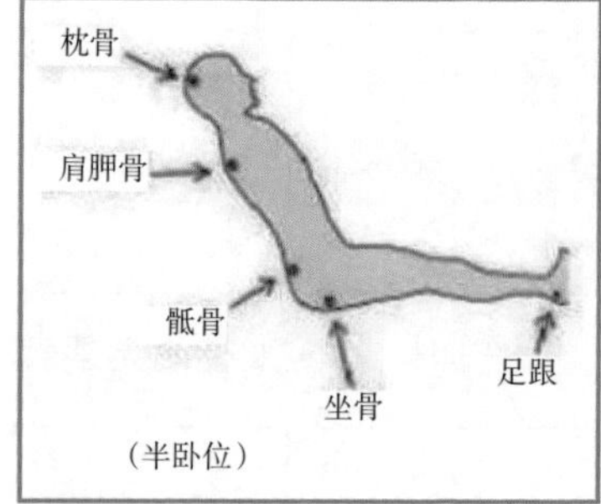

（半卧位）

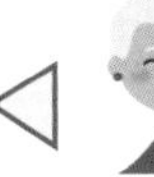
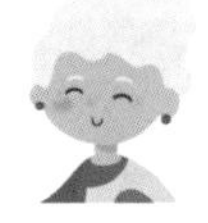

压力性损伤有哪些表现?

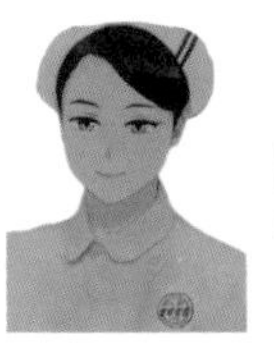

分期不同，表现不同

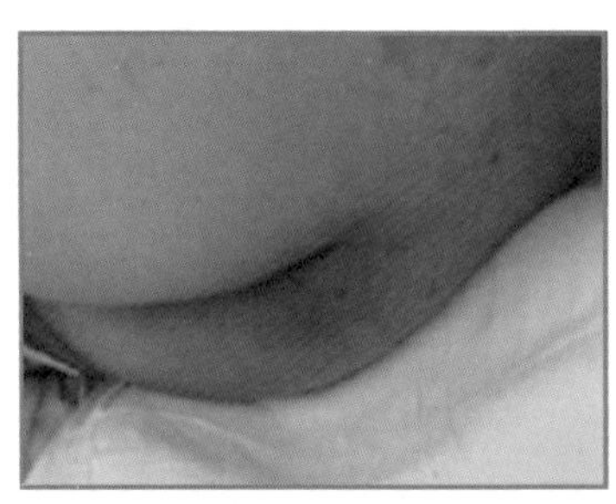

1 期压力性损伤：皮肤完整，指压不变白的红斑

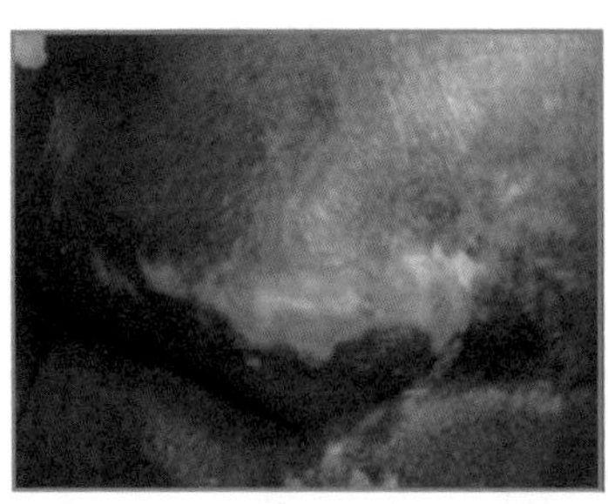

2 期压力性损伤：部分皮层缺失，基底红色，无肉芽组织

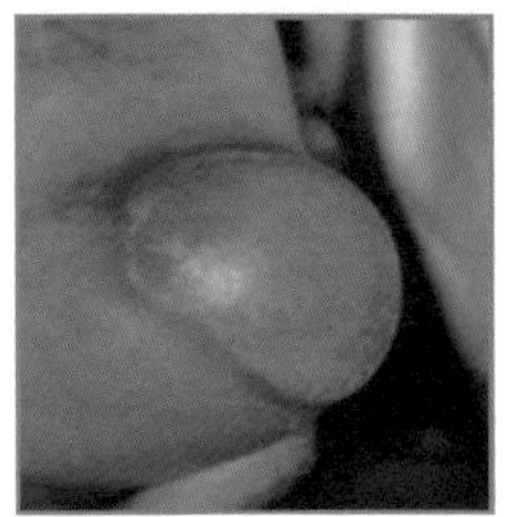

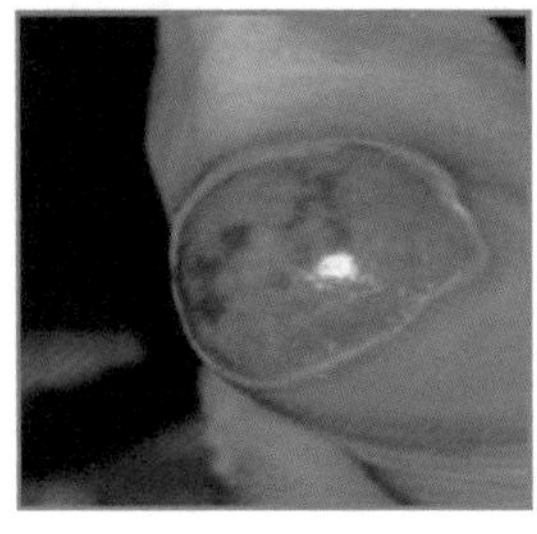

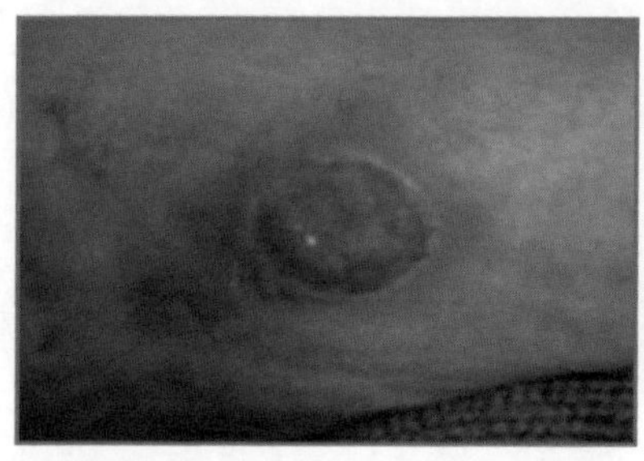

3 期压力性损伤：全皮层缺失，有皮下脂肪组织和肉芽组织

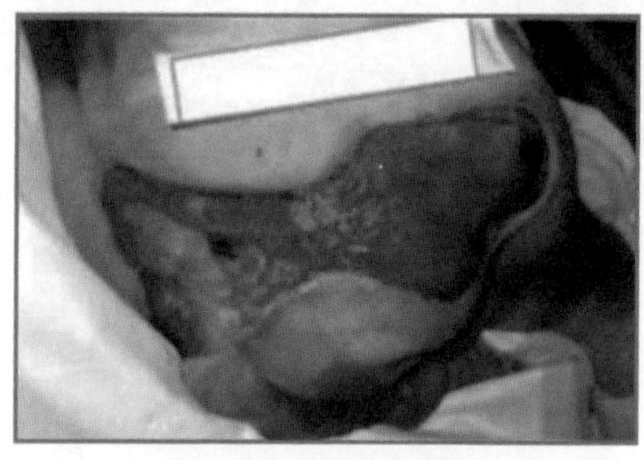

4 期压力性损伤：全皮层及组织缺失，暴露筋膜、肌腱和软骨

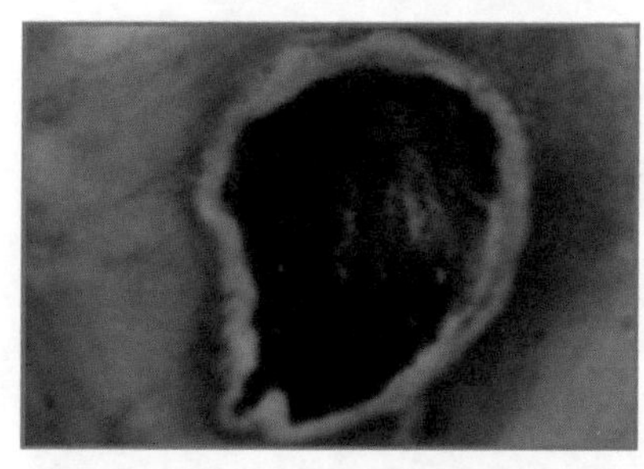

不可分期的压力性损伤：表面有焦痂和（或）坏死组织覆盖，无法判断深度和分期

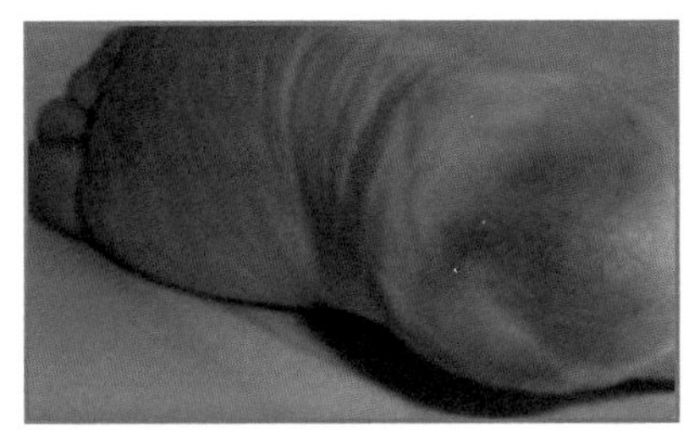

深部组织损伤：皮肤呈持续的非苍白性深红色，足跟部最常见

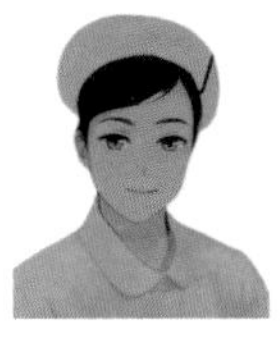

压力性损伤的预防

√ 勤观察

√ 勤翻身

√ 选择适宜的减压装置

√ 减少机械性刺激

√ 做好皮肤护理

√ 预防性敷料的使用

√ 增加营养

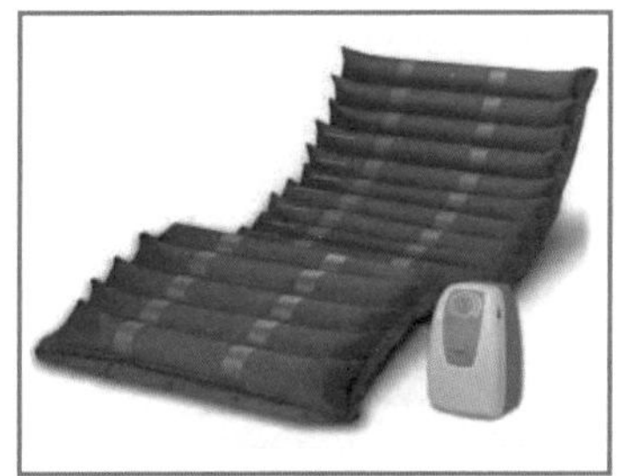

翻身枕

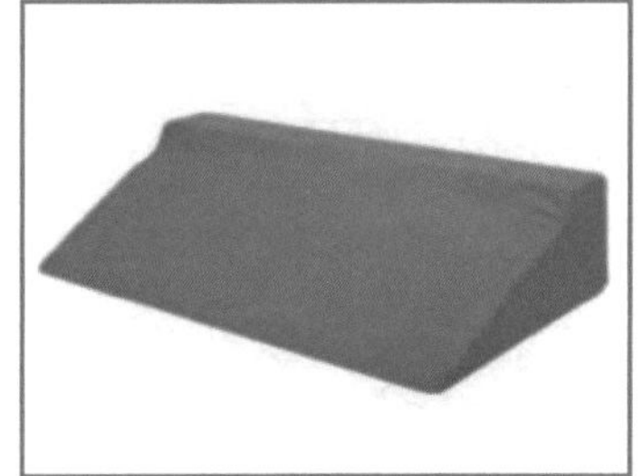

减压垫

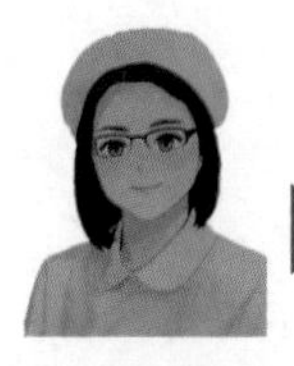

您知道吗？

皮肤长期或反复暴露于尿液或粪便的刺激中，也会造成皮肤破损。这是失禁患者常见的一种并发症，同时也会造成一些其他疾病的发生，如疼痛、感染和压疮。

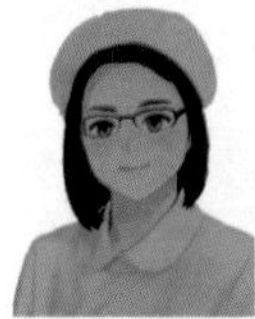

失禁性皮炎的表现

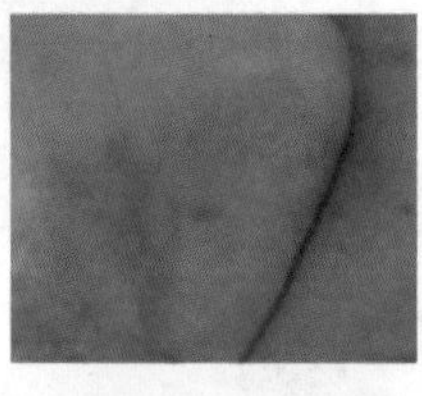

通常位于肛周和会阴处皮肤

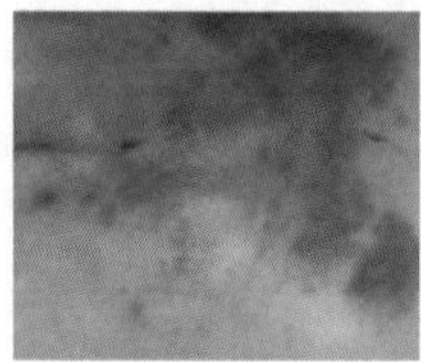

没有坏疽

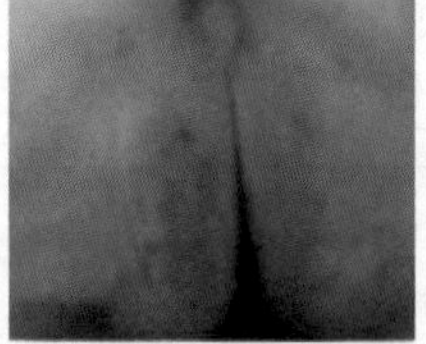

弥散性、镜面性

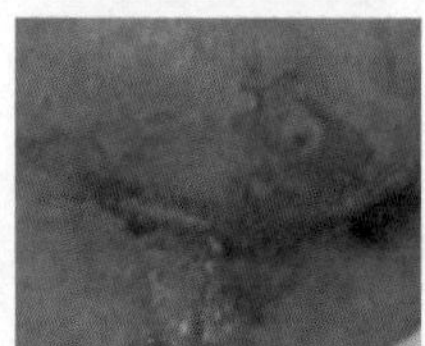

边界不规则、模糊

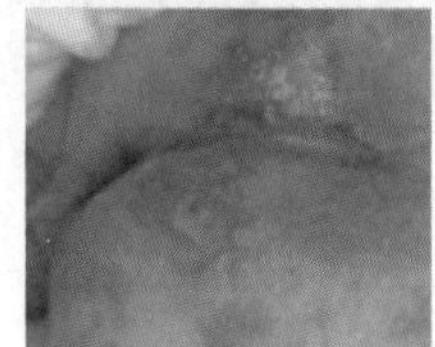

多呈浅表性损伤

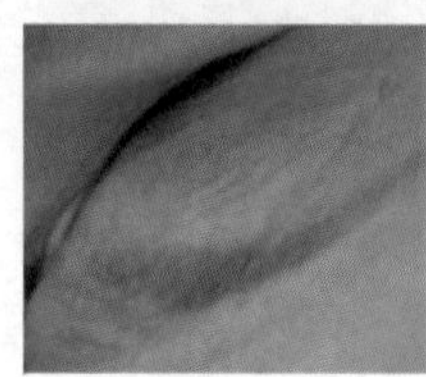

皮肤红斑不规则分布

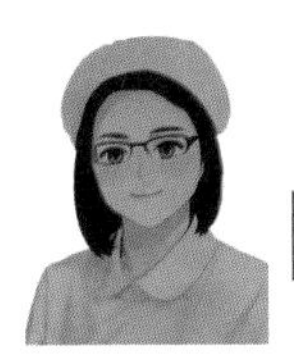

失禁性皮炎的处理

√ 清洁：使用含有清洁、滋润、保护成分的一次性纸巾或清水，不可使用肥皂，不可用力擦洗，保持皮肤褶皱处干燥。

√ 滋润：使用保湿剂和润肤剂来滋润皮肤，但不能使用高浓度保湿剂的产品（甘油等），因为这种物质会提供太多的水分。

√ 保护：使用含有凡士林、氧化锌成分的药物来降低刺激。如患者频发大小便失禁，可给予皮肤保护膜或使用软膏涂抹在皮肤上，不可使用胶布或黏性敷料。

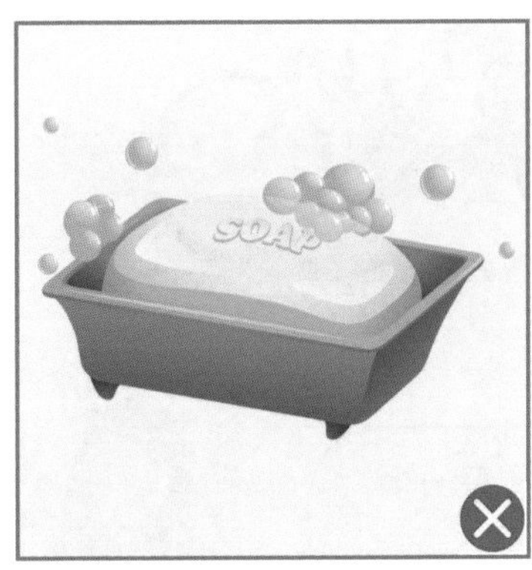

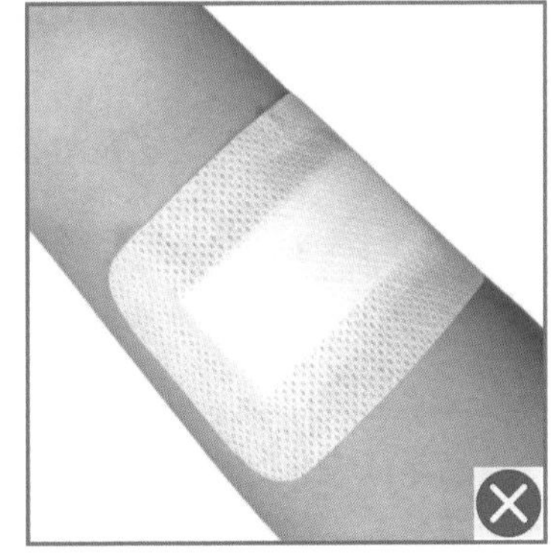

二、老年皮肤瘙痒的处理

老年皮肤瘙痒的处理

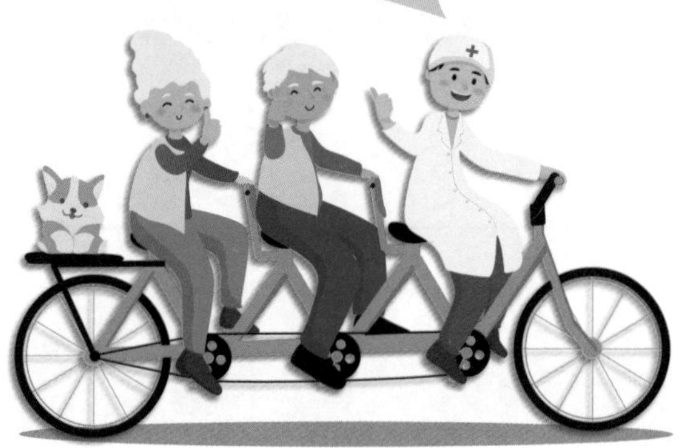

老年朋友们，瘙痒不是小事，每一个细节都不能忽视！

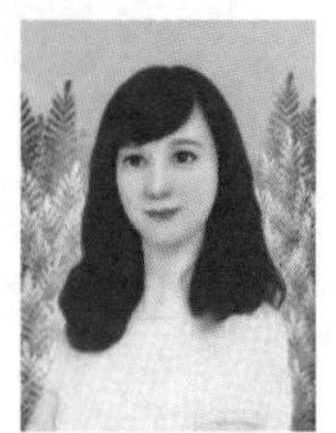

胡医生时间

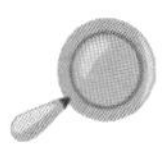

您知道吗？

一到冬季，不少老年人夜晚脱衣上床时，身上的皮肤就会痒起来，且越搔越痒，越痒越挠，直至被抓破或掐痛，才能稍稍止痒而入睡。这就是老年皮肤瘙痒症，是与季节、天气、冷热变化和机体代谢变化有密切关系的皮肤病。看似“简单而普通”的皮肤瘙痒不仅影响老年朋友的身心健康，还关系着他们的生活质量。在我国人口中，患有老年瘙痒症的老年人高达 10% 以上。

皮肤瘙痒怎么办呢？

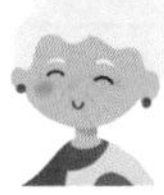

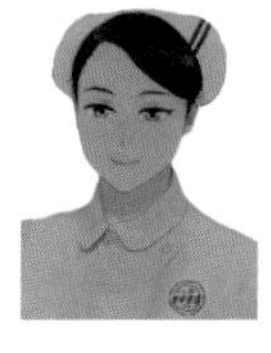

皮肤瘙痒的原因

- 爱用很烫的热水洗澡，次数过于频繁，使用碱性大的肥皂或药皂，使本来就枯燥的皮肤失去了皮脂的滋润。
- 机体代谢紊乱和内分泌异常是引起皮肤瘙痒的重要原因之一。而且与许多系统疾病有关，如内分泌的改变、过敏性因素、糖尿病、肝胆疾病、部分肿瘤等。

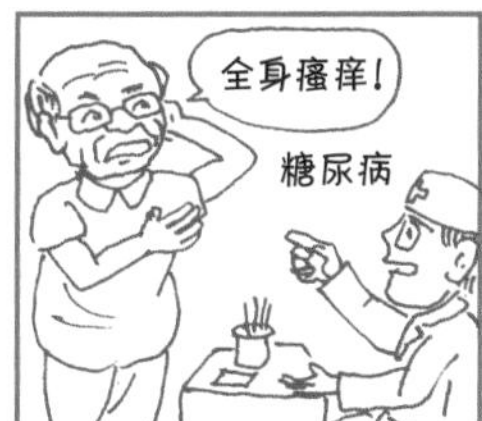

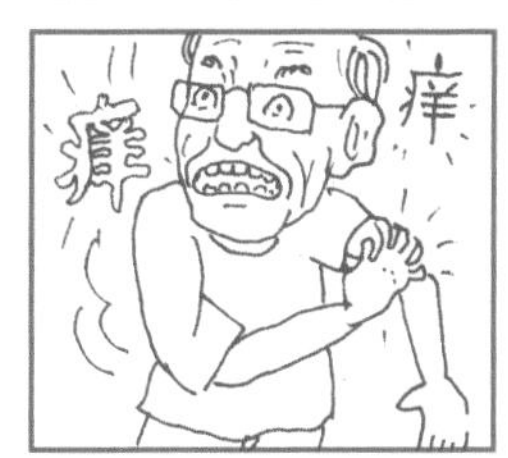

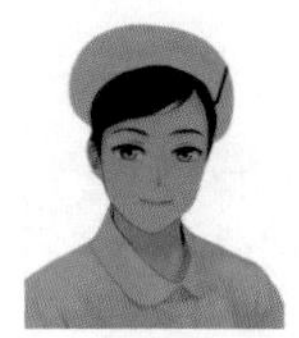

皮肤瘙痒的护理

- 均衡饮食
- 重视保湿
- 改善用热水的习惯

冬天一来，
脚就发痒！
瘙痒症三分
在治疗，七分
在调养！

增加空气湿度

使用保湿霜

时间最好控制在
15~25 分钟之间

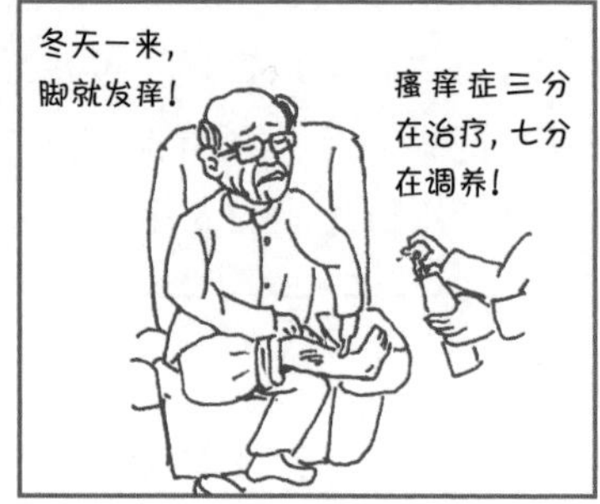

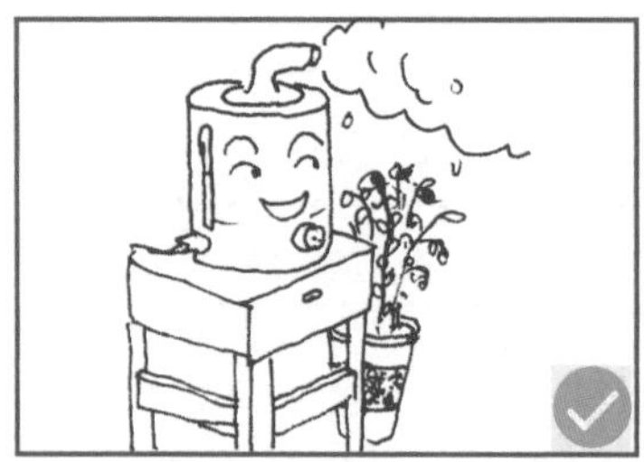

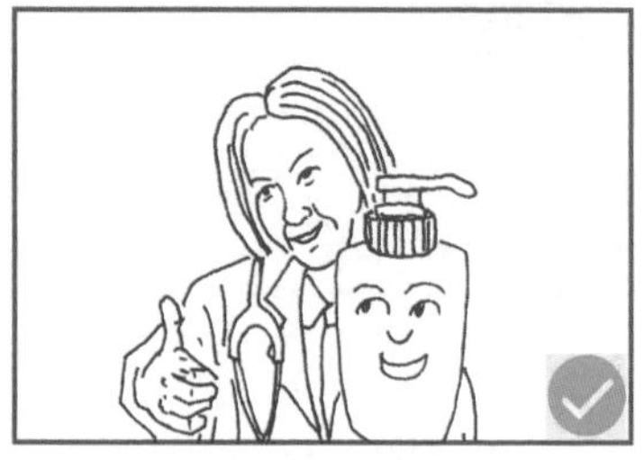

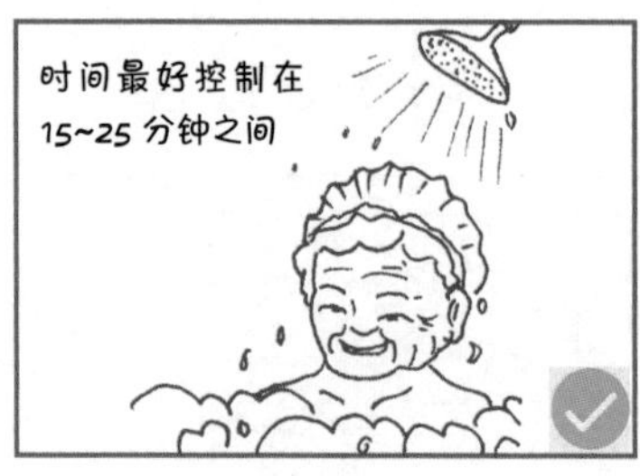

洗澡每周 2–3 次

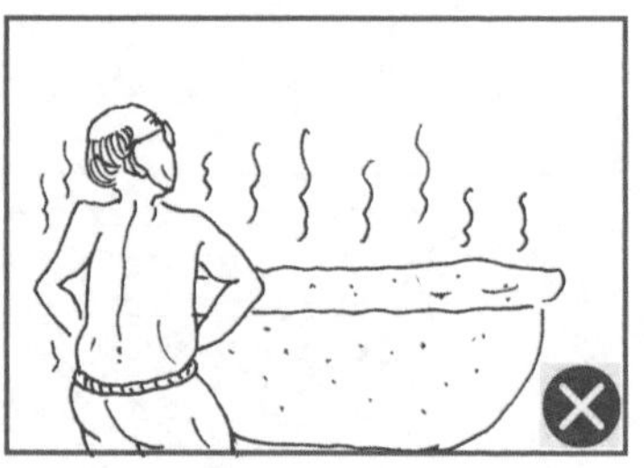

洗澡水温不要过高

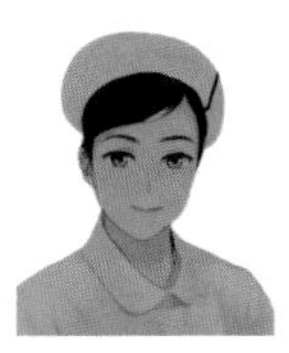

皮肤瘙痒的护理

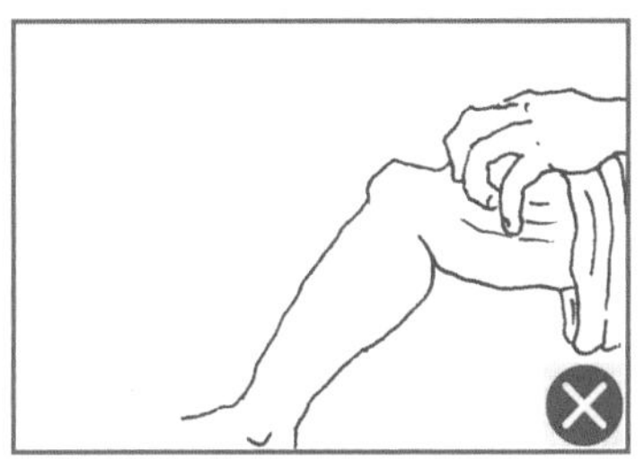

痒时勿抓

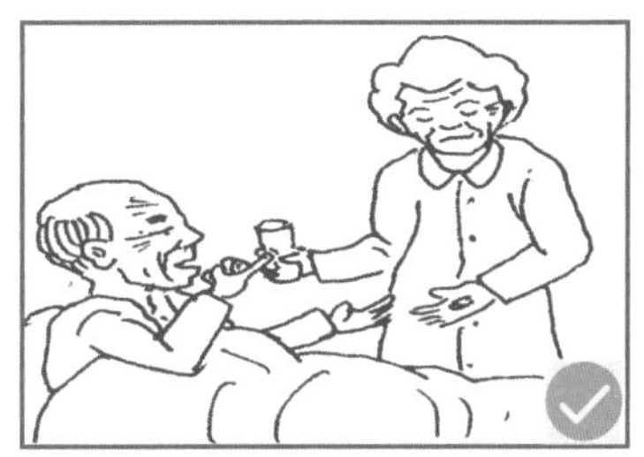

睡前服用抗组胺药

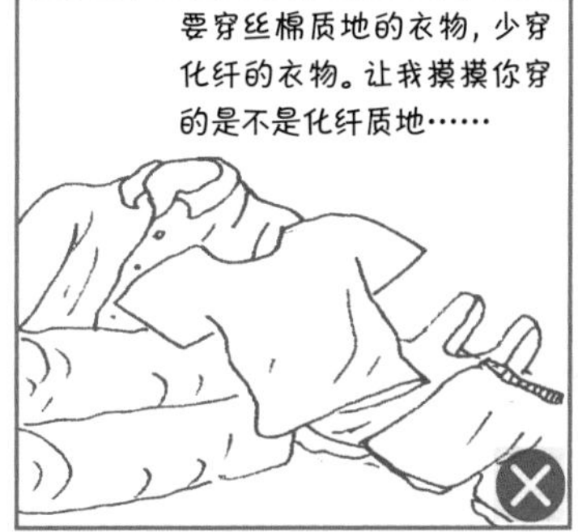

衣物以棉织品和丝质为好

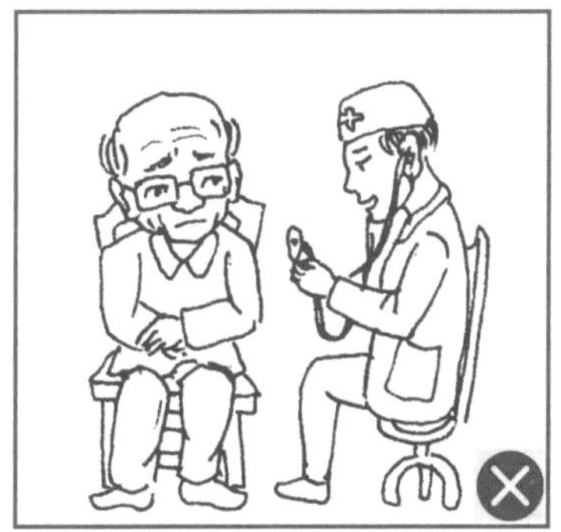

生活规律、均衡饮食

三、糖尿病足的预防

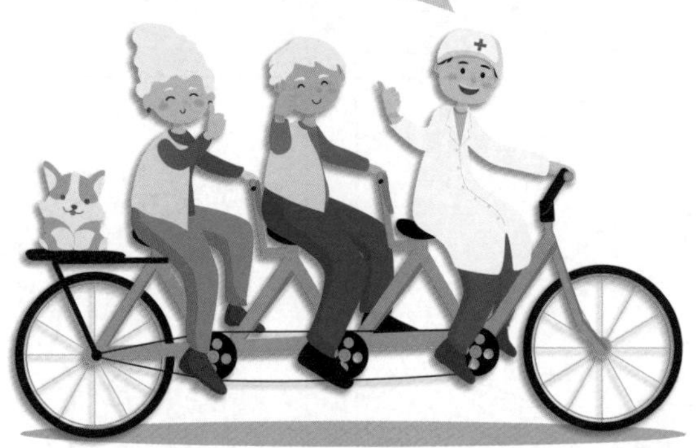

老年朋友们，糖尿病足不是小事，足部的每一个细节都不能忽视！

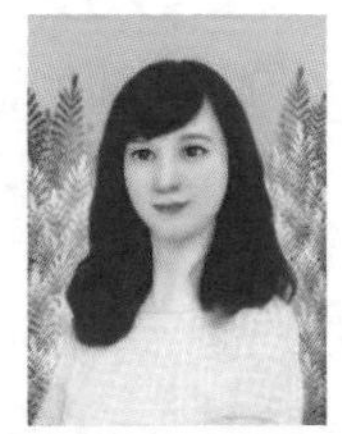

胡医生时间 

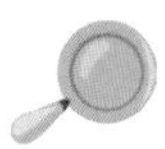

您知道吗？

糖尿病足是糖尿病的并发症之一，为糖尿病患者神经或血管病变所造成的下肢病变，俗称“烂脚”。它不仅给患者带来巨大的痛苦和沉重的经济负担，还是糖尿病患者致残、致死的主要原因之一。

冬季是糖尿病足的高发时期，寒冷刺激可加重患者足部的血管收缩，增加罹患糖尿病足的风险。

如何护理自己的脚呢？

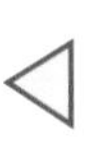

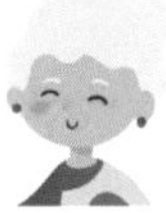

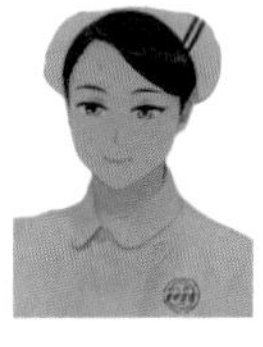

糖尿病足的早期症状

- 足部感觉迟钝、有脚踩棉絮感；
- 下肢皮肤干燥、色素沉着、肌肉萎缩；
- 走路不便、间歇性跛行及休息痛；
- 肢端出现溃疡、坏死。

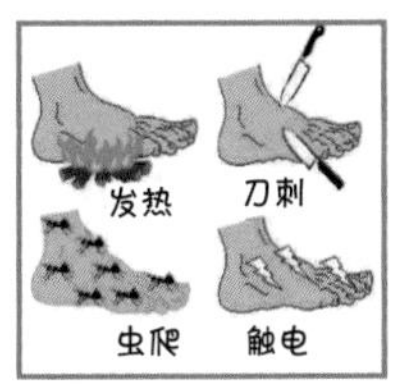

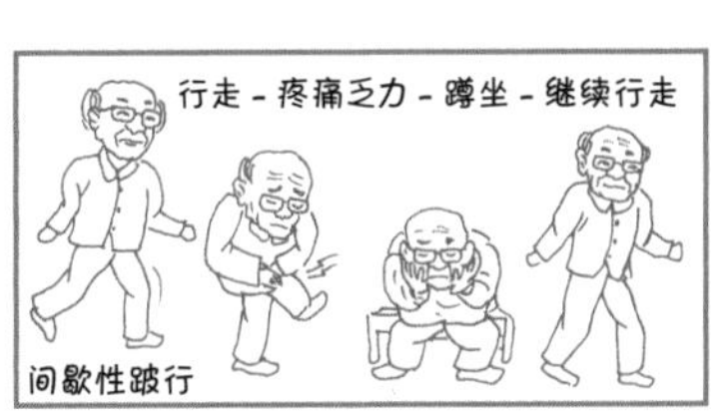

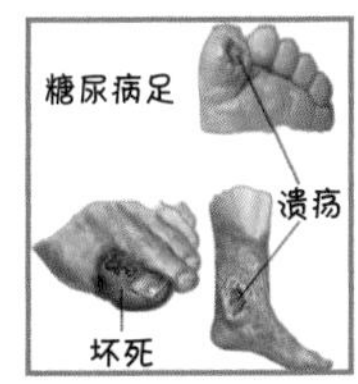

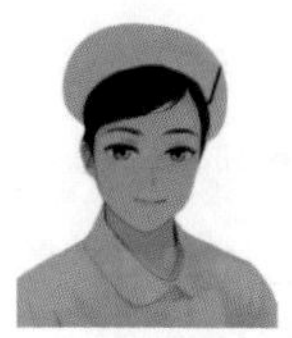

糖尿病足好发部位

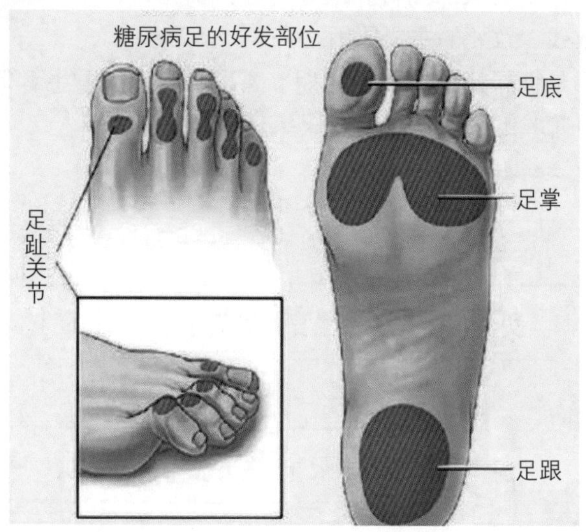

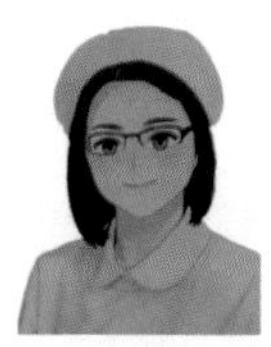

糖尿病足护理要点

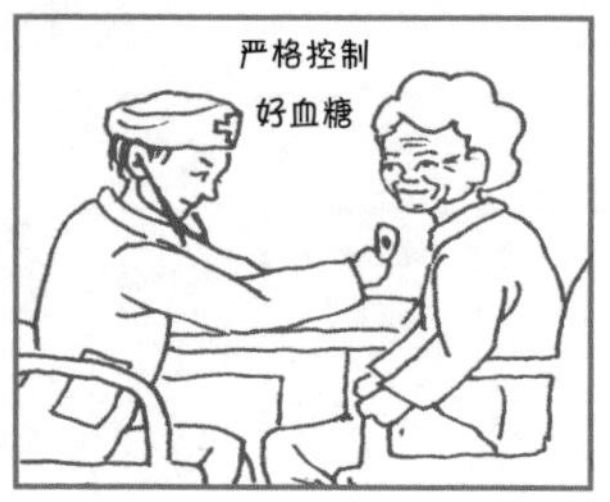

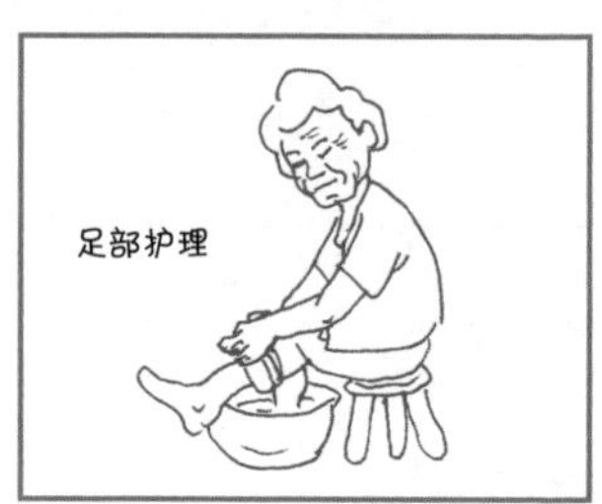

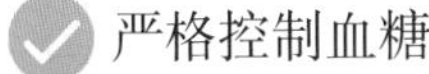

严格控制血糖

定期检查足部

保持足部清洁

保持皮肤干燥

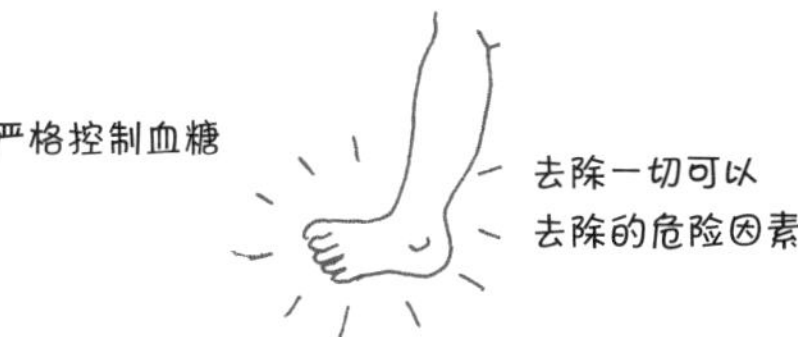

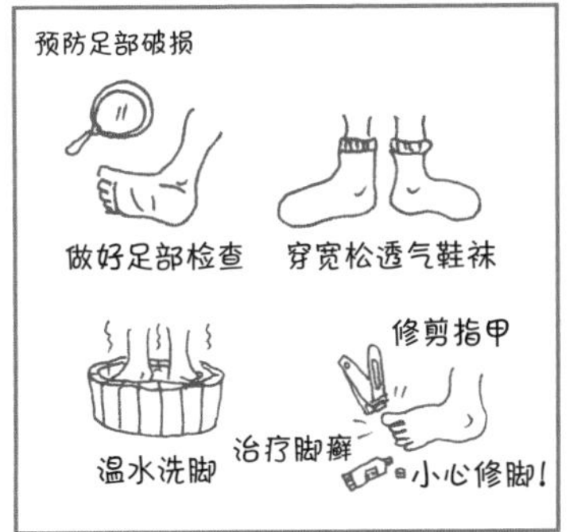

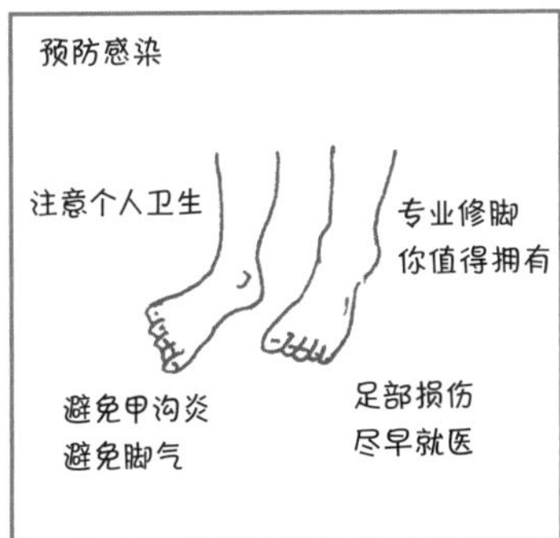

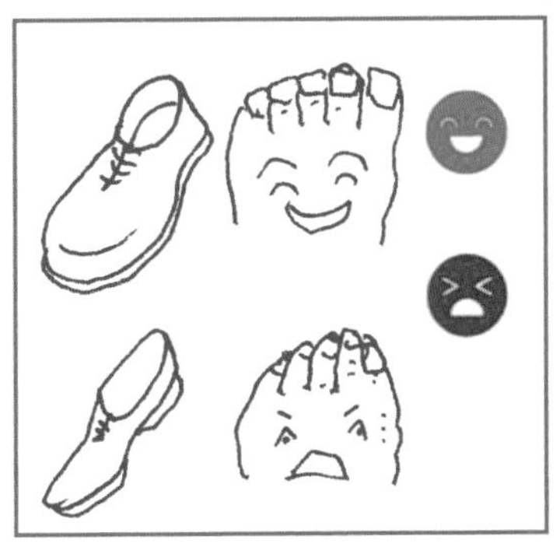

以包头鞋为主，注重合脚与舒适度；避免尖头鞋
少穿拖鞋、凉鞋，避免踢伤。

第八节　老年意外事件预防

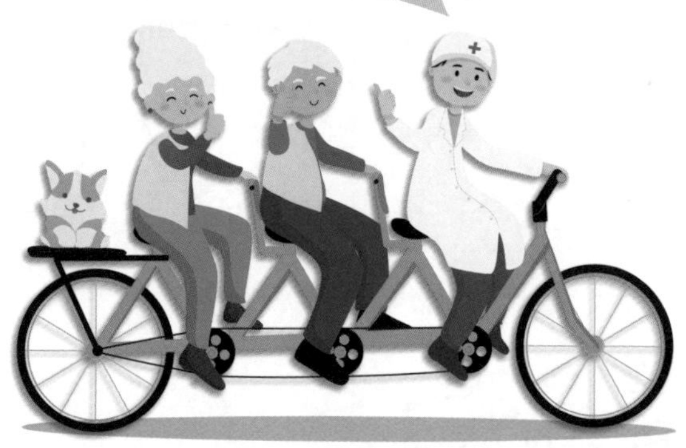

老年朋友们，平安是金，步步小心，医护的安全提醒，一定要关注。

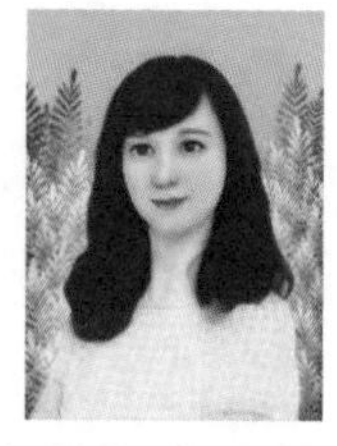

胡医生时间 

您知道吗？

老年人由于衰老及疾病的影响，各器官功能逐年退化，视力、听力、记忆力、适应和反应能力日益衰退，免疫和应激水平下降，老年人较年轻人更容易出现安全问题，严重影响老年人的健康、自理能力和生活质量。

为什么老年人更容易受伤？ ◁

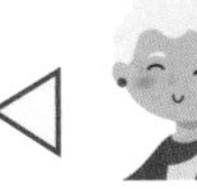

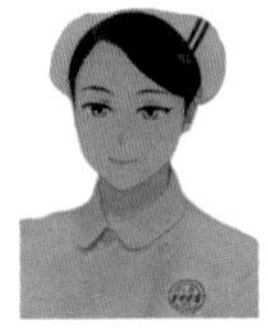

▷ **影响老年人的安全因素**

☆ 器官功能老化，如视力衰退、听力减退、嗅觉减退、肌肉无力；

☆ 多种疾病共存，如高血压、心律失常、脑血管意外后遗症、老年性痴呆等；

☆ 服用降压药、利尿药、安眠药或多种用药；

☆ 地面无防滑设施、缺乏扶手、灯光暗淡等；

☆ 老年人缺乏安全意识、存在不服老心理。

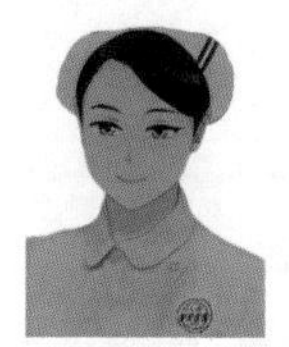
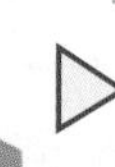

老年人常见安全风险事件

由于衰老、易患疾病、治疗、住院环境等原因，无论在院老人，还是居家老人，都容易发生如跌倒、坠床、噎呛、窒息、走失、药物误服、烫伤等安全问题。

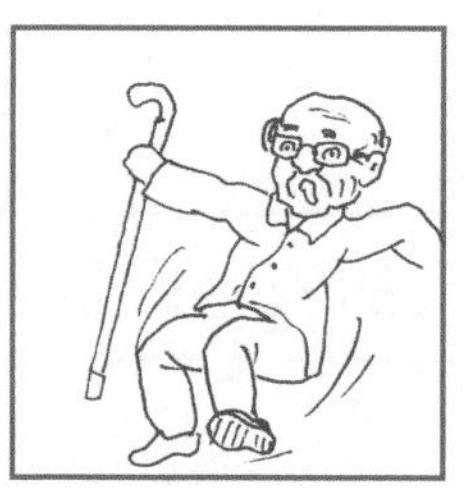

跌倒、坠床

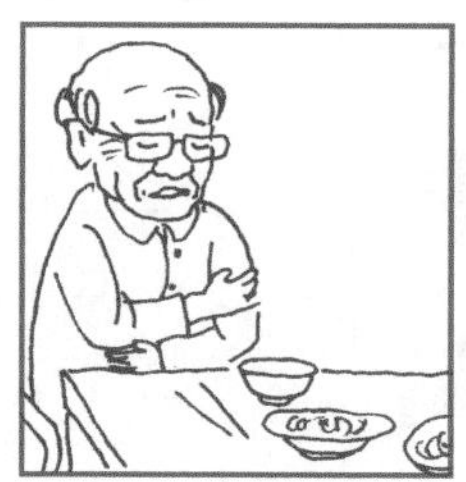

噎呛、窒息

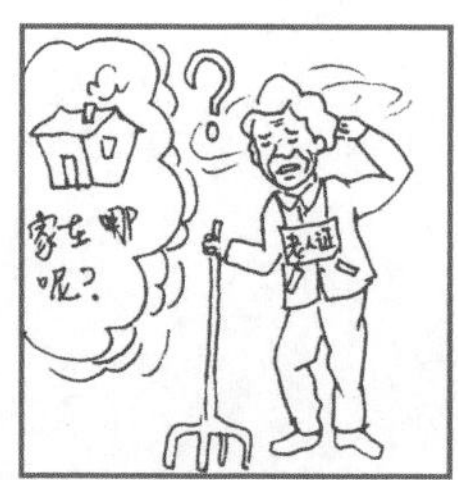

走失

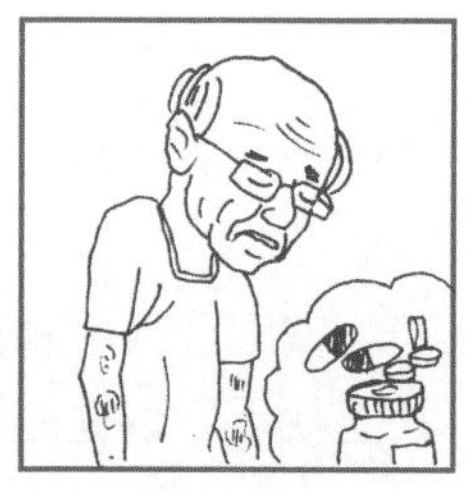

药物误服

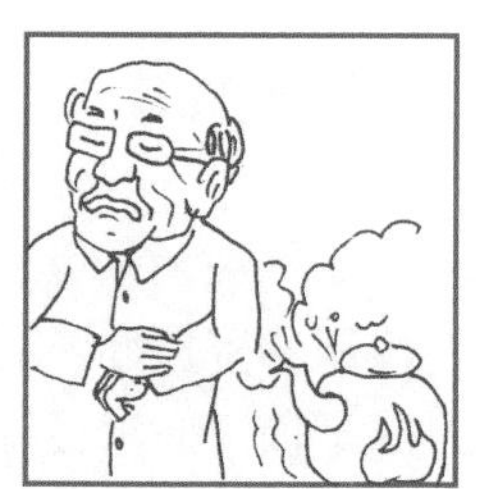

烫伤

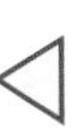
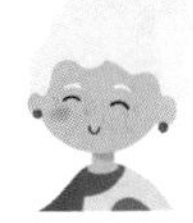

老年人应对危险有好办法吗？

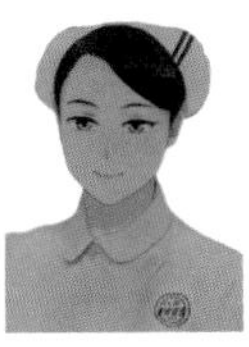

老年人安全环境提示

☆ 居所适老改造（见本书居家安全展示篇）；
☆ 跌倒、坠床预防（见本书跌倒及居家安全篇）；
☆ 压力性损伤（见本书皮肤管理篇）。

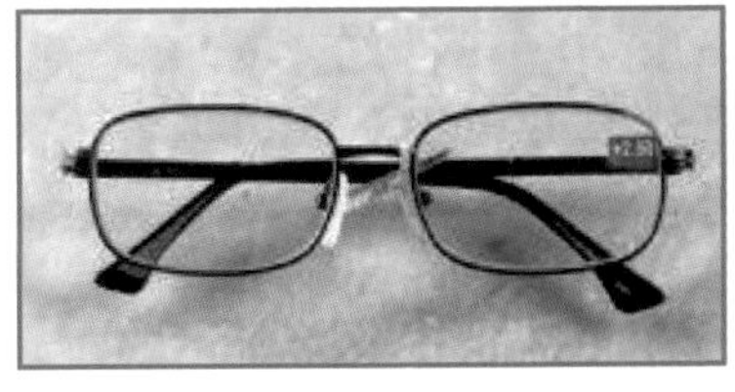

✓ 佩戴适当的眼镜

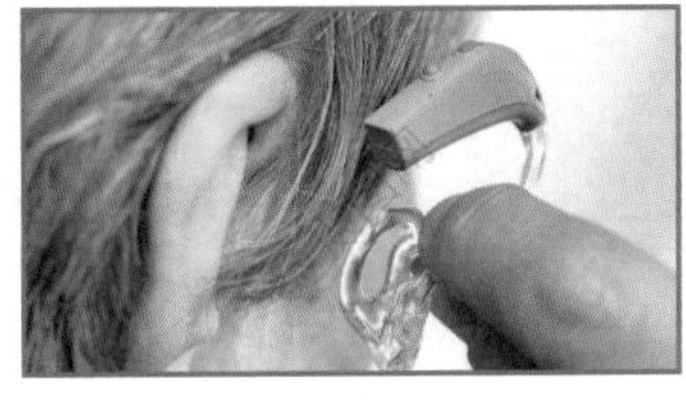

✓ 选择合适的助听器

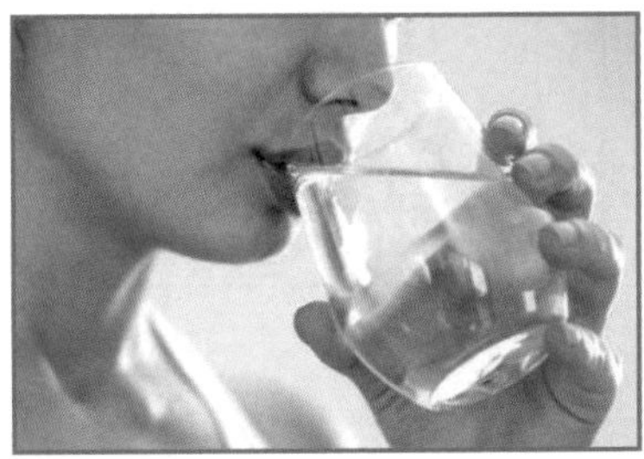

✗ 睡前少饮水，减少起夜

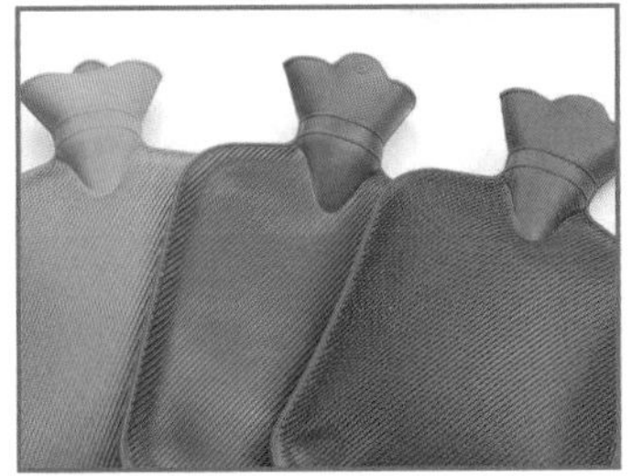

✗ 取暖不宜使用火炉、热水袋

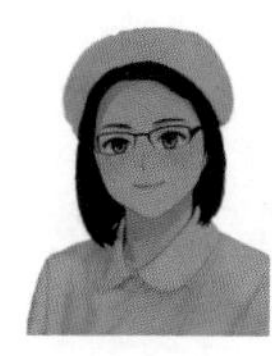

老年人噎呛、窒息预防

食物选择：避免食用黏性较强的食物，如年糕、粽子、汤圆；食物不可过热或过冷；食物宜细、碎、软，温度适宜，剔除骨头、鱼刺。

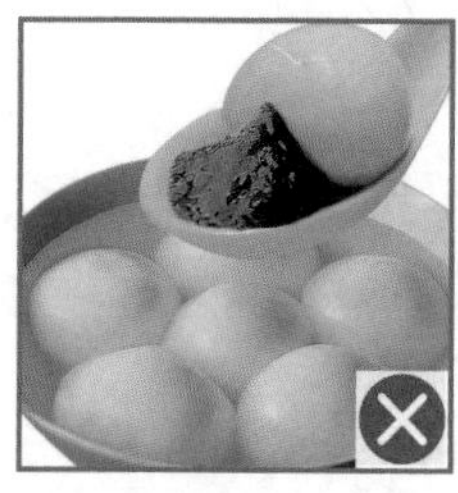

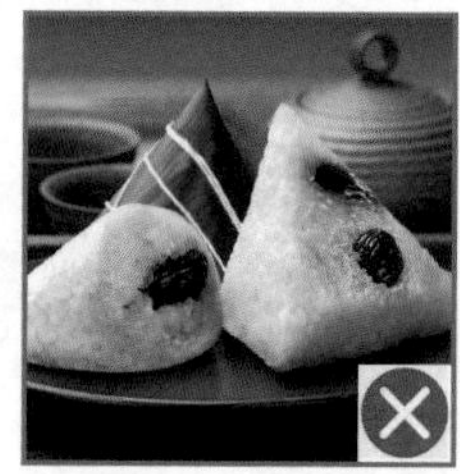

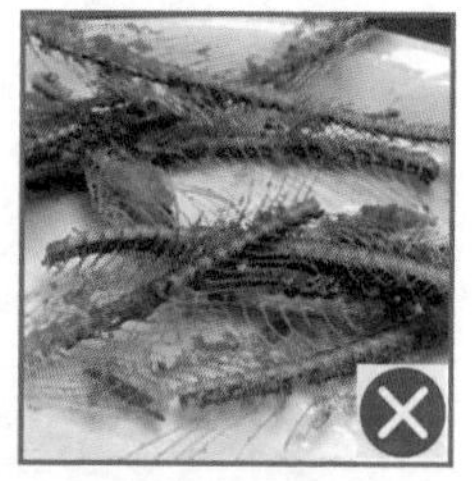

进食习惯：坐位或半坐位；
细嚼慢咽，少食多餐；
出现呛咳须停止进餐。

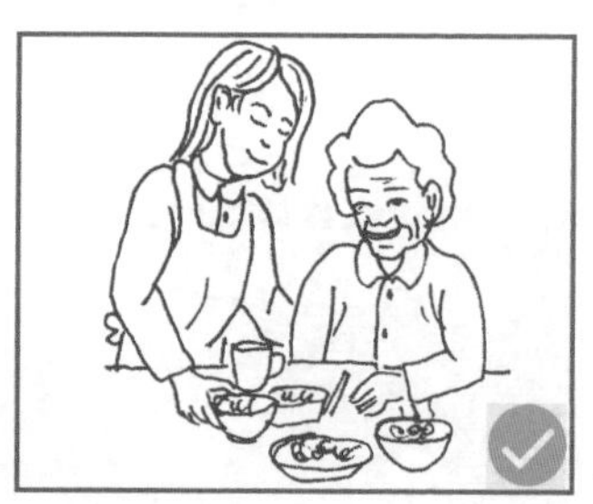

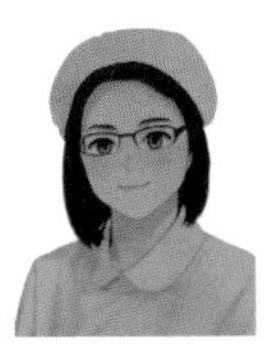

老年人吞咽功能训练操

肩部运动

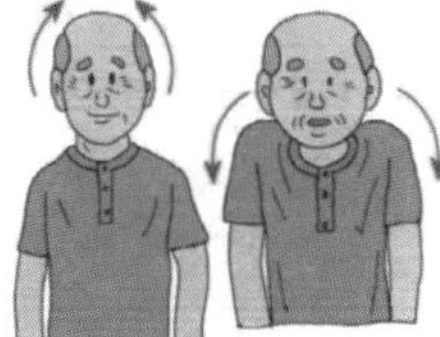

双肩耸起、放松

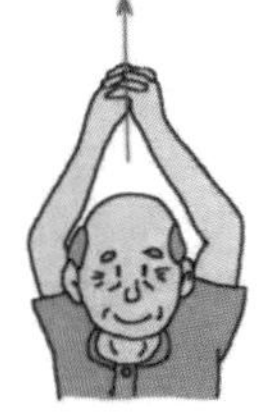

肩膀、手臂上下运动

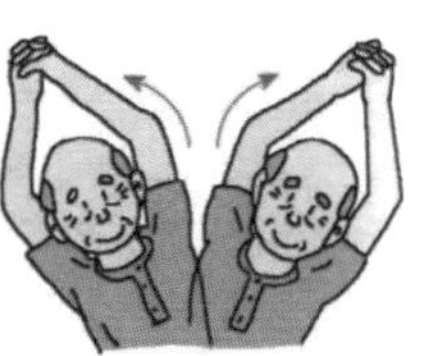

双手扣合，上下左右运动

舌头的运动

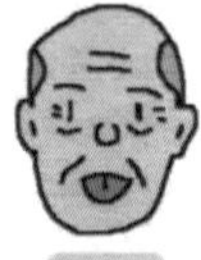

伸舌头

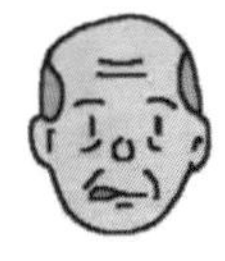

舌尖舔左、右口角

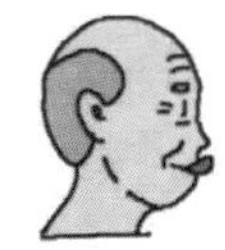

上下左右转动舌头

脸颊运动

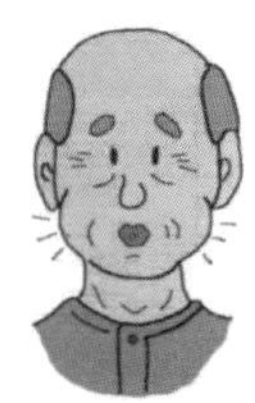

鼓腮、缩腮

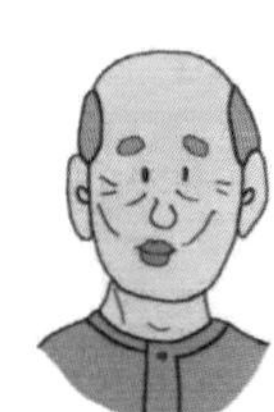

用力鼓、用力缩

发声运动

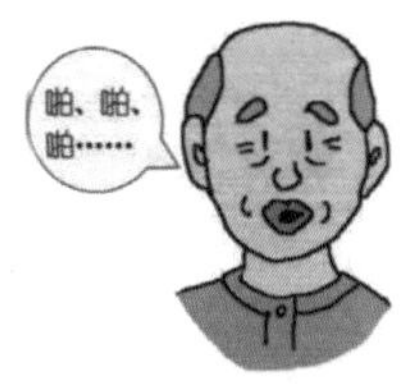

双唇紧闭发“啪啪啪”声

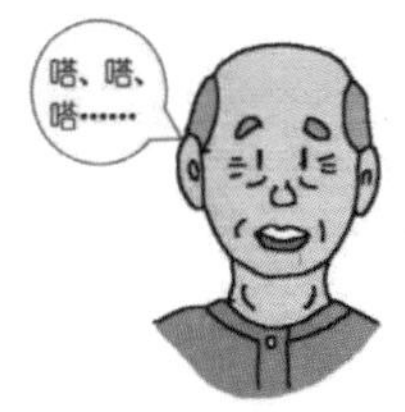

舌尖抵上腭用力发“嗒嗒嗒”声

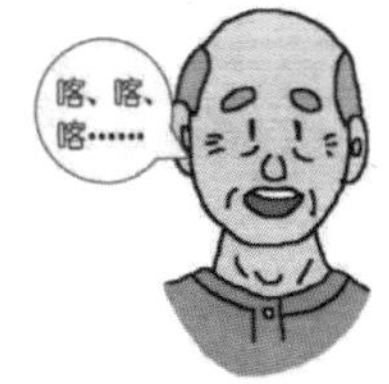

舌根抬起用力发“喀喀喀”声

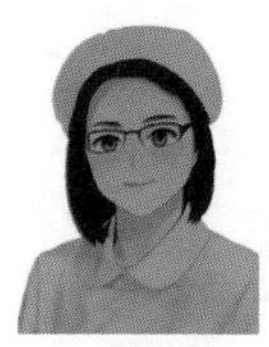
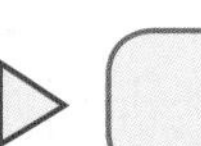

老年人走失预防

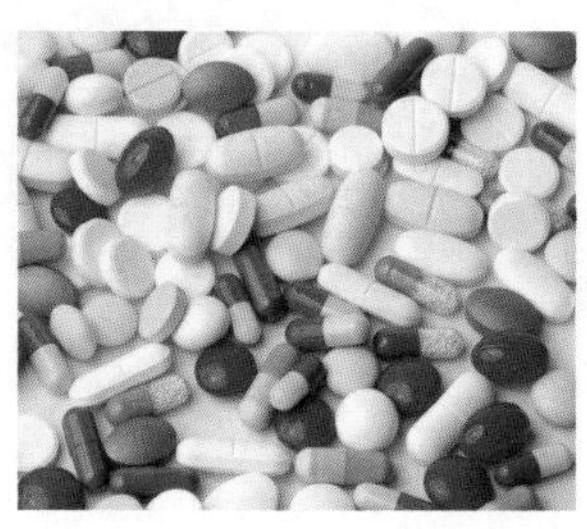

照护者知晓服用药物的方法和不良反应；按时服促智药，妥善保管药物。

鼓励老人做力所能及的家务；
积极参与社会交往和文娱活动；
规律的睡眠；
认知训练提高记忆力。

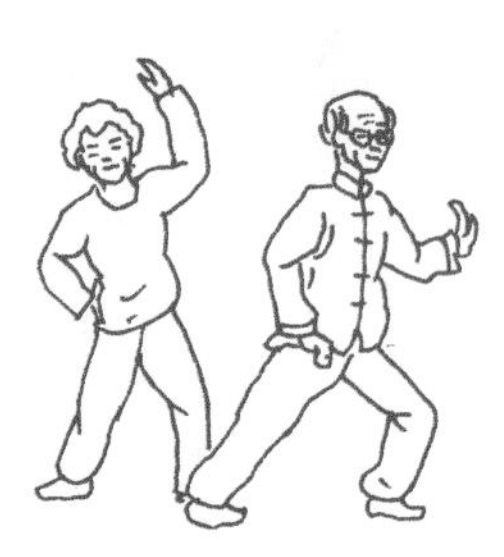

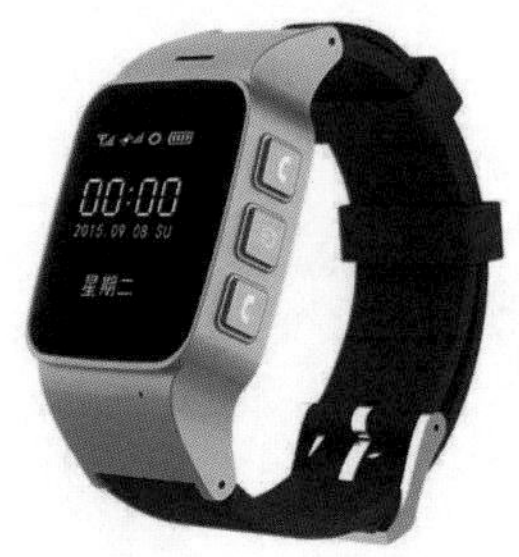

家属或陪护 24 小时陪伴；
佩戴个人信息卡或定位器。

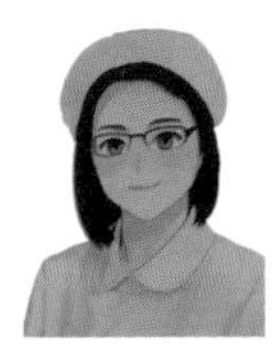

老年人药物误服预防

需要知晓服用药物的种类、剂量、用法；
需要了解药物的不良反应；
与医生沟通，尽量减少服药的种类和数量；
建议使用不同颜色的药盒，便于区分服药时间；
勿自行调整药物和用药剂量。

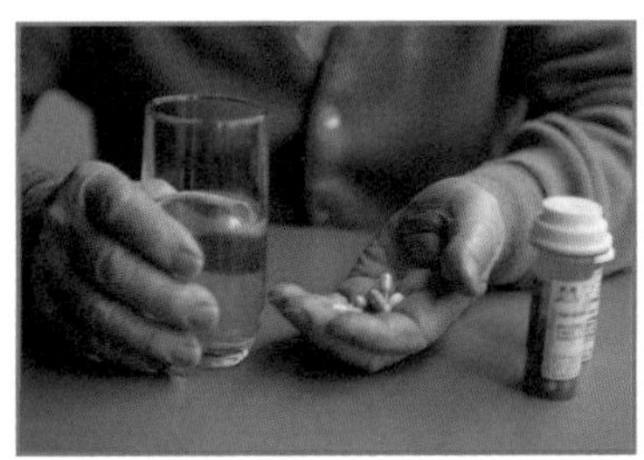

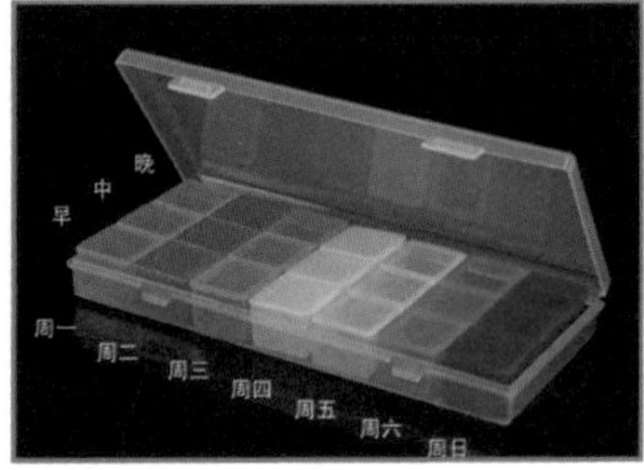

安全提醒：老人服药后出现头晕、头痛、心慌、恶心、呕吐等异常反应，须及时就医。

第九节　老年人权益保障

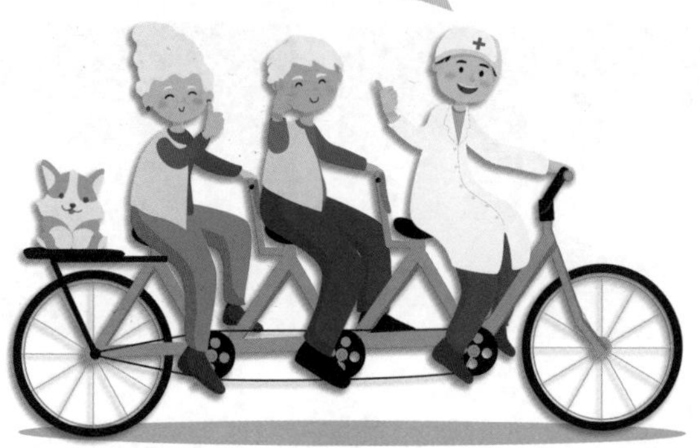

老年朋友们，您的权益保障不容忽视，敬老助老，让您安享幸福晚年！

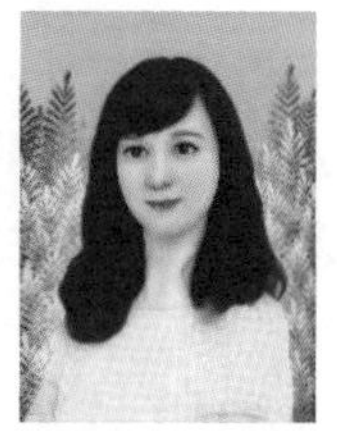

胡医生时间 

您知道吗?

2000 年中国老年人口达 8821 万，代表着中国的社会人口结构已老龄化。第七次全国人口普查显示大陆地区年龄 ≥ 60 岁的人口总量为 2.64 亿，占总人口数的 18.7%，其中年龄 ≥ 65 岁的人口数共计 1.9 亿，占总人口数的 13.50%。老年人增强了自身法律保护的意识，还会从各个层面提高生活质量与幸福满意度。

老年人有哪些权益保障呢?

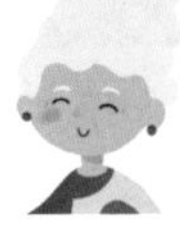

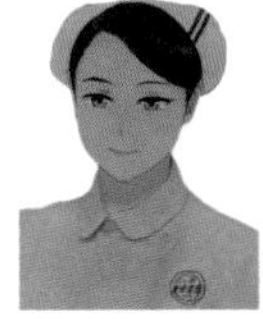

《中华人民共和国老年人权益保障法》

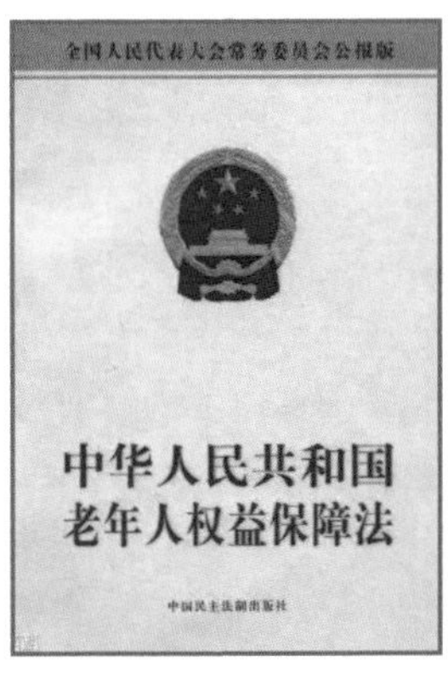

目录

积极应对人口老龄化，关系到国计民生、民族兴衰和国家的长治久安。老年人权益保障法作为一部构建和发展和谐稳定社会关系的重要法律，对保护老年人的合法权益发挥着重要作用。

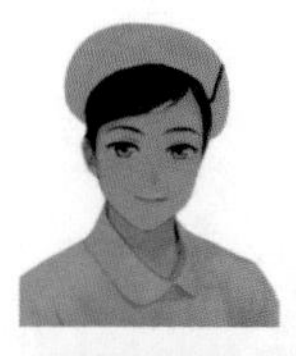

上海一网通办

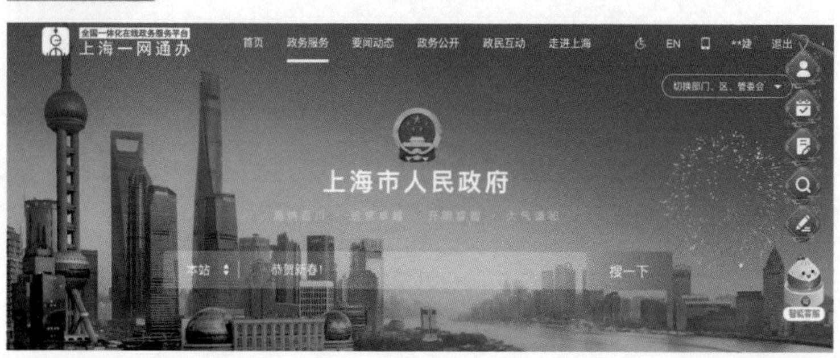

养老服务

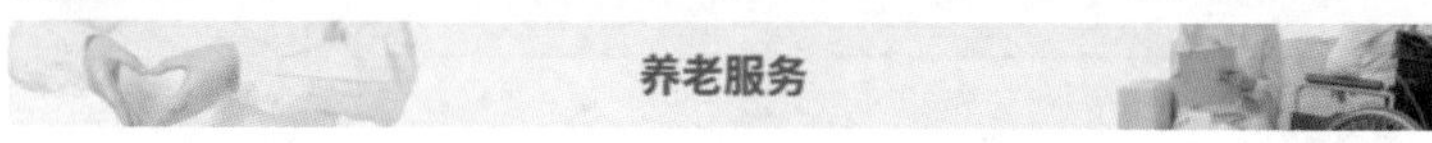

敬老卡服务 | 养老金服务 | 养老服务 | 机构查询 | 政策新闻

- 敬老卡申领
- 敬老卡发放
- 我的敬老卡信息查询
- 发放老年综合津贴
- 养老机构“以奖代补”申请
- 社区养老服务“以奖代补”申请
- 养老机构备案申请
- 老年照护统一需求评估申请
- 养老服务补贴申请
- 养老服务业企业登记申请
- 社会力量举办护理站申请
- 适老化改造申请（个人）
- 社区综合为老服务中心评估申请表（机构）

- 养老金查询
- 三金查询
- 参保人员城镇职工基本养老保险缴费情况
- 养老机构“以奖代补”申请
- 社区养老服务“以奖代补”申请
- 养老机构备案申请
- 老年照护统一需求评估申请
- 养老服务补贴申请
- 养老服务业企业登记申请
- 社会力量举办护理站申请
- 适老化改造申请（个人）
- 社区综合为老服务中心评估申请表（机构）

以上为一网通办部分养老服务节选，详细养老服务可登陆网址：http://zwdt.sh.gov.cn

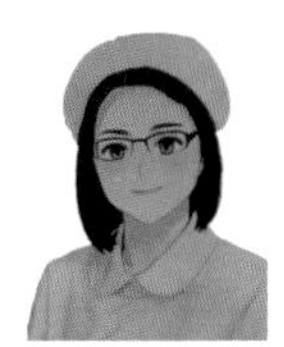

常见的老年相关权益保障

《上海市老年综合津贴发放管理办法》节选

一、发放对象和标准

具有本市户籍且年满 65 周岁的老年人，可以享受津贴。

二、津贴计算和发放

津贴发放采取按季度预拨的方式，津贴发放月为每季度的第一个月（即 1 月、4 月、7 月、10 月），津贴发放日为 15 日。通过上海市敬老卡发放。

三、申请发放程序

津贴以自愿申请为原则。符合申请条件的老年人，可提前一个月就近向街道（乡镇）社区事务受理服务中心提出享受津贴的申请，并申办上海市敬老卡。申请人应提供本人居民身份证及身份证复印件，填写《上海市敬老卡（老年综合津贴）申请登记表》。

由监护人或代理人办理申请手续的，应当提供申请人的居民身份证及身份证复印件、监护人或代理人的居民身份证及身份证复印件，代理人还应当提交委托书。

常见的老年相关权益保障

《上海市老年综合津贴发放管理办法》节选

一、适用对象

符合下列条件之一的人员，应当参加长期护理保险：

（一）参加本市职工基本医疗保险（以下简称“职工医保”）的人员。

（二）参加本市城乡居民基本医疗保险（以下简称“居民医保”）的60周岁及以上的人员。

二、评估认定

提出需求评估申请，由定点评估机构对其自理能力、疾病状况等进行综合评估后，确定不同的老年照护统一需求评估等级（以下简称“评估等级”）。

长期护理保险参保人员申请长期护理保险待遇发生的符合规定的评估费用，由长期护理保险基金支付80%。复核评估费用和终核评估费用的支付办法，由市医保局另行制定。

三、居家上门照护待遇

（一）评估等级为二至六级的参保人员，可以享受居家上门照护。试点阶段，每周上门服务的时间和频次为：评估等级为二级或三级的，每周上门服务3次；评估等级为四级的，每周上门服务5次；评估等级为五级或六级的，每周上门服务7次；每次上门服务时间为1小时。

（二）为体现鼓励居家养老的原则，对评估等级为五级或六级接受居家照护服务的参保人员，连续接受居家照护服务1个月以上6个月（含）以下的，由其自主选择，在规定的每周7小时服务时间的基础上，每月增加1小时的服务时间或获得40元现金补助；连续接受居家照护服务6个月以上的，由其自主选择，在规定的每周7小时服务时间的基础上，每月增加2小时的服务时间或获得80元现金补助。

常见的老年相关权益保障

《上海市老年综合津贴发放管理办法》节选

一、补贴对象

经老年照护统一需求评估后符合条件的本市户籍的下列老年人，根据其照护等级、困难状况等因素可以享受养老服务补贴：

（一）最低生活保障家庭成员；

（二）低收入困难家庭成员；

（三）分散供养的特困人员；

（四）市和区人民政府规定的其他经济困难或者特殊困难人员。

不属于前款规定，但年满80周岁，本人月收入低于上年度城镇企业月平均养老金，且符合一定照护等级要求的老年人，可以申请享受养老服务补贴。

二、补贴形式

养老服务补贴采用非现金的方式发放，由符合要求的养老服务机构等主体为补贴对象提供与补贴额度相当的养老服务。

三、补贴范围与项目

养老服务补贴可用于下列范围与项目：

（一）居家照护服务。通过上门、远程支持等方式，为老年人在其住所内提供生活起居、卫生护理、康复辅助、环境清洁、助餐、助浴、助行等生活照料服务以及紧急救援等其他支持性服务。

（二）社区照护服务。依托社区养老服务设施或者场所，为老年人提供的日间照料、短期托养、助餐、康复辅助器具租赁等服务。

（三）机构照护服务。养老机构为入住老年人提供的全日集中住宿和照料护理服务。

第十节 老年人社会支持

老年社会支持有哪些？

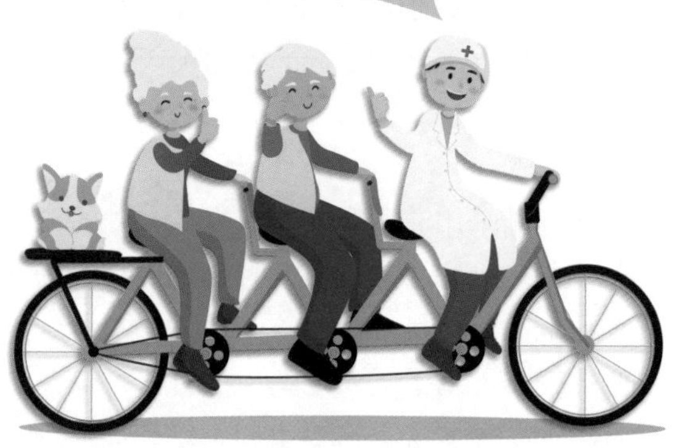

老年朋友们，良好的社会支持会让您晚年的生活质量明显提升！

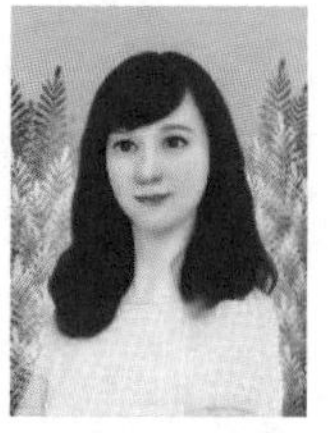

胡医生时间 

您知道吗?

老年人获得的社会支持程度与其幸福感、生活质量有明显的相关性。老年人获得的社会支持越多，幸福感及生活质量越高。老年人多参与学习、更新知识、开阔眼界、提高能力对自身的生活产生良性效应。随着老年人口的日益增长，积极营造适合老年人的环境，努力打造幸福养老设施，积极老龄化，健康老龄化，成为老龄工作者的共同追求。

老年人从哪里寻求社会支持呢?

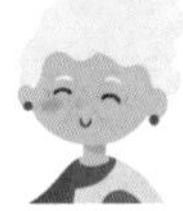

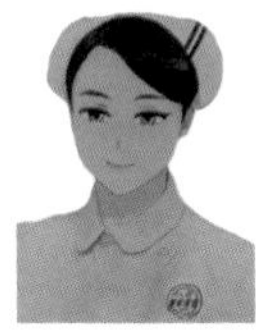

老年人良好的精神需求

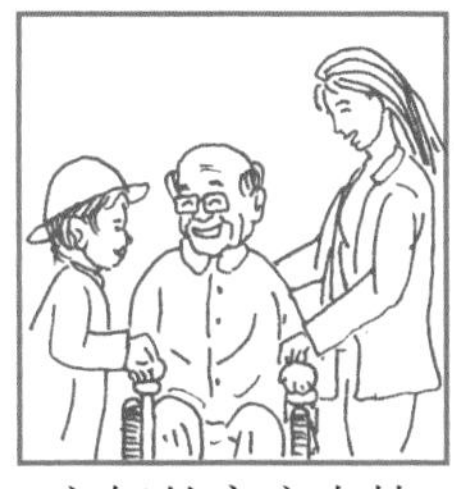

良好的家庭支持

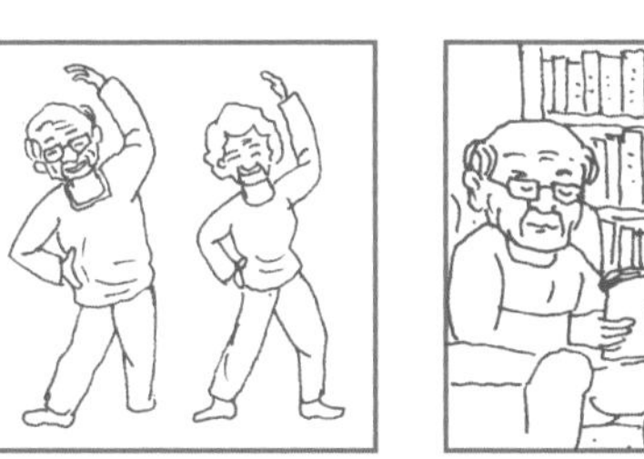

良好的娱乐、体育的精神　良好的求知欲

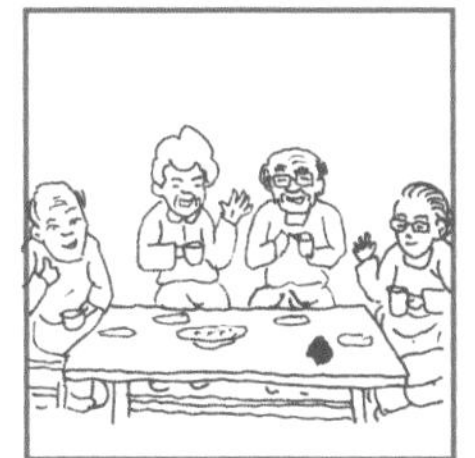

良好的人际交往能力

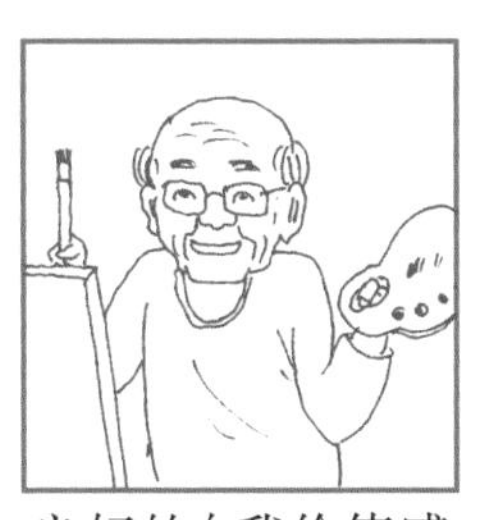

良好的自我价值感

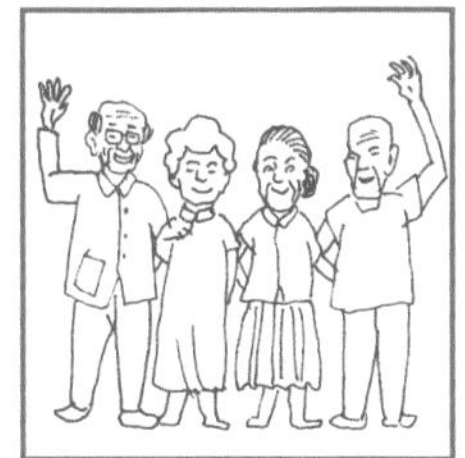

良好的心态

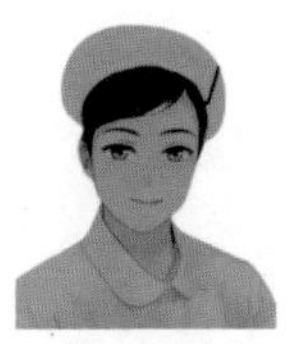

上海一网通办

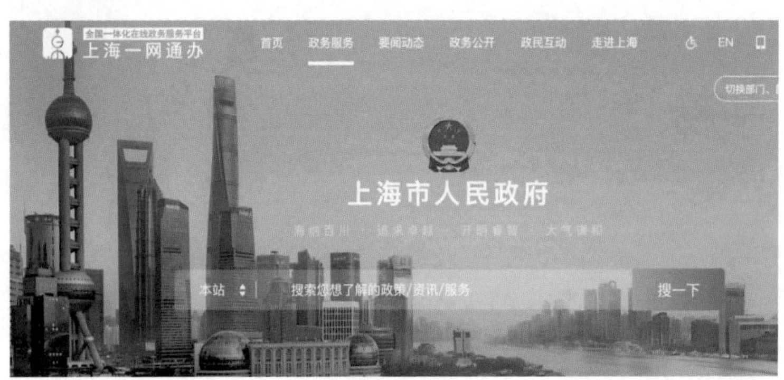

养老服务

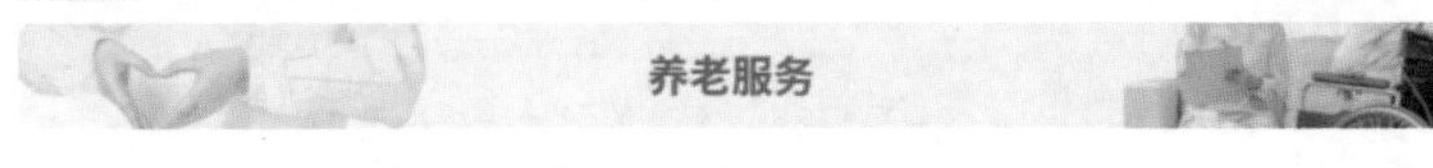

敬老卡服务 | 养老金服务 | **养老服务** | 机构查询 | 政策新闻

■养老机构“以奖代补”申请	2019-05-27
■社区养老服务“以奖代补”申请	2019-05-27
■养老机构备案申请	2019-04-12
■老年照护统一需求评估申请	2019-04-12
■养老服务补贴申请	2019-04-12
■社会力量举办护理站申请	2016-10-22
■适老化改造申请（个人）	2016-10-20
■社区综合为老服务中心评估申请表（机构）	

以上为一网通办部分养老服务节选，详细养老服务可登陆网址：http://zwdt.sh.gov.cn

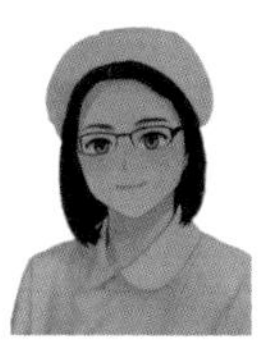

上海随申办 APP

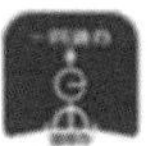

随申办市民云

上海市政府旗下政务服务

随申办

上海随申办政务小程序

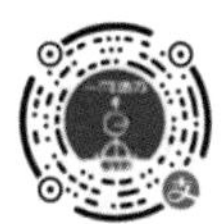

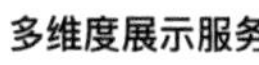

找服务不再迷茫

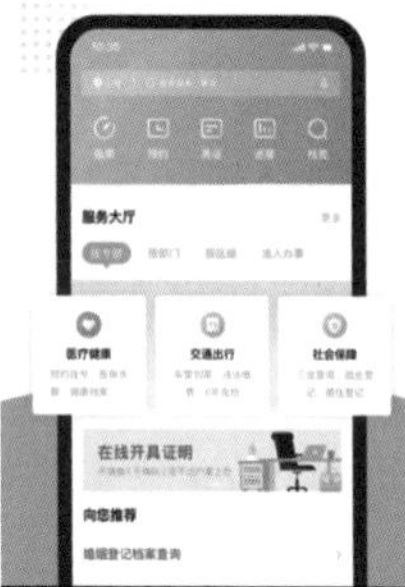

长者专版

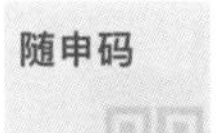

就医

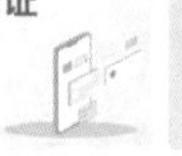

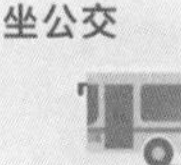

更多服务

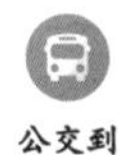

公交到站查询

老年教育

首页

个人中心

课程报名

报名记录

操作指南

积分兑换

招生简章

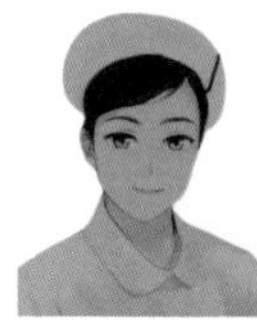

适老化改造公众号

让更多的老年家庭享受有保障、更专业、更便捷的适老化改造服务！

上海市居家环境适老化改造服务平台

政府统筹实施，一站式服务

让适老化改造不再困难

平台遵循“三个一”创建：

一套科学合理的适老化改造标准；

一套全面规范的适老化改造流程；

一个开放便捷的适老化改造信息系统。

为老年人提供有保障、有专业、更便捷的居家适老化改造服务。

平台的优势

精准评估，按需施策

充分考虑老年人的身体状态、生活习惯等，给予精准的改造建议。

精确设计，适老实用

专业的技术人员，给予适合、经济、实用的设计方案，切实解决老年人的问题。

精工改造，小花费大享受

专业团队进行改造，施工质量有保障，花小钱享受大提升。

精选供应，品质卓越

聚集知名品牌老龄产品，严选入库，用先进有品质的产品提升养老生活。

精细管理，周期短不折腾

简化流程，控制施工周期，尽量避免影响老年人的生活。

持续服务，省心又放心

平台将督促服务商提供售后服务，维修及时响应。

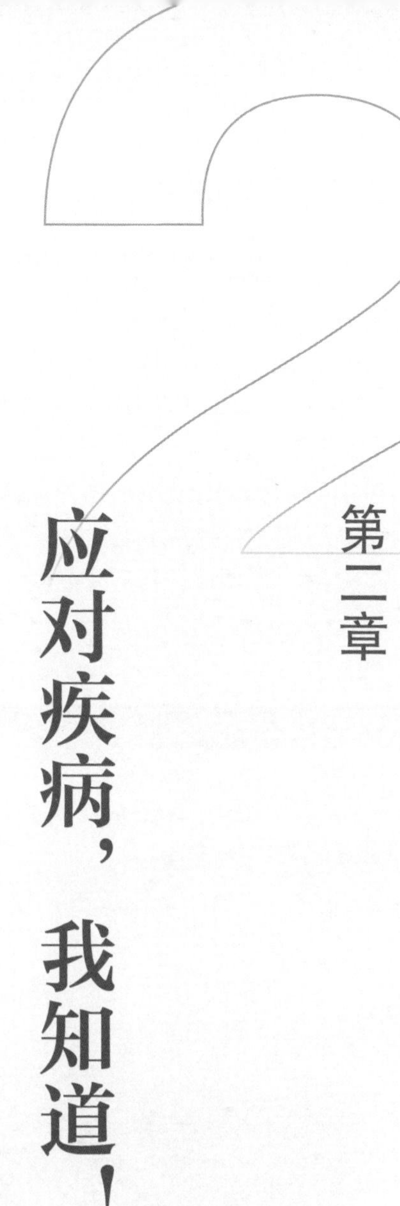

第二章

应对疾病，我知道！

第一节　高血压

故事一：李先生，45 岁，公司职员，173cm，85kg，半年前时常自觉头晕头胀，自测血压 150/98mmHg，就医后经医生判断确诊为高血压，服药半年后自觉血压稳定，血压控制在 140/80mmHg，自行停药后，出现头昏、恶心等不适，再次来仁济医院高血压门诊就诊。

分类	收缩压（mmHg）		舒张压（mmHg）
正常血压	＜ 130	和	＜ 85
正常高值血压	130~139	和 / 或	85~89
1 级高血压	140~159	和 / 或	90~99
2 级高血压	≥ 160	和 / 或	≥ 100

ISH 指南 : 基于诊室血压的高血压分类

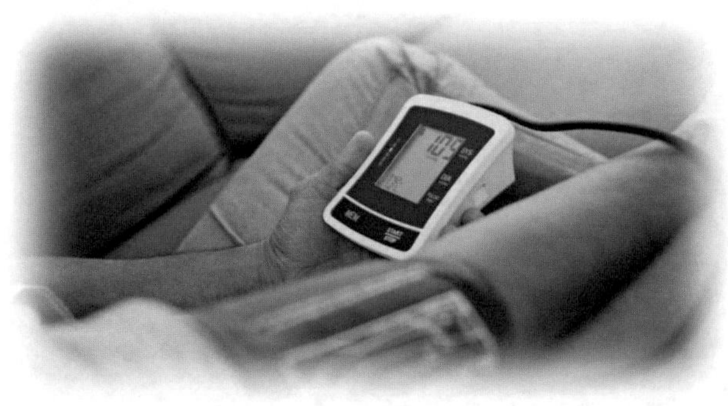

高血压有哪些危害?

高血压一般起病缓慢，疾病初期症状不易被发现，如全身细小动脉痉挛，偶有头晕、头痛、心悸、耳鸣等症状，若疾病未得到有效的控制，随着疾病的发展，细小动脉渐渐发生硬化。中等及大动脉出现内膜脂质沉积，形成粥样硬化斑块和血栓，最终导致靶器官受累。

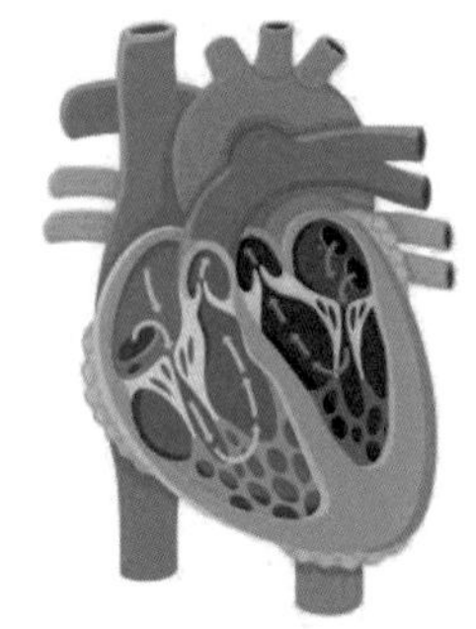

- 左心室肥厚、扩大
- 心衰
- 冠状动脉粥样硬化

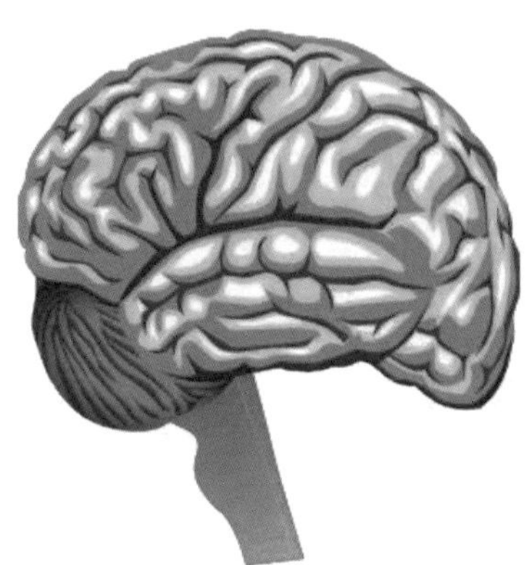

- 脑部微动脉瘤
- 脑出血 / 阻塞

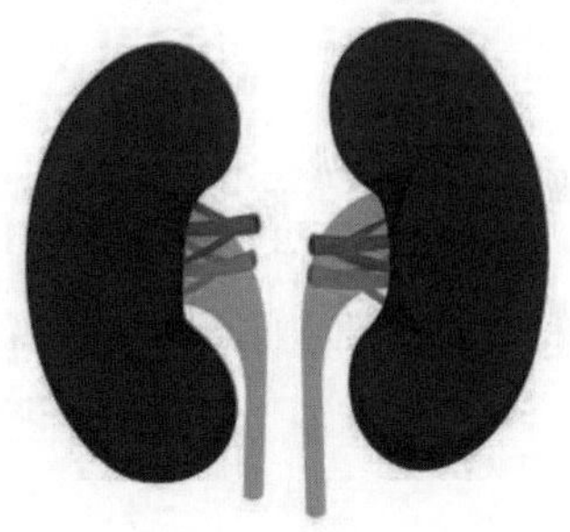

- 肾小球内囊压力过高
- 慢性肾衰
- 肾动脉硬化

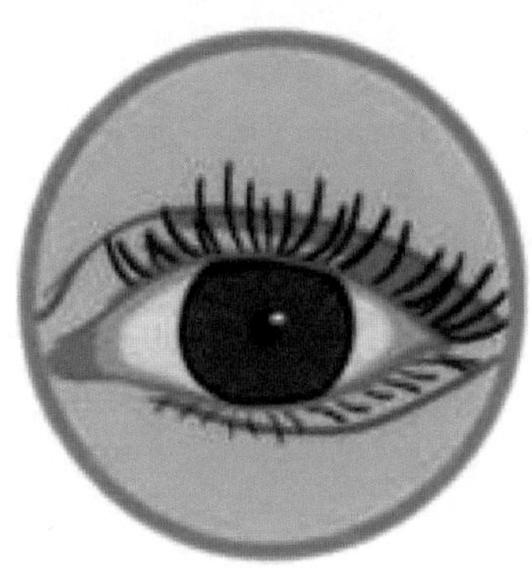

- 眼底出血
- 视网膜小动脉硬化

我家人都没有高血压，我也就是有点胖，为什么血压会这么高呢？

高血压是一种“生活方式疾病”，除遗传因素外，还有很多日常行为习惯也是高血压发生的危险因素。

高血压危险因素

危险因素	说明	图示
食盐过多 口味过重	易造成水钠潴留，引起血容量增加，进而心脏每搏输出量增加，导致血压升高。	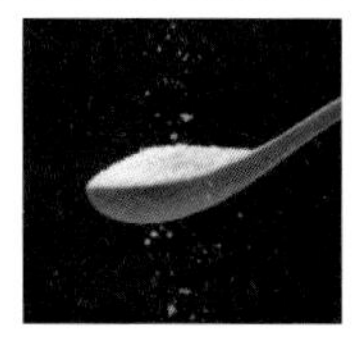
吸烟	尼古丁刺激心脏和肾上腺释放大量儿茶酚胺，使得心跳加速，血管收缩，血压增高。	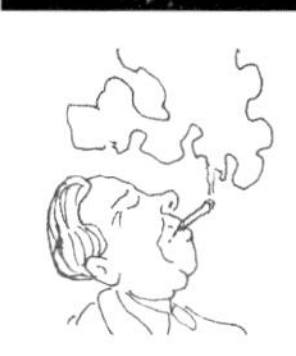
肥胖	体内储存过多脂肪，会使血脂升高，血流缓慢，增加血管壁压力，逐渐形成高血压。	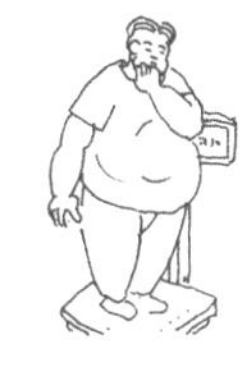
酗酒	刺激交感神经兴奋，心脏输出量增加，间接引起肾素血管紧张素释放，导致血压升高。	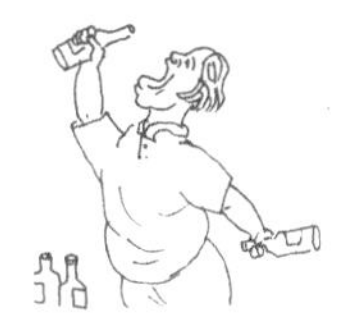
精神 压力大	精神紧张，交感神经兴奋，心率加快，血管收缩，导致血压升高	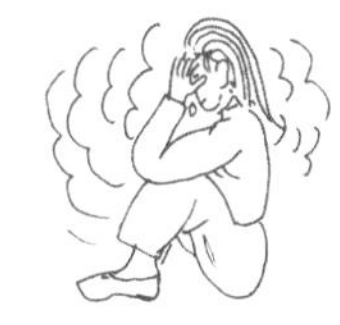
缺乏运动	脂肪堆积，导致血液流通不畅，引起高血压。	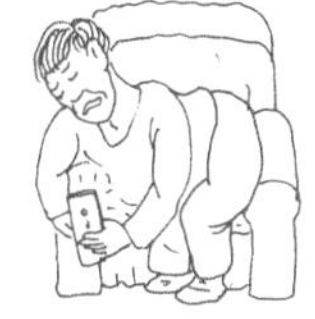
遗传	原发性高血压具有遗传特性。	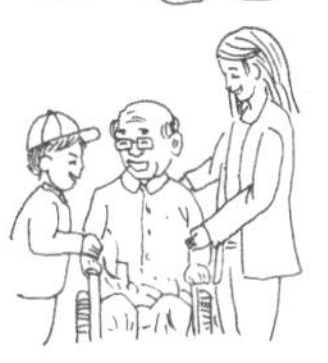

害怕会产生药物依赖，血压稳定的情况下可以停药吗？

擅自停药有可能导致血压突然反弹，因为突然停药后容易导致心率增快、血压突然升高，严重的还有可能诱发心绞痛、心肌梗死。目前临床上常用的降压药有以下五类：

（1）钙通道阻滞剂：如硝苯地平、氨氯地平、尼群地平等。

（2）血管紧张素转化酶抑制剂：如卡托普利、依那普利、苯那普利。

（3）血管紧张素受体拮抗剂：如氯沙坦、缬沙坦、坎地沙坦等。

（4）β 受体阻滞剂：如阿替洛尔、美托洛尔、拉贝洛尔等。

（5）利尿剂：如双氢氯噻嗪、阿米洛利、吲达帕胺、螺内酯等。

服用降压药请做好自我管理，注意以下事项：

（1）按医嘱服用，不可随意减量或停药，可在医生指导下根据病情予以调整，防止血压反跳。

（2）定期测量血压，每 1~2 周至少测量一次。

（3）老年人降压不能操之过急，血压应控制在 140~159mmHg 为宜，减少心脑血管并发症的发生。

（4）降压药无耐药性，请谨遵医嘱用药。

（5）老年人及服用去甲肾上腺素能神经末梢阻断药的患者需要防止体位性低血压的发生。

故事二：张女士，38 岁女性，教师（初三班班主任），确诊高血压 1 年余，平日络活喜 1 粒每日一次（qd）口服，不定时自测血压，血压时高时低，近两个月反复头晕、头痛、乏力，以为是工作压力大未引起重视，今晨突发呕吐、四肢麻木、言语不清，立即于仁济医院急诊科就诊，入院时血压 190/110mmHg。

我平时在家里也会测测血压的，一会高一会低，好像不太准，怎么回事呢？

高血压患者的家庭血压自测对于疾病的控制尤为重要，请学习以下几点：

● 首先，要选择合适的血压计。

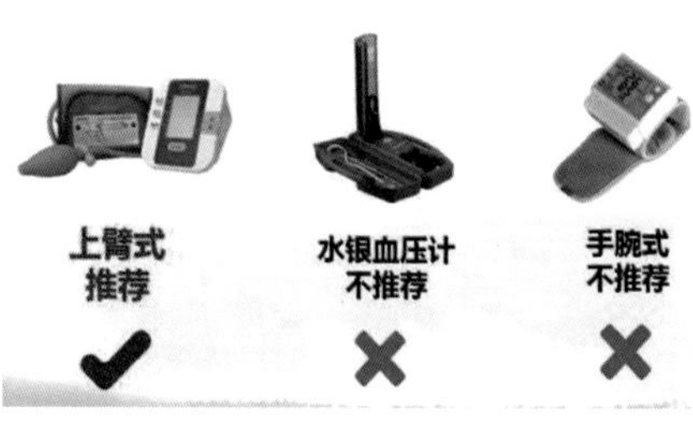

《中国血压测量指南》建议家庭自测血压采用国际标准认证的**上臂式电子血压计**。其操作简便、稳定性好、精确度高，可适用于患有动脉硬化的老年人群。

● 其次，学会家庭自测血压的方法。

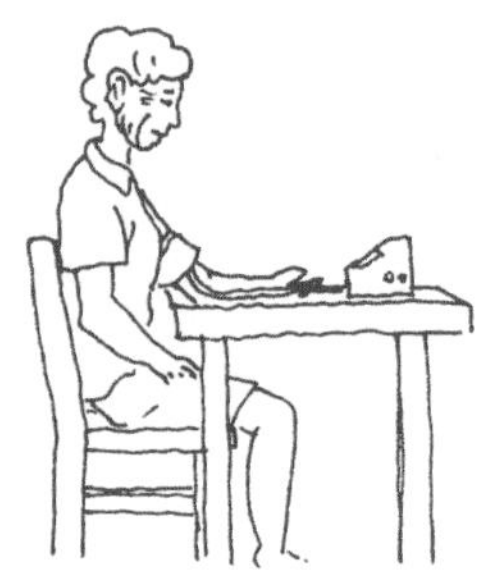

坐位安静至少5分钟后开始测量。测量坐位时的上臂血压，上臂应置于心脏水平。

（1）家庭测量血压前应禁止吸烟及饮咖啡，排空膀胱，至少休息 5 分钟再测量。

（2）被测量者取坐位，全身放松，最好坐靠背椅，双脚平放于地面。

（3）测量时尽量露出上臂，将袖带套在被测者的上臂，捆扎松紧适度，血压计袖带与心脏处于同一水平，袖带下缘在肘横纹上 2 ~ 3cm。

（4）测量时被测者不要说话及晃动身体，测量结束后，记录测量结果。内容包括：测量日期与时间、收缩压、舒张压与脉搏值等。

● 再者，了解家庭自测血压的频率及时间。

（1）初诊、血压未达标、血压不稳定的高血压患者：推荐连续自测血压 7 天，仅计算后 6 天的血压平均值，最少连续测量 3 天，计算后 2 天血压平均值；早 6:00~9:00，晚 18:00~21:00；每次测量 2~3 遍，取平均值，如两次相差 >5mmHg，再测一次。

（2）血压达标且稳定的高血压患者：每周测 1~2 天。每 3 个月重复初诊时的血压测量方法再测 7 天。

（3）调整药物或难治性高血压患者，可连续测量 2 周的血压。对易患高血压的高危人群，建议每 3~6 个月测量一次血压。

（4）如需了解 24 小时血压变化规律，可增加自测血压频率，如早晨起床后、上午、下午、晚上和就寝前，连续测量 2 ~ 4 周并记录，将计录结果提供给医生参考。

我怕药物有不良反应，不想吃药的话可以通过饮食和运动来治疗高血压吗？

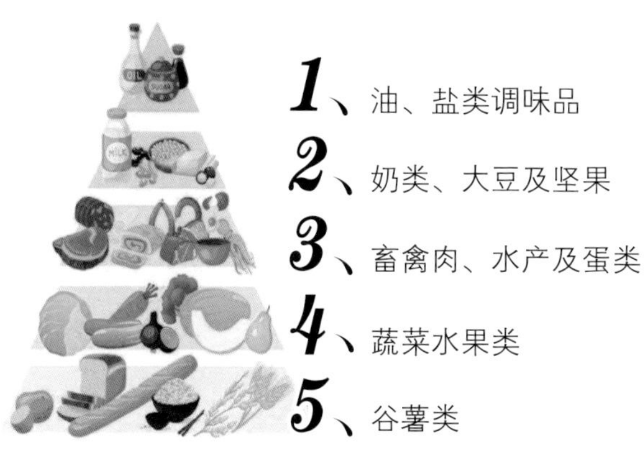

一般来说，高血压患者一旦确诊，最终治疗方法是根据自身的症状，在医生指导下，选择合适的一种或多种药物联合用药的原则，来平稳地控制血压。高血压是不能完全治愈的一种慢性疾病，可以通过服用药物的治疗方法以及通过饮食生活习惯的改变来进行改善。饮食方面需要注意以下几点：

（1）选择低盐、低脂、低胆固醇饮食，适量补充蛋白质，控制总热量摄入，采取粗细粮搭配，使食物多样化。

（2）成人每人每天烹调用油 25 ~ 30g；减少钠盐的摄入，每人每日食盐摄入量逐步降至 6 克以下，利用酸、甜、辣、麻等佐料调味，增加钾的摄入，建议烹饪时尽可能使用定量盐勺，以起到警示作用。

（3）多食新鲜蔬菜水果，选择牛奶、鸡、鱼、虾、大豆和坚果等富含钾钙镁等微量元素、优质蛋白和纤维素的食物。

（4）建议高血压患者不饮酒。如饮酒，则应少量并选择低度酒，避免饮用高度烈性酒；每日酒精摄入量男性不超过 25g，女性不超过 15g；白酒、葡萄酒、啤酒摄入量分别少于 50ml、100ml、300ml。同时建议吸烟的高血压患者彻底戒烟，以降低心血管疾病的风险。

平时工作很忙，只有碎片时间运动一下，不知道是否能达到效果？

推荐进行**有氧运动**，有氧运动是高血压患者最基本的健身方式，常见的运动形式有快走、慢跑、骑自行车、瑜伽、广播体操、有氧健身操、登山、爬楼梯。建议每周至少进行 3~5 次、每次 30 分钟以上中等强度的有氧运动。步行速度：每分钟 120 步左右，运动中的心率等于 170– 年龄，最好选择下午或傍晚进行锻炼，运动后以少量的出汗、不明显的气喘、心跳不明显加快为宜，运动后休息 15 分钟左右，血压接近或者比原来的水平更低是比较好的。若血压不稳定或超过 160/100mmHg，则应暂时停止中强度以上的运动，可以选择室外散步，以免发生意外。

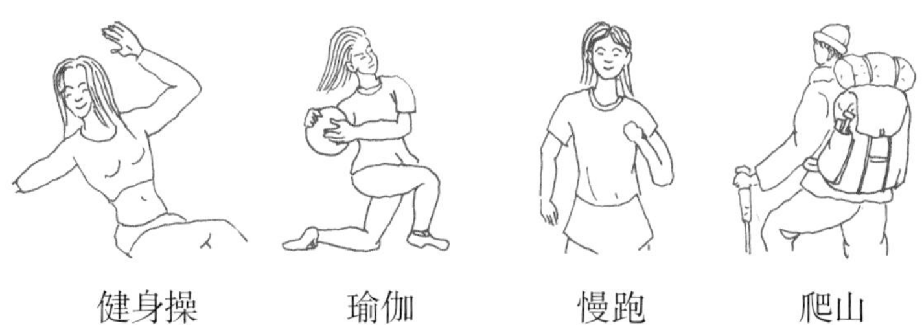

健身操　瑜伽　慢跑　爬山

第二节　糖尿病

故事一：65 岁的唐先生，体重 82kg，最近查出空腹血糖 6.8mmol/L，OGTT 试验示餐后 2h 血糖 7.6mmol/L，被诊断为糖尿病前期。他心里很疑惑：“平时也没有那个‘三多一少’的症状，就是空腹血糖高了点，但是餐后血糖是正常的，我怎么就是糖尿病了呢？平时我也不喜欢吃甜的呀。”为此，他特地来到门诊，进行综合评估。

糖尿病前期，一定会发生糖尿病吗？

不是的，糖尿病前期患者应通过饮食控制和运动来降低糖尿病的发生风险。糖尿病前期是介于糖尿病和正常血糖之间的一种状态，指空腹血糖和（或）葡萄糖耐量试验 2 小时血糖升高，但未达到糖尿病的诊断标准。空腹血糖受损和糖耐量减低统称为糖调节受损，也称糖尿病前期。

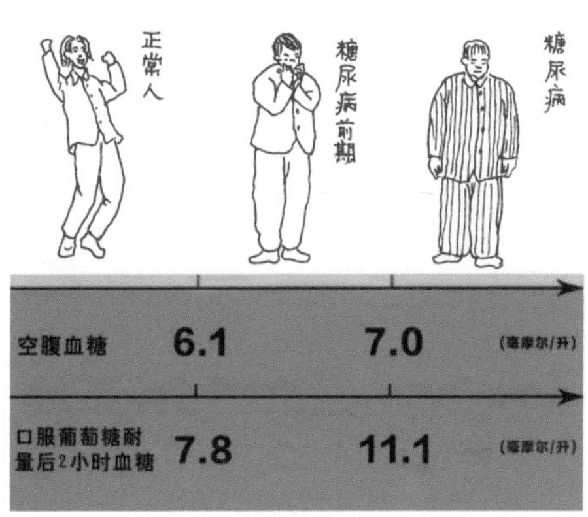

糖尿病前期患者应给予生活方式干预，以降低糖尿病的发生风险，并定期随访及给予社会心理支持，以确保患者的生活方式改变能够长期坚持。建议糖尿病前期患者应通过饮食控制和运动来降低糖尿病的发生风险，应做到：①超重或肥胖个体体重降低 7%；②每周至少进行 150 分钟中等强度的运动，如跑步、游泳；③饱和脂肪酸（主要来源于动物类脂肪）摄入占总脂肪酸摄入的 30% 以下，每人每天食用盐的总量不超过 5g。糖尿病前期患者还应定期检查血糖，同时密切关注其他心血管危险因素，如吸烟、高血压、血脂异常等，并给予适当的干预措施。

糖尿病都有“三多一少”的临床表现吗?

答案是否定的。典型的“三多一少”症状，是指多尿、烦渴多饮、多食、不明原因体重下降。特别要注意，糖尿病“三多一少”的典型症状只占少部分，将近 80% 的患者在临床上并不出现“三多一少”。同时，糖尿病患者还可表现为乏力、皮肤干燥瘙痒、视物模糊，肢体麻木、伤口不易愈合，牙龈发炎，泌尿系统感染，如尿频、尿急、尿痛等。

哪些人容易得糖尿病？

有糖尿病前期史，年龄≥ 40 岁，BMI ≥ 24kg/m^2 和（或）中心性肥胖（男性腰围≥ 90cm，女性腰围≥ 85cm），糖尿病家族史者，缺乏体力活动者，高血压或心血管病史，都是糖尿病的易患人群。对于糖尿病的高危人群，要主动定期筛查，切不可根据有无“三多一少”的症状来判断有无糖尿病。

糖尿病的诊断标准

诊断标准	静脉血浆或 HbA1c 水平
典型糖尿病症状	
+随机血糖	>11.1mmol/L
或+空腹血糖	>7.0mmol/L
或+ OGTT 2h 血糖	>11.1mmol/L
或+ HbA1c	>6.5%
无糖尿病典型症状者，需改日复查确认	

注：OGTT 为口服葡萄糖耐量试验；HbA1c 为糖化血红蛋白。典型糖尿病症状包括烦渴多饮、多尿、多食、不明原因体重下降。随机血糖指不考虑上次用餐时间，一天中任意时间的血糖，不能用来诊断空腹血糖受损或糖耐量减低。空腹状态指至少 8 小时没有补充热量。

得了糖尿病会影响寿命吗？糖尿病患者如何长寿？

其实糖尿病本身并不可怕，可怕的是它的并发症。如果血糖控制不好，就易引发并发症，对生活质量和寿命都有影响。糖尿病患者体内持续的高血糖与长期代谢紊乱等可导致全身组织器官，特别是眼、肾、心血管及神经系统的损害及功能障碍。

糖尿病的并发症

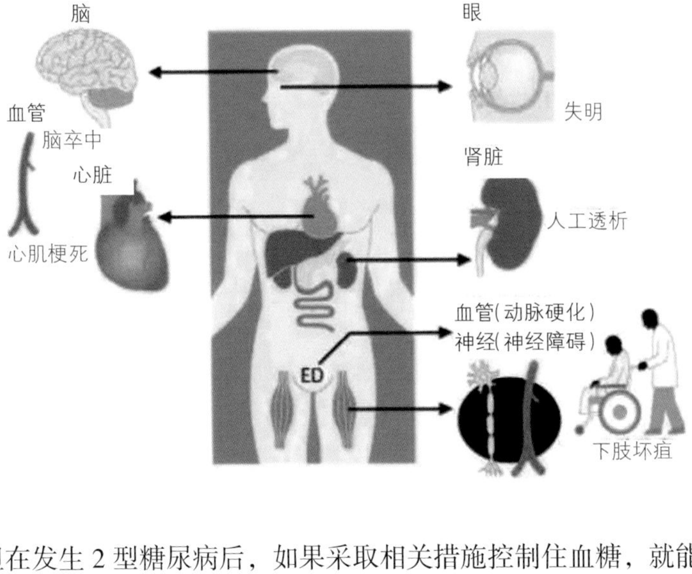

但在发生 2 型糖尿病后，如果采取相关措施控制住血糖，就能较好地避免身体其他器官受到影响，这样可能在二三十年后都不会发生并发症。

现代医学对糖尿病的认识已前进了一大步，糖尿病的治疗也更加规范化。糖尿病患者科学管理血糖，避免糖尿病并发症的发生和进展，完全可以达到与非糖尿病者相同的寿命。

故事二：患者唐女士，65 岁，确诊 2 型糖尿病 3 年，因反复心慌、头晕前来就诊。患者平时重视饮食控制，生活规律，坚持胰岛素注射。每 3 个月去医院复查糖化血红蛋白，未曾超过 7.0%。但患者在家从未做过自我血糖监测。在门诊，患者安装了动态血糖监测，发现唐女士的血糖如“过山车”，一天有数小时血糖低于 3.9mmol/L，餐后时段又高于 10.0mmol/L。

糖化血红蛋白正常，血糖就正常了吗？

这是一个误区。糖化血红蛋白 HbA1c 可有效反映糖尿病患者过去 2~3 个月内血糖控制的情况，不受某天血糖波动的影响，也不受运动或食物影响，即使在一天当中患者血糖忽高忽低，一段时间平均下来的 HbA1c 却可能正常。因而像唐女士这样 HbA1c 看似“达标”，但血糖波动大，实际控制不达标的患者大有人在。

HbA1c 在临床上作为评估长期血糖控制的“金标准”，也是临床决定是否需要调整治疗的重要依据。在治疗之初建议每 3 个月检测 1 次，达到治疗目标后每 6 个月检测 1 次。当然，日常监测血糖也非常重要，只有餐前血糖和餐后 2 小时血糖以及糖化血红蛋白检测结果都达标，才能说糖尿病患者的血糖控制真正达标了。

多长时间监测一次血糖为宜?

患者自我血糖监测 SMBG，在医生指导下，根据患者病情的实际需要来决定。

毛细血管血糖监测不同监测时间点的适用范围

监测时间点	适用范围
餐前	血糖水平很高或有低血糖风险时
餐后 2h	空腹血糖已获良好控制，但糖化血红蛋白仍不能达标者；需要了解饮食和运动对血糖影响者
睡前	注射胰岛素（特别是晚餐前注射）的患者
夜间	胰岛素治疗已接近达标，但空腹血糖仍高者；疑有夜间低血糖者
其他	出现低血糖症状时应及时监测血糖；剧烈运动前后宜监测血糖

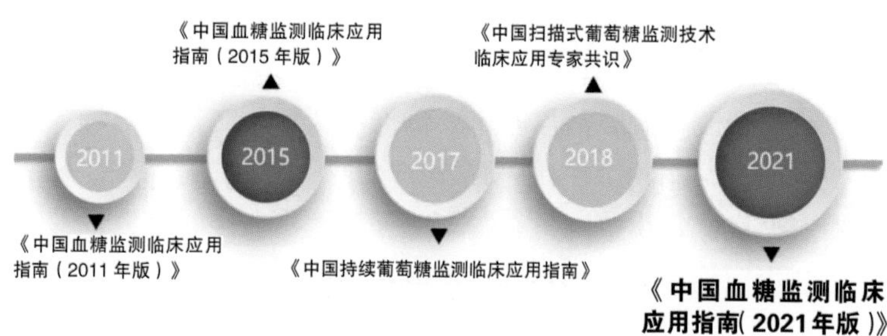

不同治疗方案人群毛细血管血糖监测的原则

不同治疗方案人群	监测原则
生活方式干预者	可根据需要有目的地通过血糖监测了解饮食控制和运动对血糖的影响，从而调整饮食和运动方案
使用口服降糖药者	可每周监测 2~4 次空腹血糖或餐后 2h 血糖
基础胰岛素治疗者	应监测空腹血糖
预混胰岛素治疗者	应监测空腹和晚餐前血糖
特殊人群	个体化的监测方案

近年来，糖尿病呈明显上升趋势，测指尖毛细血管血糖成了糖友们比较头痛的一个问题。动态葡萄糖监测可以很好地解决这一难题。2016 年，中国食品药品监督管理局批准上市的瞬感扫描式葡萄糖监测系统 FGM，可以提供长达两周的葡萄糖动态图谱，且可不通过从指尖血糖检测获得的数值来对持续葡萄糖监测的数据进行校正。

传感器正常启动后，可佩戴在身上 14 天。这 14 天期间，每 15 分钟可以自动捕捉一次葡萄糖数值。可以隔着衣服扫描，小巧方便，无须指尖采血。对于各种类型的糖尿病患者，尤其是血糖控制不稳定的、经常发生低血糖的、围术期使用胰岛素治疗的糖尿病尤为适用。能自动生成 24h 曲线和报告，方便医生迅速了解血糖变化。

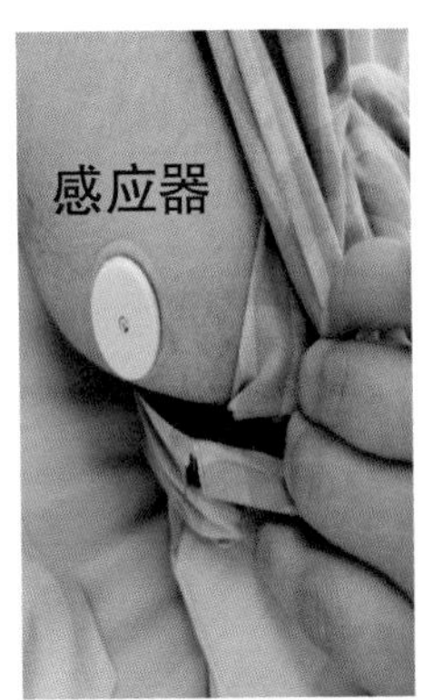

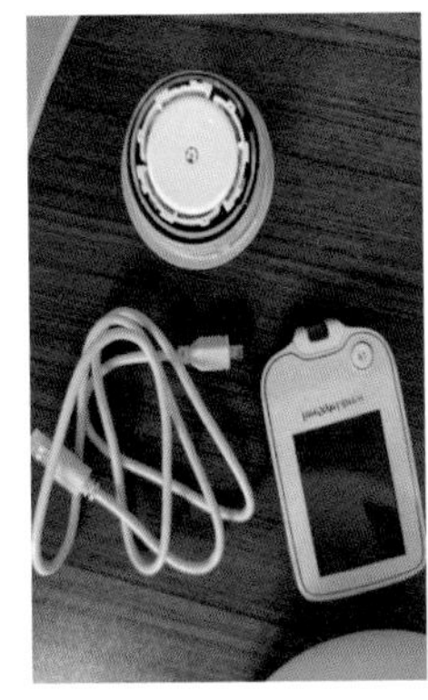

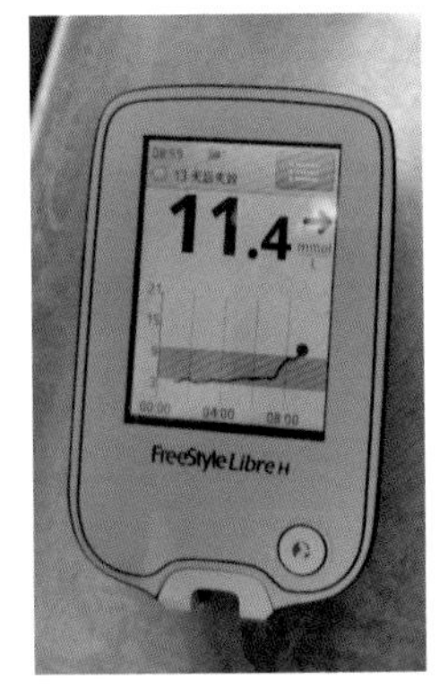

患者佩戴期间远离强磁场，不能进行 MRI、CT、X 线等检查。机场、火车站等安检过程均不会影响佩戴和使用。传感器具有防水功能，佩戴期间可以正常泡澡、淋浴、游泳和锻炼。但不能置于水下超过 1 米且在水中持续时间超过 30 分钟，否则传感器会失效。

第三节 高血脂

故事一：今年 65 岁，身高 1.68 米的周阿姨体重只有 52 千克。然而，在今年的体检中，她却被查出高血脂。“为什么我那么瘦，还会得高血脂呢？”这一诊断结果着实让其百思不得其解，周三下午特地来仁济东院综合评估门诊寻求帮助。

血脂异常本身并没有什么症状，容易被忽视。常规的健康体检是发现血脂异常的主要途径。

血脂化验单的主要项目为总胆固醇（TC）、甘油三酯（TG）、高密度脂蛋白胆固醇（HDL-C）和低密度脂蛋白胆固醇（LDL-C）。在临床上，更值得关注的是低密度脂蛋白胆固醇，因为这项指标与心脑血管病关系最为密切。

血脂高有哪些危害?

血脂是人体中的重要物质，但是含量不能超过一定的范围。如果血脂过多，容易在血管壁上沉积，逐渐形成小斑块。这些“斑块”增多、增大，逐渐堵塞血管，使血流变慢，严重时血流被中断。

这种情况如果发生在

- 心脏，则可能引起冠心病；
- 脑，则可能引起脑卒中；
- 眼底血管，则可能导致视力下降、失明；
- 肾脏，则可能引起肾动脉硬化，肾功能衰竭；
- 下肢，则可能出现肢体坏死、溃烂等；
- 还可诱发胆结石、胰腺炎、老年痴呆等疾病。

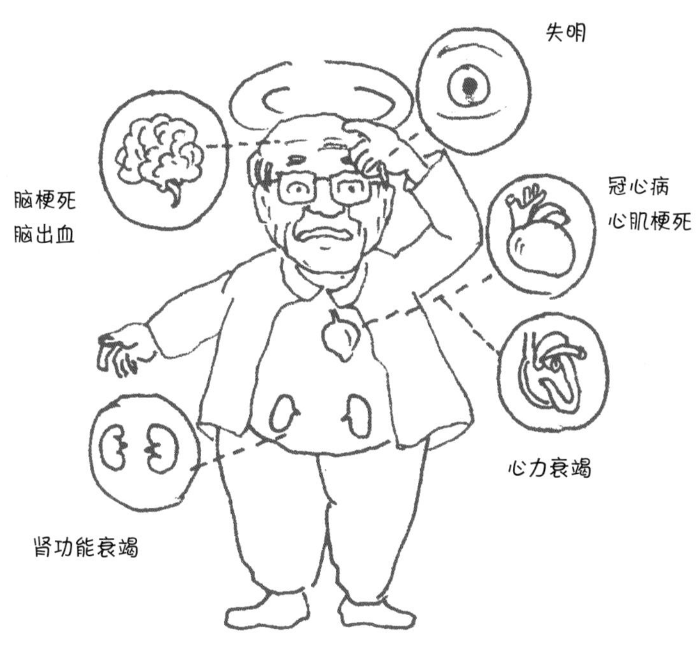

我血脂不高，为什么医生要让我服用降脂药？

对于不同情况的患者，血脂处理策略是不同的。

例如，所有冠心病或脑梗死患者无论其胆固醇是否增高，均应服用他汀类药物。

糖尿病患者低密度脂蛋白胆固醇超过 2.6mmol/L 也应该服用他汀类药物；糖尿病合并高血压的患者，只要低密度脂蛋白胆固醇超过 1.8mmol/L 就应用药。

已经在吃降脂药了，还需要控制饮食吗？

必须的。饮食控制永远是基础，多吃蔬菜、水果，少吃动物脂肪和反式脂肪酸，如猪油、黄油、膨化食品、烘焙面包、奶油糕点等。还有含糖饮料也要少吃。

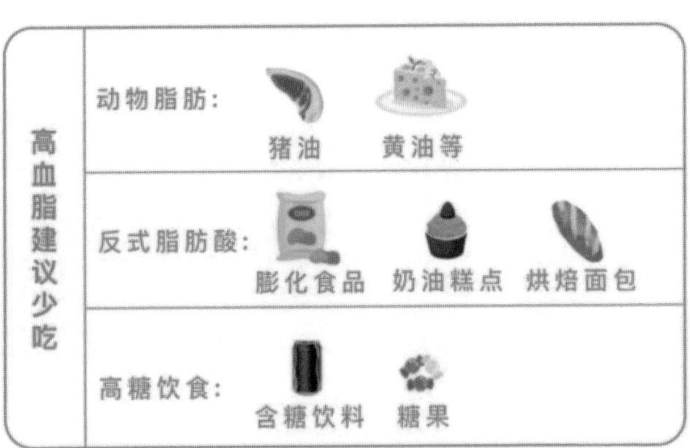

健康生活方式对血脂异常患者的治疗尤为重要，所有患者均应改变不良生活习惯。主要包括合理膳食、禁烟、限酒、减轻体重、坚持运动、保持心理健康。

血脂异常者食物种类及数量建议

食物类别	重量	选择品种	建设避免或减少摄入品种	食物交换份等值量
粮谷类	250g	米、面、杂粮、杂豆、红薯、玉米	油饼、油条、烧饼等加油制作的面食、炸薯片；植物奶油蛋糕、饼干、起酥等加油或加糖制作的点心	25g 粮食相当于：30g 面条、40g 馒头、50~75g 米饭、100g 红薯、土豆、芋头、山药、200g 鲜玉米
肉类	75g	瘦肉、海参、鱼、虾	动物内脏、鱼子、蟹黄、虾子、带皮部位的肉、肥肉、加工的熟肉制品（香肠、肉松、肉肠）、各种油油炸的肉食	50g 瘦肉相当于：80g 鱼、虾、排骨、90g 鸡腿
蛋类	50g	禽蛋	蛋黄（每周不超过 3 个）	50g 蛋类相当于：1 个蛋壳鸡蛋
乳类	250g	低脂或脱脂的牛奶、原味酸奶	全脂奶、奶酪、奶油	250g 牛奶相当于：40g 奶粉、25g 奶酪
大豆类	40g	各种大豆、非油炸豆制品	油炸豆制品	40g 大豆相当于：100g 豆制品、200g 豆腐、800g 豆浆
蔬菜	500g	新鲜蔬菜		
水果	200g	新鲜水果	加工果汁、含糖果汁饮料	
烹调油	25g	花生油、豆油、葵花籽油、玉米油、低芥酸菜籽油、橄榄油、茶油等	猪油牛油羊油奶油黄油、棕榈油、椰子油	
食盐	5g		咸菜、盐腌食品、各种酱料	
其他			白糖、红糖、糖果、冰淇淋、巧克力、含糖饮料	

注：①每日膳食总热量约 1700kcal；②重量为扣除皮、壳、核、骨头、刺等不可食用部分后的生重。

他汀类药物不良反应太多，吃进口保健品深海鱼油行不行？山楂有降脂功效，像这类的中药可以吃吗？

在防治血脂异常和心血管病方面，他汀类药物是疗效最为肯定的药物。虽然其说明书上罗列的不良反应很多，但只要在医生指导下合理用药，他汀类药物是很安全的药物。

虽然深海鱼油可能对血脂具有一定有益的影响，但只能用于辅助治疗，不能替代他汀类药物。

目前用作治疗的降血脂药物主要还是西药，中药的降血脂作用有限。作为预防保健，山楂等有一定的作用，但不可代替西药进行降脂治疗。

故事二：周阿姨，心脏支架手术后，服用阿托伐他汀 2 周后，感觉不舒服，来找医生："医生啊，我吃了药后没胃口，没力气，感觉自己精神都没了。这个药要吃多长时间啊？可以不吃吗？而且我听人家说啊，这个药吃了肝要坏掉的。"

他汀类药物必须长期服用吗？

大家最担心的他汀类药物伤及肝脏，其实这种概率非常低，绝大部分都不会发生。少数患者早期服用时会有转氨酶升高，但只要不超过 3 倍，大多数会恢复正常。但如果转氨酶一直较高，或肌肉酸痛，则要及时看医生。

胆固醇降到正常后也要继续坚持治疗，擅自停药会导致胆固醇再次升高。对于做过心脏支架手术的患者，放完支架后吃降脂药物，一是为了不让其他血管再堵塞，二是防止支架内再狭窄的发生。

★ 他汀类药物有哪些主要不良反应?

（1）肝功能异常：表现为食欲缺乏、上腹不适，实验室检查发现谷丙转氨酶（ALT）和谷草转氨酶（AST）升高。

（2）肌肉损害：肌痛、肌无力、乏力等肌肉症状，实验室检查发现肌酸激酶（CK）升高。

何时复查？复查哪些指标？

治疗 3 ~ 6 个月后复查血脂水平，达标者 6 个月至 1 年后复查，如持续达标，以后每年复查 1 次。

服用降脂药物治疗开始后 4 ~ 8 周复查血脂及转氨酶（AST、ALT）和肌酸激酶（CK），如能达到目标值且无药物不良反应，则每 6 ~ 12 个月复查 1 次。如治疗 3 ~ 6 个月复查血脂仍未达到目标值，则需要调整降脂药剂量、种类或联用其他调脂药物治疗，每当调整降脂药种类或剂量时，都应在治疗 6 周内复查。达到目标值后，每 6 ~ 12 个月复查 1 次血脂、肝酶和肌酶。

第四节　肌肉减少症(肌少症)

故事一：王阿姨今年 60 岁，她退休前是一名公务员，身体一直很健康，没有任何慢性病。可自从 5 年前离开工作岗位后，她觉得自己失去了生活的重心，体力一点点下降，总觉得很乏力，生活质量大不如前。自今年新冠疫情之后，她一直闷在家里，人没力气、没精神，一点儿家务活也不想干，晚上睡眠质量也不好，体重莫名其妙地就下降了 4 千克，难得出门一趟还走路不稳，摔了一跤。因为很担心自己的身体，她在家人的陪同下做了全套体检，结果肿瘤、内分泌代谢等指标都正常，从体检结论来看，王阿姨可以称得上是一位“健康”的老年人。王阿姨显然很不满意这个体检结论，她觉得自己肯定是有病的，于是带着体检报告来到了仁济医院老年医学科。

那么王阿姨到底有病吗？通过专业的综合评估流程，医生认为王阿姨患上了一种疾病——肌肉减少症（又称“肌少症”）。提起肌少症，目前人们对这个疾病普遍缺乏认识，关注也不够。下面我们就一起来了解一下“肌少症”吧。

为什么会引起肌少症呢？

肌肉质量和力量减少是人体老化的显著表现之一，这个过程不可避免，人体的肌肉量在 40 岁时会达到最高峰，如果不进行干预，肌肉量会逐渐减少，60 岁之后加速流失，70 岁时人体肌肉质量约下降 40%。

肌少症的病因可分为原发性、继发性：原发性肌少症主要与年龄相关，无其他具体的致病原因；继发性肌少症是指除老化以外，具有其他明显的致病原因。

疾病：炎症状态、骨关节炎、神经系统疾病
不活动：制动或卧床、身体残疾
营养：营养不良、药物相关肥胖
老化：年龄相关的肌肉减少

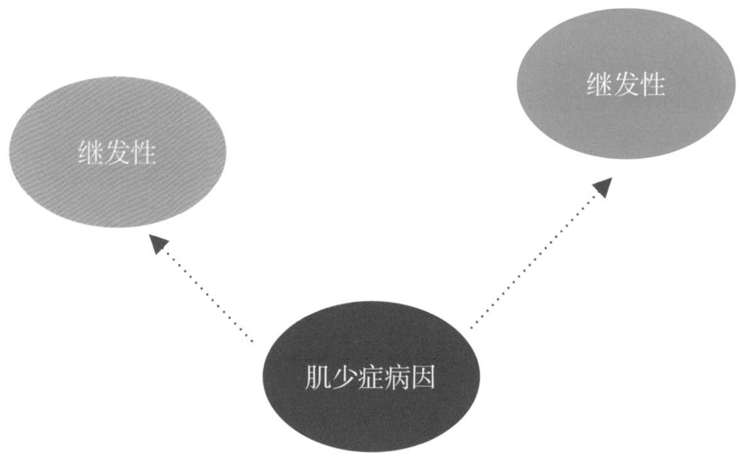

肌少症有哪些危害?

骨骼肌是人体最主要的运动器官、最大的蛋白质储存库以及重要的葡萄糖代谢器官。当骨骼肌减少时，自然会使这些功能受损，降低运动功能和日常生活能力，减弱机体抗病能力，引起内分泌代谢异常。而且，年龄相关的体成分（肌肉、脂肪、骨骼）的复杂变化可能会引起多种并发症，产生协同作用，对机体造成“双重或多重负担”。因此肌少症严重危害老年人健康及功能，导致临床不良事件增加，如跌倒、骨折、感染、再住院和死亡等，与老年人的生活质量密切相关。

研究数据显示：

- **肌肉减少** 10%：免疫功能降低，感染风险增加。
- **肌肉减少** 20%：肌肉无力、日常生活能力下降、跌倒风险增加、伤口愈合延迟。
- **肌肉减少** 30%：肌肉功能进一步严重下降而致残，生活需要照顾，患者会虚弱得不能独立坐起，伤口不能愈合，很易发生压疮和肺炎。
- **肌肉减少** 40%：死亡风险明显增加，比如死于肺炎。

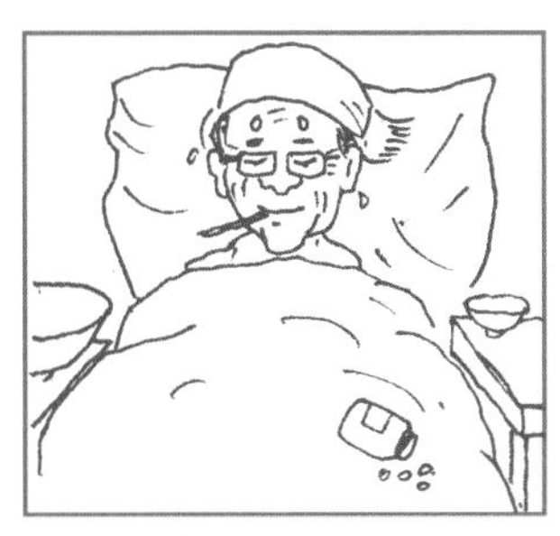

肌肉减少 10%
免疫力降低，反复感染

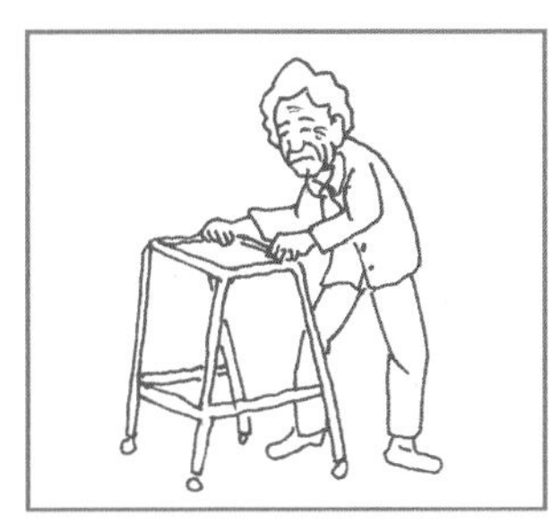

肌肉减少 20%
肌肉无力，易跌倒

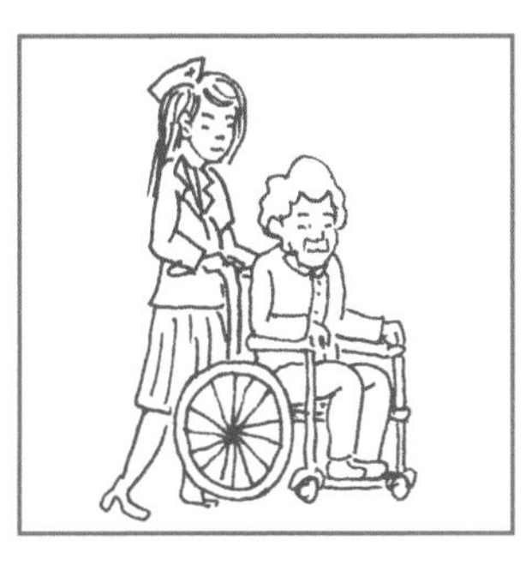

肌肉减少 30%
易致残，需他人照料

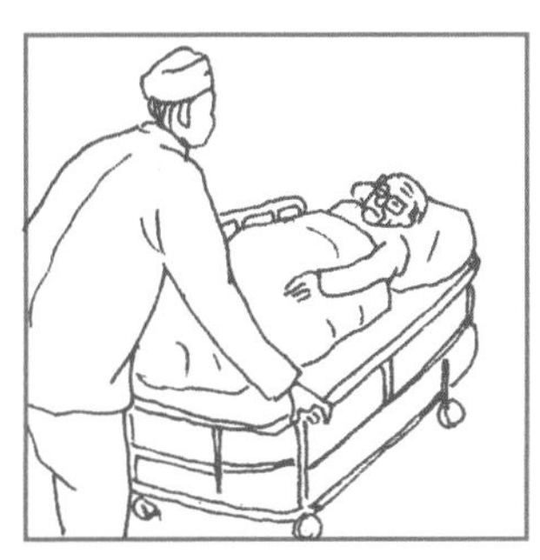

肌肉减少 40%
再住院，死亡风险增加

通俗地讲，得了肌少症的老年人，各项检验检查指标可能看着没问题，但实际上就像“纸糊的船”，一旦应激情况发生（比如感染、急性病、手术、外伤等），就会如同推倒第一张多米诺骨牌，身体轰然倒塌。

如何知道自己可能得了肌少症呢？

（1）用软尺测量双侧小腿的最大周径是判断肌少症最简单的方法，若男性 <34cm，女性 <33cm，患肌少症的风险较高。

（2）自我评测 SARCF 量表：

- 能否提起 5kg 的重物；
- 能否不用辅助工具行走且没有困难；
- 能否不借助上肢力量，从坐着的椅子上站起来；
- 能否爬一层楼或十级台阶；
- 在没有任何外力撞击的情况下，是否会不明原因的摔倒。

（3）您可以做一个简单的**"指环试验"**（替代测量小腿围的有效方法），来判断一下自己是否属于肌少症的危险人群。

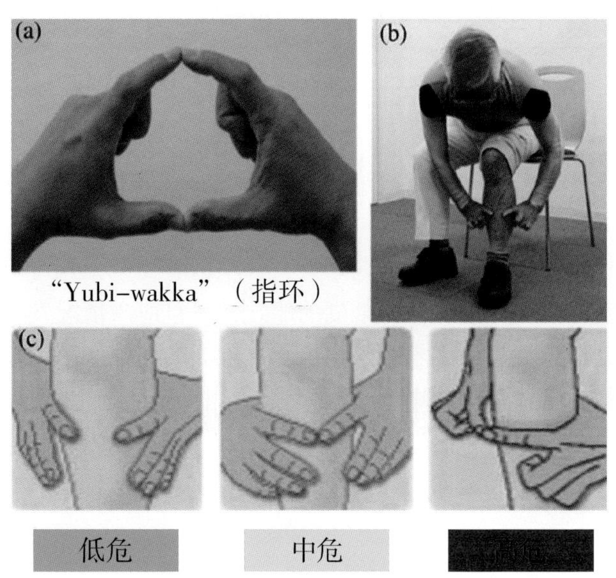

如果您在SARCF量表五条中符合四条及以上，或者"指环试验"为中、高危者，就需要去医院寻找专业医生帮助，进一步进行专业检查以确定是否患上肌少症。

确诊肌少症需要做哪些检查呢？

- 肌肉质量的评估：生物电阻抗测定 BIA，亚洲肌少症工作组建议诊断切点为男性 <7.0kg/ ㎡、女性 <5.7kg/ ㎡为肌量减少，电子计算机断层扫描（CT）、磁共振成像（MRI）等设备测量不同部位的肌肉质量。
- 肌肉力量的评估：最常采用的是简单易行的握力测定法，亚洲肌少症工作组建议诊断切点为男性 <28kg、女性 <18kg 为肌力减少。
- 肌肉功能的评估：目前常用的测定方法包括 6 米步行速度、简易体能状况量表 SPPB、5 次起坐测试等方法。

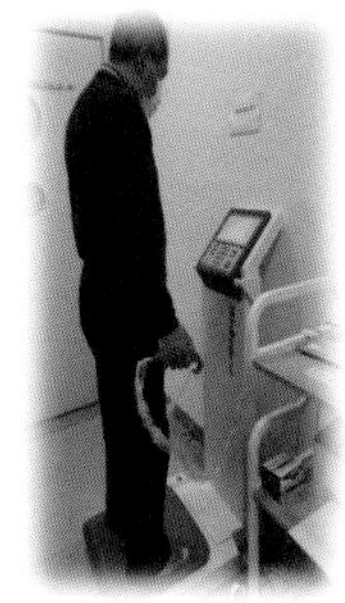
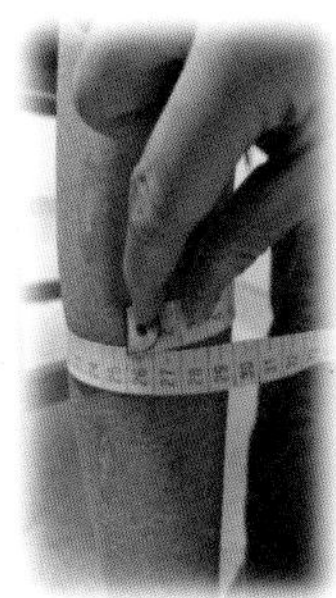
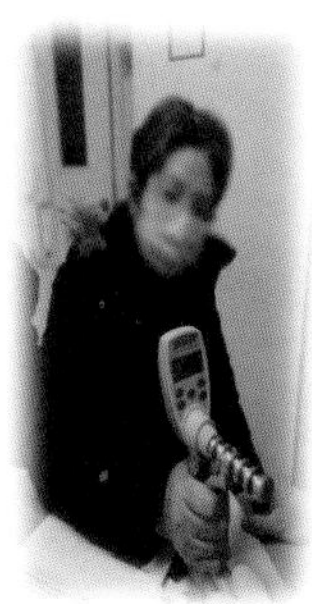
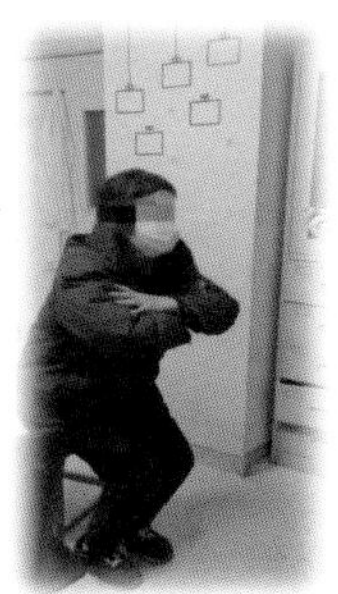

AWGS 2019 肌少症诊断临界值

临界值	男性	女性
握力	＜ 28.0kg	＜ 18.0kg
ASM（BIA）	＜ 7.0kg/m^2	＜ 5.7kg/m^2
ASM（DXA）	＜ 7.0kg/m^2	＜ 5.4kg/m^2
5 次起坐时间	≥ 12.0s	≥ 12.0s
6 米步行速度测试	≥ 1.0s	≥ 1.0s
SPPB	≤ 9min	≤ 9min

该评估表仅用于初步筛查，详细评估请至专业医师处就诊

确诊肌少症后有什么治疗方案呢？

肌少症属于老年综合征，大部分患者为老年人，除了年龄因素外，大多数有诱发因素及基础疾病，这些诱发因素（比如抑郁情绪）及基础疾病（如感染、肿瘤、骨质疏松、心衰、慢性肾病等）影响着肌少症的发生及进展。故在治疗上，除了进行生活方式的指导、营养干预、运动干预、药物治疗外，还要排查患者的诱发因素及潜在基础疾病，进行积极的干预治疗，此外，及时改善不良的心理及社会环境因素也是相当重要的。

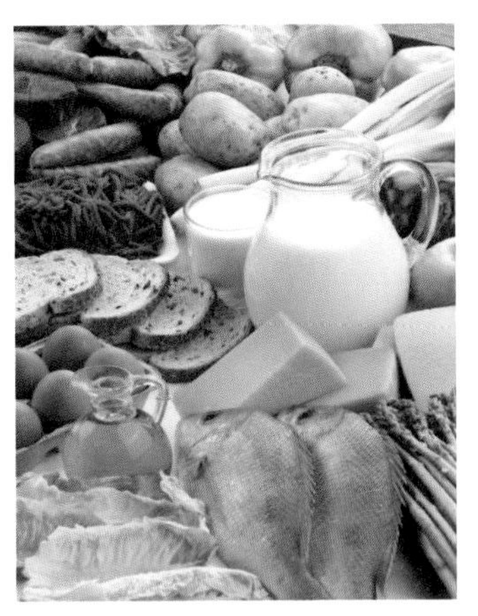

●**营养干预是基础：**补充足量优质蛋白质，如鸡蛋、牛奶、鱼肉、虾、鸡肉、鸭肉、瘦牛肉、瘦猪肉、大豆等；补充维生素D和钙，如芝麻酱、虾皮、奶酪、紫菜、黑木耳、海带等。存在营养不良或营养风险的肌少症患者在自由进食的同时，可进行口服营养补充（oral nutritional supplement，ONS）。

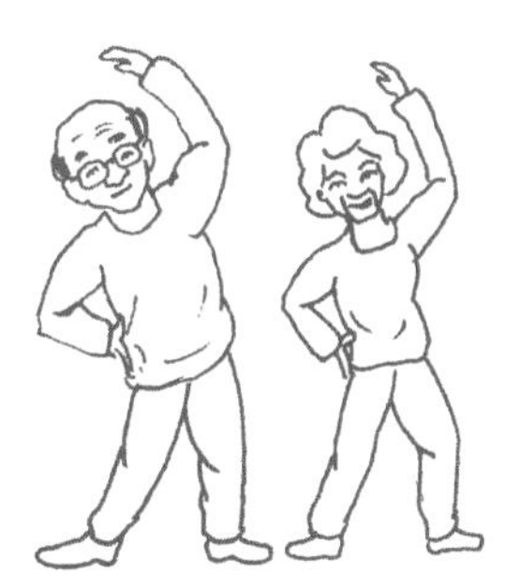

●**积极运动是关键：**以抗阻运动为基础的运动（如坐位抬腿、静力靠墙蹲、举哑铃、拉弹力带等）能有效改善肌肉力量和身体功能；每天进行累计40~60分钟的中－高强度运动（如快走、慢跑），其中抗阻运动20~30分钟，每周≥3天，对于肌少症患者需要更多的运动量；减少静坐/卧，增加日常身体活动量。

如何预防肌少症？

肌少症是增龄相关性疾病，随着年龄的增长，肌少症的发病率增高。人的肌量一般在 40 岁时达到峰值，之后逐年减少，50 岁以后每年肌量减少 1%~2%，80 岁以后肌量减少可达总量的一半。改善久坐不动的生活方式，合理的营养加上合理的运动方式（规律的有氧运动配合适当的抗阻运动）能有效延缓肌少症的发生。肌少症的危害极大，严重影响老年人的生活质量，增强预防肌少症的意识刻不容缓。预防措施始终贯穿于各个年龄阶段，因为好的饮食及运动习惯将有助于达到理想的肌肉峰值，同时延缓肌少症的发生。

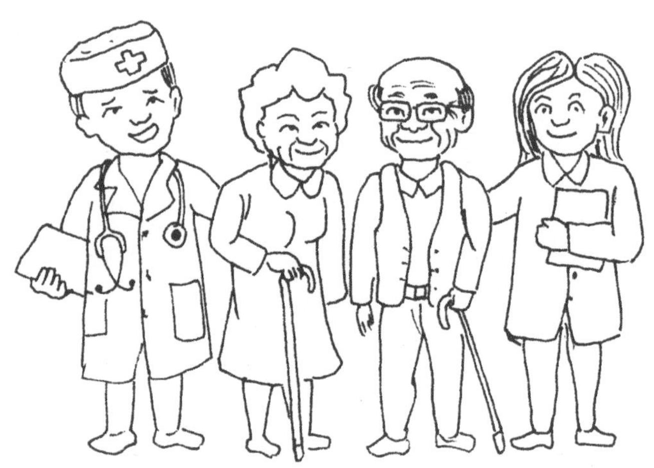

特别提示：
由于每个人的基础疾病及身体状况不同，营养处方的制定也各不相同。抗阻运动也需要根据患者的具体情况如伴随的疾病、心肺功能、骨关节情况等制定个性化的方案。因而建议您在专业医疗人员和康复师的指导下制定饮食及运动治疗方案。

肌少症专病门诊能为您做什么？

仁济医院老年医学科拥有临床经验丰富的肌少症诊疗团队，专业的老年综合评估团队，以及先进、齐全的诊疗设备。我们竭诚为您提供以下医疗服务：
（1）按照标准化流程明确“肌少症”诊断，并评价疾病严重程度。
（2）筛查肌少症的病因。
（3）全面评估肌少症相关的并发症。
（4）制定个体化的治疗处方，以患者为中心，全程专业化个案管理和长期随访。

挂号信息：东部院区（浦东新区浦建路 160 号），每周二上午，门诊四楼 4 诊区 2 诊室。

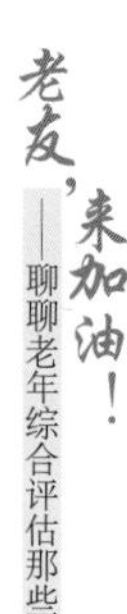

第五节　老年共病

故事一：时常听到一些老年患者在候诊室时聊天道，“上了年纪浑身都是病，每次去医院看病都要挂好几个号……高血压看心内科、糖尿病看内分泌科、关节疼要看骨科、头晕去看神经科……每次都会配好几种药，这一把药吃下去也不知道会不会起反应？”
您是否也有这样的困扰呢？

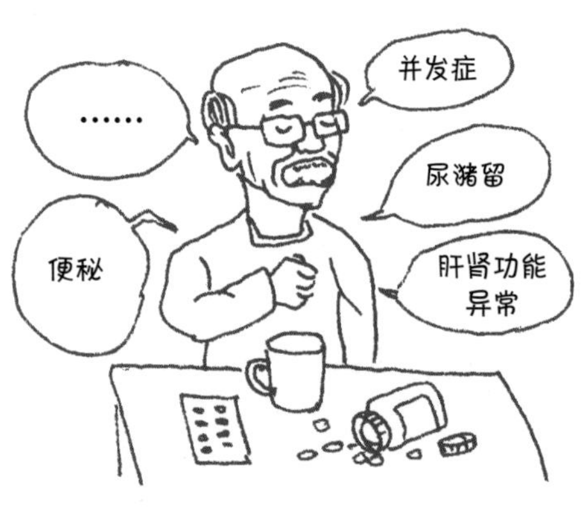

当您同时患有 2 种或 2 种以上疾病，可以表现为 2 个或 2 个以上的躯体疾病共存，或是躯体 – 精神心理疾病共存和精神、心理疾病叠加，或是躯体疾病 – 老年综合征共存，这就是共病（multimorbidity）。

老年共病有哪些危害?

（1）机体的生理功能、维持稳态能力下降。

（2）易造成多重感染、多脏器功能衰竭甚至死亡。

（3）老年共病患者常发生多重用药（指用药数量多于5种）。

（4）生理因素：视力障碍、听力障碍、认知损害、睡眠障碍和便秘。

（5）心理因素：所患疾病种类增加，老年共病患者多个系统受累，还伴随身体虚弱、紧张、疲惫、失眠、焦虑、抑郁甚至是精神障碍等负性情绪。

（6）社会因素：家庭医疗照护负担增加，医疗负担增加，医疗费用增加。

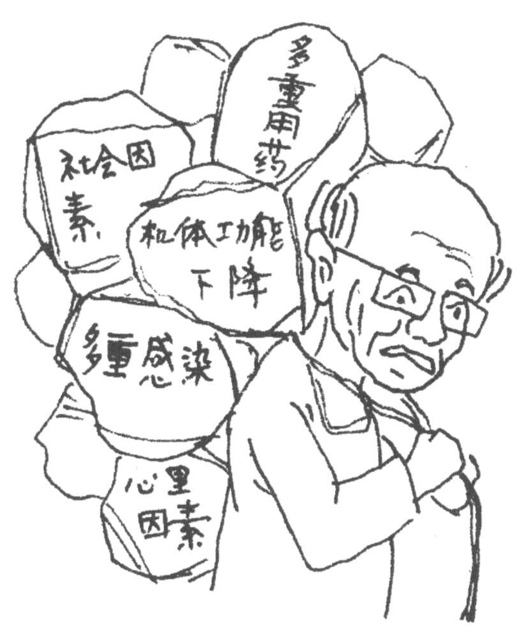

最常见的共病种类有哪些？

据统计，美国和德国近 2/3 的老年人存在共病，澳大利亚 75 岁以上老年人约 3/4 存在共病。我国也不乐观，北京和上海的社区老年人有两种及以上慢病的已超过 70%。

共病种类：高血压、糖尿病、血脂异常、恶性肿瘤、慢性肺部疾病、肝脏疾病、心肌病、卒中、肾脏疾病、胃部疾病或消化系统疾病、情感及精神问题、与记忆相关的疾病、关节炎或风湿病及哮喘等。

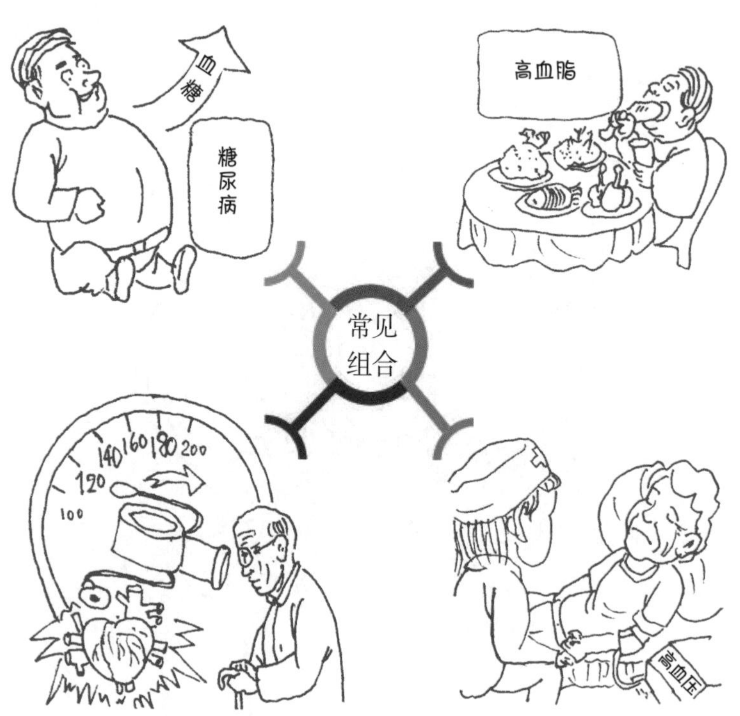

我是一名老年共病患者，平时服用多种药物，会有哪些危害呢？

研究表明，2 种药物联合使用，其相互作用发生的风险为 6%；5 种药物联合使用，其相互作用发生的风险为 50%；同时接受 6 种以上药物者，其药物不良反应发生率可达 60%；8 种以上药物联用，不良反应发生的风险为 100%。

多重用药易导致老年人衰弱、跌倒、骨折、认知障碍、谵妄及再入院等不良健康结局，影响患者生活质量，增加医疗资源投入。甚至是药物过敏、肝肾功能损害、药物不良反应增加、影响进食、药物之间相互作用等。这都构成了老年共病患者多重用药的挑战。

服用药物多于 5 种，某些药物可以停用吗？

确定基础治疗药物，未经医生建议不应私自停用，尤其是替代功能的药物（如左旋甲状腺素）和防止症状与功能快速下降的一些药物（如治疗帕金森病的药物）。

故事二：李阿姨，65 岁，2 型糖尿病 8 年余，平日早晚口服二甲双胍 1 粒，近 1 月血糖控制不佳，自测空腹血糖 9~10mmol/L，有高血压史，遂就诊于仁济医院胡耀敏专家门诊。通过生活方式干预、饮食调整、运动指导，同时在降糖方案上将二甲双胍片改为西格列汀二甲双胍片，血糖得到明显控制，3 个月后复查 HbA1c 降至 6.8%。

可以直接选择复合制剂药物吗？

答案是否定的。捷诺达是西格列汀二甲双胍片的复合制剂。复合制剂由两种或两种以上活性化合物以固定剂量比例组成。

复合制剂具有较多优点：改善服用药品依从性，减少不良反应，提高药物疗效，降低用药费用等。

缺点：不符合个体化治疗理念、不利于调整药物剂量等。

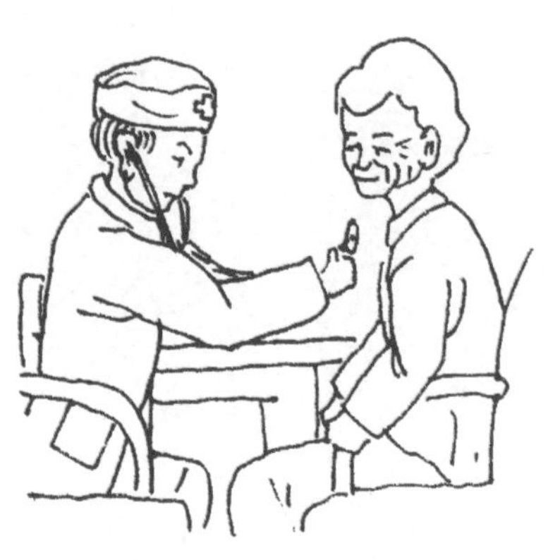

共病患者在服药时需要注意点什么？

（1）运用老年综合评估，确定治疗与预防目标。

（2）确保药物治疗符合患者个体化要求，及时调整用药，确保药物疗效，避免药物之间不良的相互作用。

（3）了解自身是否有药物不良反应或潜在药物不良反应的风险，主要通过检查药物－疾病的相互作用、药物－药物的相互作用。

（4）高龄老年人应全面评估脏器功能，评估用药剂量、种类是否合适。可定期进行多学科会诊，根据患者病情，及时调整处方。

（5）建立多学科医疗团队进行用药干预，对进行长期药物治疗的患者进行合理的用药干预。

上海交通大学医学院附属仁济医院
胡耀敏主任专家门诊
门诊时间：每周五上午 08：00

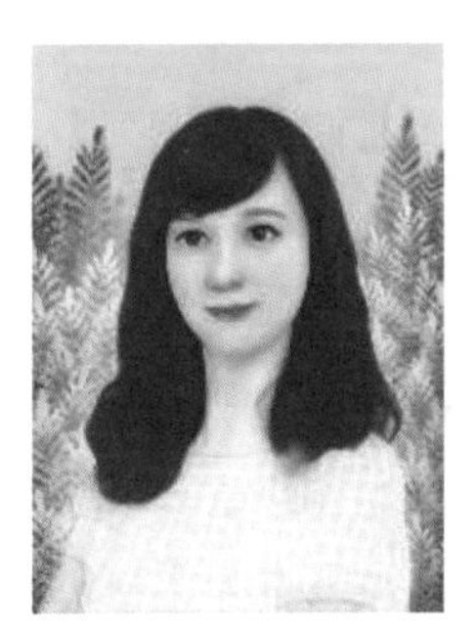

第六节　骨质疏松

故事一：张阿姨，今年 70 岁。20 年前因为妇科疾病曾经切除过卵巢及子宫。这几年她发现她比同龄人更容易腰背酸痛，而且身高缩短得厉害。一周前张阿姨走路时，差点摔倒，只是手撑了一下地面，去骨科拍片子医生说她已经手臂骨折了。张阿姨很疑惑，撑地的力量并不大，怎么就骨折了呢？骨科建议她来骨质疏松专病门诊进一步明确和治疗骨质疏松，以预防再次骨折。

张阿姨此次的骨折就是我们常说的“脆性骨折”。骨质疏松引起的脆性骨折危害极大，是老年人致残、致死的主要原因之一。

正如故事中张阿姨的例子，骨质疏松早期症状不明显，患者常常在发生骨折后才意识到。而发生了一次脆性骨折后，2 年内再次骨折的发生率非常高。

因此，早期发现骨质疏松很重要，及时治疗可避免骨折的发生。

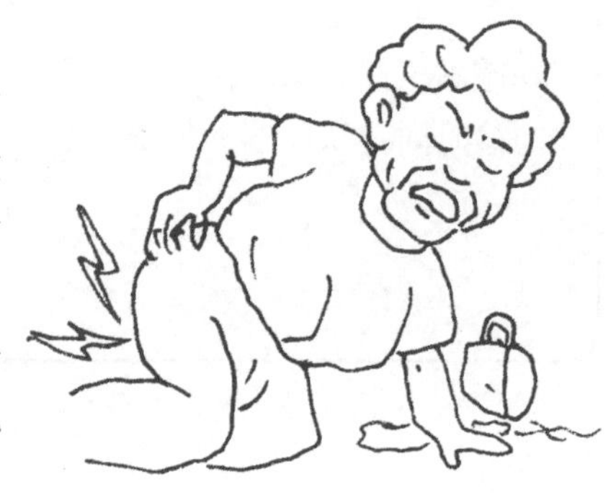

哪些原因会造成骨质疏松呢？张阿姨为什么比同龄人的骨骼情况更差呢？

凡使得骨吸收增加和（或）骨形成减少的因素都会导致骨丢失和骨质量下降。例如，雌激素或雄激素减退、甲亢、甲旁亢、皮质醇增多症等内分泌代谢疾病或其他全身性疾病均可引起的继发性骨质疏松，而增龄则可引起原发性骨质疏松。故事中的张阿姨，年轻的时候曾有卵巢切除病史，雌激素水平比同龄女性低，更易发生骨质疏松。

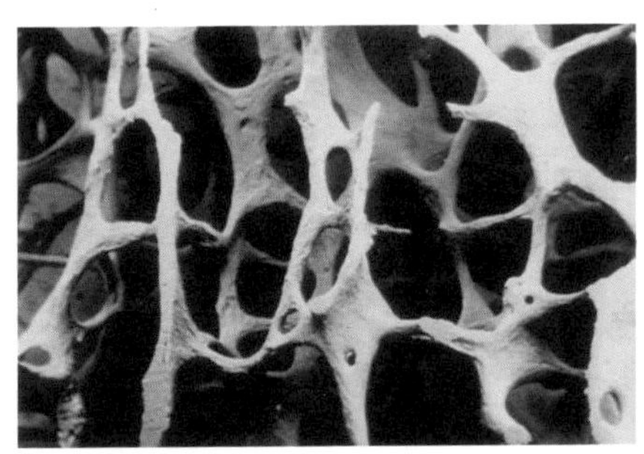

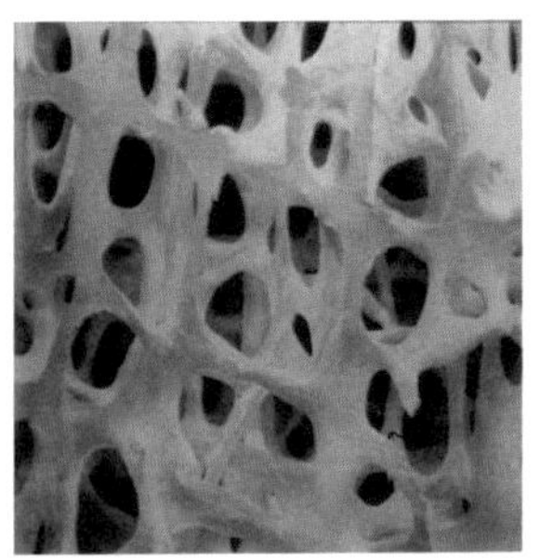

得了骨质疏松症会有什么表现呢？

很多患者早期症状非常隐匿，直至遭遇骨折。另一部分有症状的患者，可表现为腰背酸痛、全身骨痛、乏力、身长缩短、驼背、容易骨折等。

我们应该从什么时候开始关注骨质疏松呢？是进入老年阶段才需要测骨密度吗？

更年期后，女性的骨密度下降速率一般快于男性，因为女性还存在着雌激素缺乏的因素参与，因此建议女性在绝经后便常规每年进行骨密度的检查。如果本故事中的张阿姨在妇科手术后就常规每年进行骨密度的检查，及早发现骨质疏松，及时进行治疗，或许这次就不会发生如此严重的骨折了。

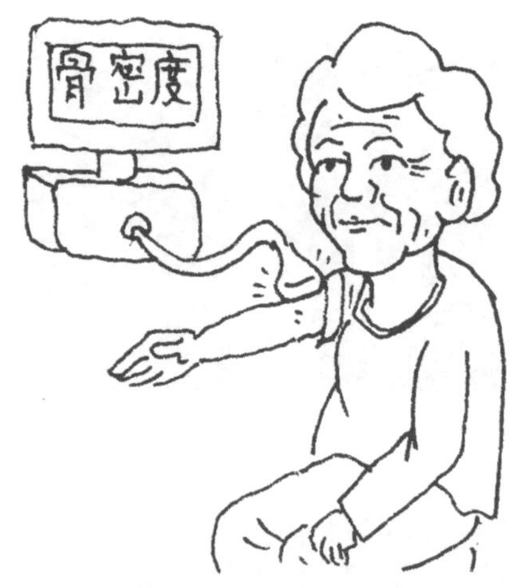

怎样预防骨质疏松呢？

调整生活方式：多晒太阳，加强运动，戒烟限酒，减少过度的咖啡因、过量的碳酸性饮料饮用。

均衡饮食，增加含钙丰富的食物：比如乳品类，海产品，豆制品，坚果类，深绿色蔬菜类（芹菜、油菜）等。

维生维 D 的作用是什么?

维生素 D 能提高肌体对钙、磷的吸收，促进生长和骨骼钙化，促进牙齿健全，防止氨基酸通过肾脏损失。

怎样晒太阳才能起到作用呢?

建议上午 11：00 到下午 3：00 间，尽可能多地暴露皮肤于阳光下，晒 15~30min，每周 2 次，以促进体内维生素 D 的合成。为避免影响日照效果，尽量不涂抹防晒霜，不要隔着玻璃、衣服等。但需注意避免强烈阳光照射，以防灼伤皮肤，可戴墨镜以免损伤眼睛。

每天吃钙片和维生素 D 就够了吗?

每天补充钙和维生素 D 有利于骨骼健康。但对于治疗骨质疏松来说，钙和维生素 D 的补充只是最基础的治疗。我们还需要应用正规的抗骨质疏松治疗药物。

每天需要摄入多少的钙和维生素 D 呢?

根据不同的年龄和目的，需求量有所不同：

年龄段	元素钙参考摄入量（mg/d）*
成人	800
≥ 50 岁	1000~1200

注：营养调查显示，我国居民每日膳食约摄入元素钙 400mg，故尚需补充元素钙 500~600mg/d。

年龄段	维生素 D 推荐摄入量（IU/d）*
成人	400
≥ 65 岁	600
骨质疏松防治	800~1200

* 源自：原发性骨质疏松症基层诊疗指南（2019 年）

故事二：张阿姨确诊骨质疏松症后，在专家门诊进行了正规的药物治疗。张阿姨问自己的骨质疏松治得好吗？后期因张阿姨骨折来门诊不方便，每次都是让家人来门诊配药。家人想知道，吃药之后还需要张阿姨本人来医院检查吗？张阿姨听邻居说打针的效果更快、更好，她想知道自己可不可以接受注射治疗？

抗骨质疏松治疗药物有哪些种类？

抗骨质疏松治疗药物主要从抑制骨吸收或促进骨形成两个方面来起作用。

按应用方法分为：口服的，针剂（肌肉注射、皮下注射、静脉注射），喷鼻剂。

按应用周期分为：每日应用、每周服用一次、每周注射 1~3 次、每半年注射一次、每年注射一次。

常用药物包括：降钙素、双膦酸盐、雌激素、钙、维生素 D、甲状腺旁腺激素、维生素 K、中药等。

每种药物及用药方法各有利弊，医生会根据患者的自身情况帮助患者选择最有利的治疗方法。

抗骨质疏松治疗后，需要定期做哪些检查？

定期监测血钙、尿钙水平，避免发生高钙血症及肾结石等情况；定期复查骨转换标志物以评估骨代谢情况；并且治疗开始后可每年检测1次骨密度，在骨密度达到稳定后可以适当延长间隔，例如每2年检测1次。

*源自：原发性骨质疏松症干预的疗效监测与评估专家意见（2015）

抗骨质疏松药物有哪些不良反应？

（1）服药期间损伤消化道黏膜，产生恶心、呕吐、便秘等症状，勿空腹服药。

（2）女性患者长期使用雌激素，易导致子宫内膜增长而产生恶性肿瘤。

（3）服用双膦酸盐类药物，例如氯膦酸二钠片、利塞膦酸钠片、阿仑膦酸钠片等药物时要多饮水，可缓解药物引起的一过性头痛、失眠、焦虑等症状。

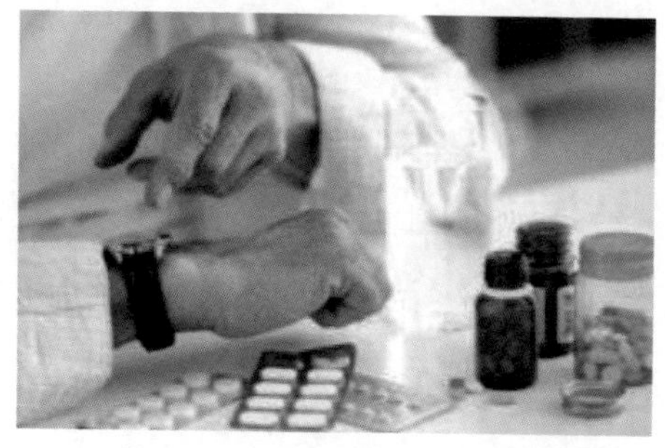

（4）服药期间要密切关注肢体疼痛、肿胀的情况，以免发生自发性骨折。

（5）如出现发热、贫血、呼吸困难、全身水肿、肝肾功能损伤、骨骼肌肉疼痛、血压波动等严重并发症，请及时就医。

如何通过食物来补钙呢？

生活中有很多食物含钙都比较丰富，都可以起到补钙的作用。

（1）豆类：比如黑豆、黄豆或豆制品都含有较多的钙质，经常吃可以起到补钙的作用。

（2）奶类：比如牛奶、羊奶、酸奶等都含有丰富的钙质，而且比较容易被人体吸引。

（3）坚果：比如花生、核桃、瓜子等也含有钙元素。

（4）海鲜：比如鱼、虾、牡蛎等都含有丰富的钙元素，可以为人体补充钙质。

（5）部分蔬菜水果：比如芹菜、油麦菜、山楂、苹果、枇杷等。

我们只有充分认识老年人骨质疏松，才能积极主动地治疗和护理，才能有效提高老年人的生活质量。若您有任何疑问，欢迎到仁济医院老年综合评估护理门诊就诊咨询。

上海交通大学医学院附属仁济医院老年综合评估护理门诊旨在运用科学、专业的评估手段为您发现健康问题，提供针对性的建议。

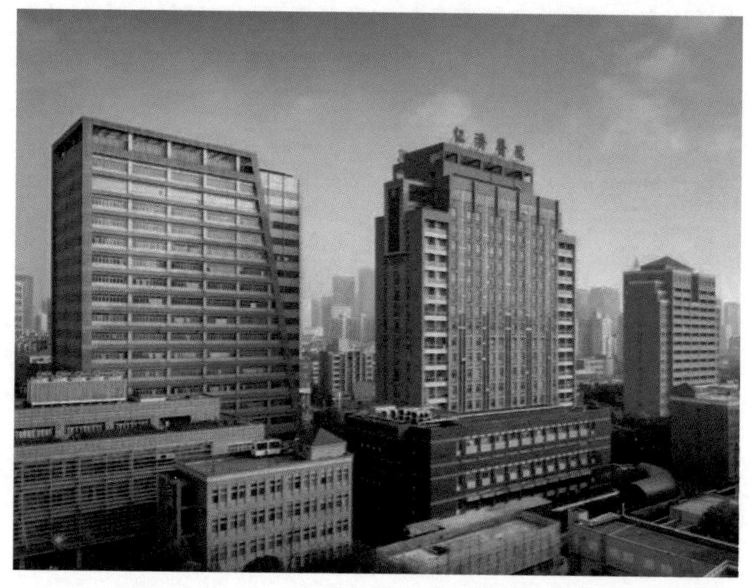

门诊时间：每周三下午 1:30
地点：仁济医院东院区（浦建路 160 号）门诊 4 楼
老年骨质疏松专病门诊时间：每周五上午 8:00
地点：仁济医院东院区（浦建路 160 号）门诊 4 楼

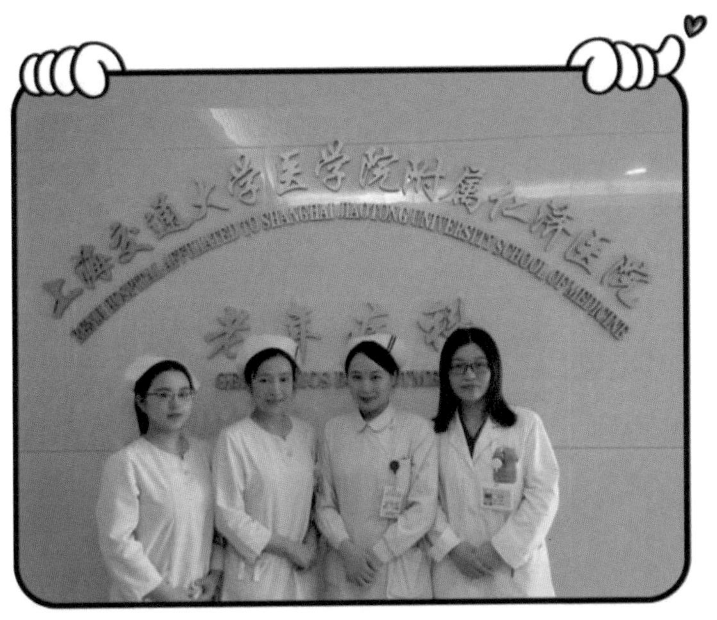

第七节 慢性阻塞性肺疾病

故事一：老李，今年 72 岁，是个老烟民，烟龄 50 多年，时常烟不离手，吞云吐雾。10 年前开始，一到秋冬季，咳嗽咳痰的老毛病就要发作，吃点抗生素、止咳化痰的药也能对付，以为是“老慢支”也没当回事。这两年，咳嗽、咳痰发作更厉害了，吃药也不见好，老李家住 4 楼，上楼特别费力，走一层就要停下来喘半天，老伴看在眼里急在心中，拉着他来医院就诊，经过检查被确诊为慢阻肺。老李很疑惑，“这是个什么病，就是老慢支？”

很多老年朋友都有这样的经历，以为慢阻肺就是慢性支气管炎，是老年病而不要紧。但其实，慢阻肺已成为继心血管疾病、恶性肿瘤、糖尿病之后的全球第四大致死疾病。因为患者往往不知道自己已经患病，慢阻肺成为威胁国民生命和健康的“隐形杀手”。

慢性阻塞性肺疾病是一种以持续性气流受限为特征的可以预防和治疗的疾病，疾病呈进行性发展。

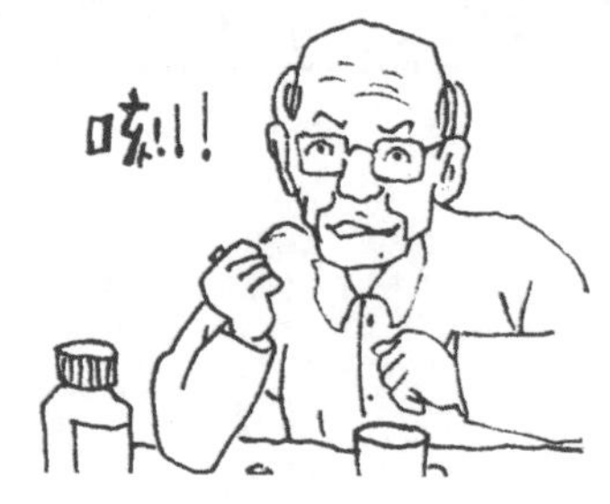

主要症状：咳嗽、咳痰、呼吸困难、胸闷和喘息，严重者常有乏力、体重下降和食欲减退，疾病后期会并发呼吸衰竭和心脏衰竭。

早期症状容易和老慢支混淆，如何防误诊、漏诊？

医生通过了解患者症状、病史，结合“高危人群”的评估，依据肺功能检查最终做出慢阻肺的诊断。专家建议将肺功能检查纳入 40 岁及以上人群常规体检，做到早发现、早治疗。

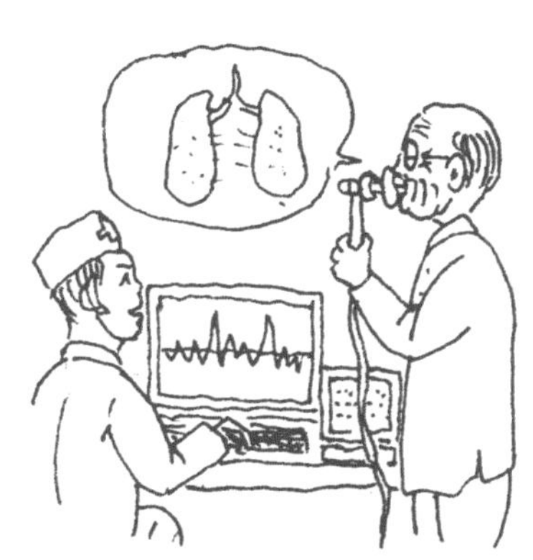

哪些人是“高危人群”，更容易患慢阻肺？

慢阻肺专“盯”五类人：

（1）慢阻肺的发生与遗传有关，有慢阻肺家族史的人群属于高危人群。

（2）儿童时期曾罹患呼吸系统疾病者，如：肺炎、下呼吸道感染等。

（3）长期吸烟的人群，包括被动吸烟者。

（4）有职业暴露的人群：如矿工、环卫工人、油漆工等。

（5）农村地区使用柴火、秸秆、煤油炉等燃料做饭取暖的人群。

慢阻肺的治疗和康复需要注意些什么？

慢阻肺是一种可防、可治的疾病，需要长期规范用药与随诊，绝对不能喘了治疗，不喘就停止治疗。目前慢阻肺采取个体化治疗，以吸入性支气管舒张剂和糖皮质激素治疗为主。遵医嘱坚持长期用药，不可随意停药。

得了慢阻肺，一定要戒烟吗？

必须严格戒烟。吸烟是导致慢阻肺发生和发展的重要因素，戒烟是对慢阻肺自然病程最有利的干预措施。

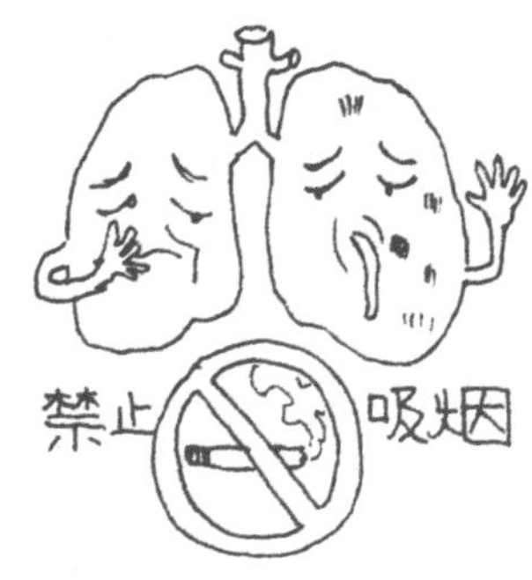

除此之外，与医护人员一起制定肺康复计划，进行肺康复锻炼和耐力训练，接种流感和肺炎链球菌疫苗可有效预防感染，降低慢阻肺急性加重的风险。同时，疾病会增加能量消耗，建议加强营养摄入，如多摄入鸡蛋、牛奶等高蛋白食物，禁生冷、辛辣、刺激饮食。

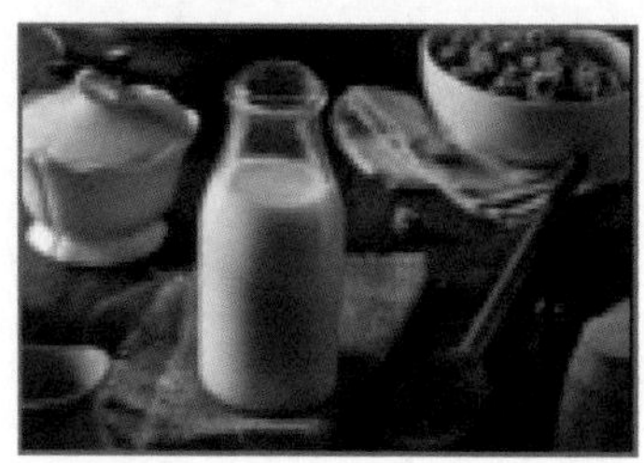

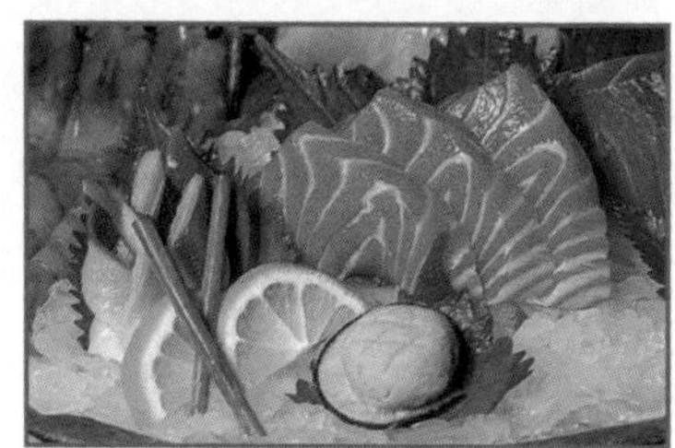

肺康复锻炼的方法有哪些？锻炼到什么程度才算适宜？

您可以在医护人员指导下进行训练，也可以按照以下方法自行锻炼，我们开始吧！

（1）深呼吸：最简单的呼吸锻炼方法。选择含氧量高的地方，如早晚的树林或公园，深呼吸锻炼起始以 30 个为宜，适应后逐渐增加。

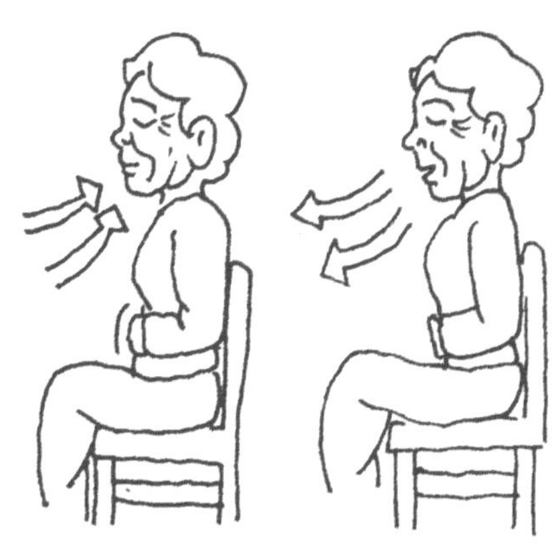

（2）腹式呼吸：通过横膈活动来增强肺活量。可采用卧位、坐位、立位练习。患者口呼气，呼气时腹部内收下陷，鼻吸气，吸气时将腹部徐徐隆起。呼吸频率 7~8 次 / 分，每次 10~15 分钟，每日 2~3 次。

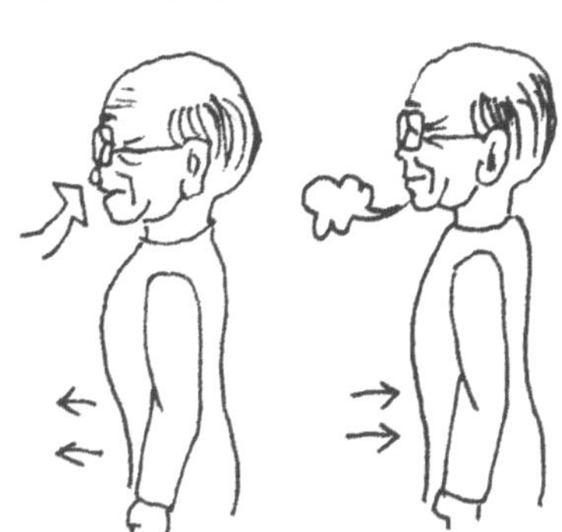

（3）缩唇呼吸：闭口经鼻吸气 3 秒，缩唇做吹口哨样缓慢呼气 6 秒，使肺内气体尽量呼出。

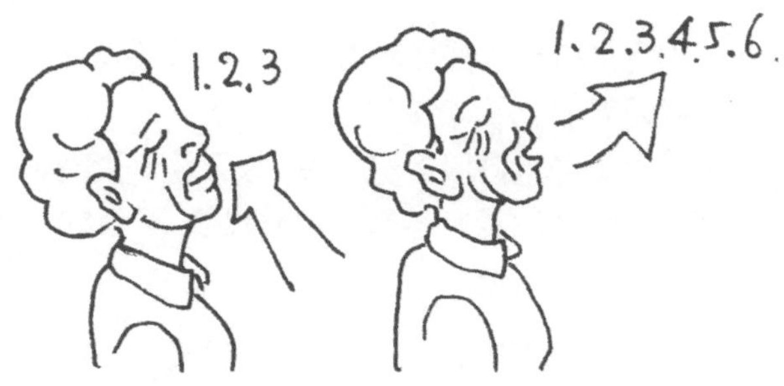

刚开始时，锻炼 5~10 分钟，4~5 次 / 日；逐渐适应后，延长至 20~30 分钟，3~4 次 / 日。根据个人的实际情况决定运动强度，运动量宜从小开始，量力而行。停止锻炼后 10 分钟可完全恢复平静状态，表示强度适宜。

肺康复锻炼只适用于慢性及病情稳定的患者吗?

当然不是。肺康复锻炼可以显著增强呼吸运动的耐力和效率，提高患者的生活自理能力和生活质量。

肺康复锻炼可以在床上、床边、屋内或室外空气流通处进行，不受空间和时间的限制，持之以恒尤为重要。

故事二：自从老李确诊慢阻肺后，老伴王阿姨整天忧心忡忡。听说这个病会遗传，她十分担心儿子小李也会得病，于是找主治医生寻求解决办法。医生教了王阿姨一个简单的自测方法，大家可以对照测试一下。

（1）经常咳嗽吗？
（2）经常咳痰吗？
（3）在爬楼、逛街、购物等日常活动时是否比同龄人更容易出现呼吸困难？
（4）超过 40 岁了吗？
（5）现在吸烟或曾经吸烟过吗？如果以上的问题有 3 个或 3 个以上回答“是”，那就建议去医院进行一次全面的肺功能检查。

如何预防慢性呼吸系统疾病呢？

《健康中国行动（2019—2030 年）》建议：
（1）关注疾病早发现。
（2）注意危险因素预防。
（3）注意预防感冒。
（4）加强生活方式干预。
（5）哮喘患者避免接触过敏原和各种诱发因素。

全 / 民 / 健 / 康 / 优 / 先 / 发 / 展
健康中国2030规划
要把人民健康发展放在优先发展的战略地位

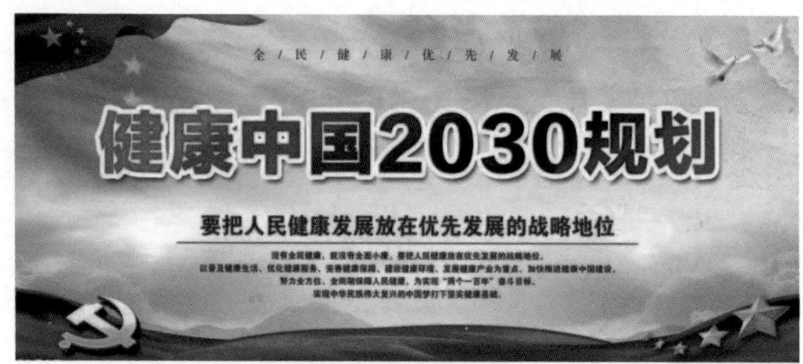

参考文献

[1] 朱蕾 , 刘又宁 , 钮善福， 等 . 临床呼吸生理学 [M]. 北京 . 人民卫生出版社 ,2008.

第八节 老年痴呆

故事一：今年65岁的退休教师刘阿姨，由儿子陪伴着就诊，儿子诉刘阿姨近2年来记性越来越差，东西放下就找不到，说过的话、见过的人转眼就忘，甚至有一次，竟然忘记正在烧水，跑到隔壁邻居家聊天，差点引起火灾。近日更是出现迷路、找不到家的情况。儿子听说老年痴呆的主要表现是记忆力差，难道刘阿姨患上了老年痴呆？儿子带刘阿姨看过医生后确诊为阿尔茨海默病。

随着社会的发展，人口老龄化现象日趋严重，患有老年痴呆的人数也在迅速增长。预计到2030年，我国老年痴呆的人数将达到2220万，2050年将达到2898万。由此可见，老年痴呆已经成为严重的医学问题。由于存在认识误区，许多老年痴呆的早期症状容易被忽略，因此，必须提高人们对于老年痴呆的认识和了解。

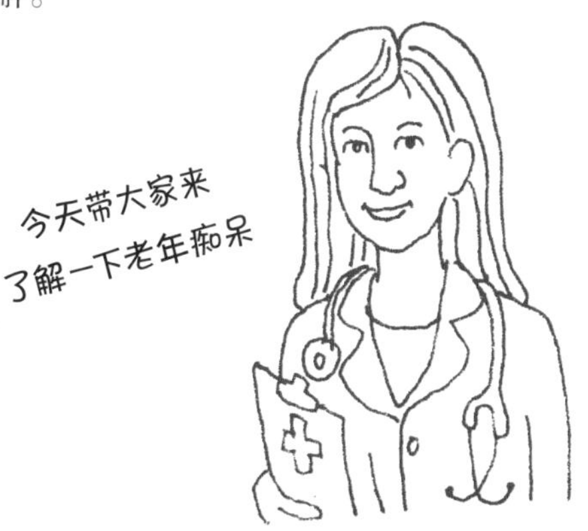

什么是老年痴呆?

老年痴呆又称为老年期痴呆，是指人进入老年期后（65岁以后）发生的痴呆。老年痴呆是一种慢性、进行性、精神衰退性疾病，主要表现为记忆力下降、计算能力减退、反应迟钝、思维变慢、语言重复、多疑、淡漠、幻觉、狂躁等情感行为障碍，以及人格改变等，最终严重影响老人的日常生活能力，逐渐致残甚至致死。老年痴呆根据病因的不同可以分为4种类型：①老年性痴呆，又称阿尔茨海默病；②血管性痴呆；③混合性痴呆，即老年性痴呆和血管性痴呆同时存在；④其他类型痴呆，如脑肿瘤、脑外伤、中毒、感染、帕金森病、药物等引起的痴呆。其中阿尔茨海默病是老年痴呆最常见的一种类型，不仅造成老年人群生活质量下降，同时巨额医疗及护理费用也给家庭和社会带来沉重的经济负担，目前已成为老龄化社会中不可忽视的公共卫生难题之一。

老年痴呆就是老年健忘吗? 如何区分二者?

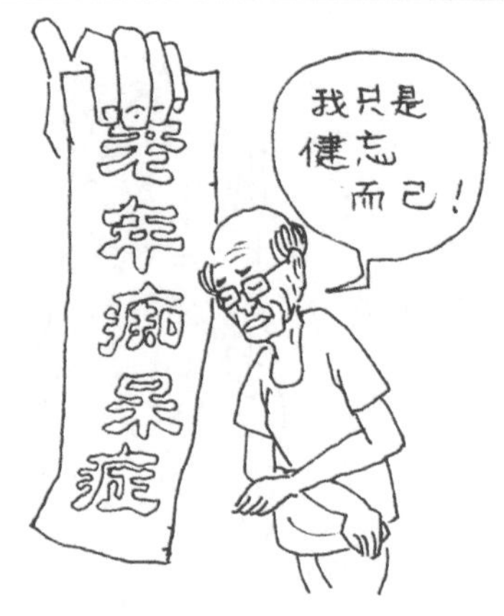

现实生活中，许多人把老年痴呆和老年健忘混为一谈，其实二者是两个不同的概念，有着本质的区别。

什么是老年健忘？随着年龄的增长，人的记忆力会逐步下降，主要表现为大脑运转速度减慢，比如做一些较为复杂的事情需要花费更多的时间，有时会忘记某个字该怎么写等，这些与增龄相关的认知损害，我们称为老年健忘。老年痴呆与老年健忘在记忆力下降、日常生活能力下降、认知能力、思维变化以及性格等方面都有明显不同，归纳如表 2-1 所列。

表 2-1　老年痴呆与老年健忘的区别

	老年痴呆	老年健忘
记忆力变化	遗忘是完全性的，记不起发生过的事情，经过提醒也记不起来，是记忆过程受损	对做过事情的遗忘是部分性的，通过提醒可以想起来
认知能力	丧失了识别周围环境的认知能力，上、下午不分，不知道身在何处，出现迷路、不认识家人等	虽然记忆力下降，但对时间、地点、人物关系和周围环境的认知能力丝毫未减
生活能力	随着病情的加重，会逐渐丧失生活自理能力	日常生活可以自理，甚至能照顾家人
情绪变化	情感世界变得“与世无争”、麻木不仁，对亲朋好友情感淡漠	有七情六欲，与以往没有变化
思维变化	毫无烦恼，思维越来越迟钝，言语越来越贫乏	对记忆力下降相当苦恼，为了不误事常记个备忘录

所以，痴呆老人绝大部分都有遗忘，而健忘不一定就是痴呆。

哪些人群易患老年痴呆？

随着年龄的增长，老年人罹患痴呆的风险越来越高，那么，哪些人群容易得老年痴呆呢？从痴呆形成的原因来看，以下人群属于高发人群，需要注意预防。

（1）高龄者：老年痴呆的发病率与年龄呈正相关，一般来说，阿尔茨海默病多见于75岁以上的老年人，血管性痴呆以75岁以下的老年人居多。

（2）丧偶、独居者：尤其是最近丧失亲人的鳏寡老人，他们与外界交流少，长期处于孤独和寂寞状态中。

（3）酗酒者：酒精对脑组织有毒性作用，长期酗酒易发生营养不良，使脑组织中的蛋白质和维生素B缺乏，进而损害中枢神经系统，导致脑萎缩，使记忆力和智能受损。

（4）有脑部疾病或外伤者：各种各样的脑部疾病，如帕金森病、脑部肿瘤、脑梗死等，以及颅脑外伤，是老年痴呆的高危因素，会使神经细胞受损，导致记忆力下降、智能减退，严重者可能引起痴呆。

（5）高血压、糖尿病患者：中年时期如果处于高血压的状态，患老年痴呆的概率会更大，高血压对大脑的损伤相比正常人要高出许多；糖尿病的血糖不稳定，患老年痴呆的概率也会上升。

（6）有抑郁症者：若抑郁症病情比较严重，则更容易加速老年痴呆的发生。

（7）需要帮扶或照顾者：住在养老机构，或在生活上需要他人更多帮助或照顾的老人。

（8）有家族史者：老年痴呆的发生具有家族聚集性。

（9）绝经女性：女性绝经后老年痴呆的发生率高于男性，与女性绝经后雌激素水平下降有关。

如何识别早期老年痴呆？

许多老年人在痴呆的初期，并无较大的临床症状或是身体反应，容易被患者及家属忽视，或是出现误诊、漏诊的可能，从而错过最佳治疗时机。因此，早期识别老年痴呆，对于患者的治疗和预后都具有非常重要的意义。

记忆力
下降
日常生活
能力下降
计算力、
理解力下降
语言
障碍
时间、
方位感差
情绪、
性格
改变
失去兴趣

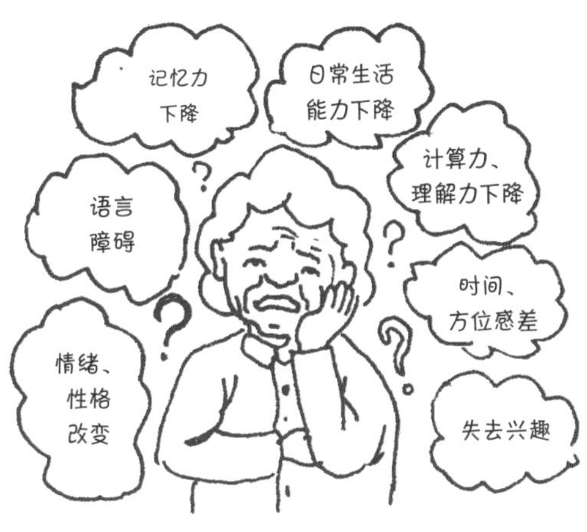

早期老年痴呆表现

老年痴呆的早期症状，主要有以下几种。

（1）近事记忆减退：老年痴呆早期最为常见的一种症状，就是近期记忆力出现明显下降，对于越近发生的事情越容易忘记，甚至瞬间即忘，事后也想不起来，还会时常反复问同一个问题，比如忘记是否吃过饭或药，炒菜时忘记放或重复放调料等，而远期记忆力不受影响，对于久远的事情记忆清晰，讲述清楚。

（2）日常生活能力下降：以往擅长或熟悉的家务或工作，突然变得困难起来，比如忘记自己拿手菜的做法，不知道怎么使用遥控器或家用电器等。

（3）计算能力下降：对数字不知所措，不能进行简单的计算，处理每个月的账单、家庭开支等存在困难，买菜时需要计算较长时间或算错账目。

（4）时间和方位感差：没有时间概念，把过去发生的事情和现在发生的事情混在一起，无法准确判断年份、月份、季节；没有空间方位感，不知道自己所在的位置，在自己熟悉的地方也会迷路。

（5）语言障碍：早期的表现为逐渐变得沉默寡言，说话的次数逐渐减少，慢慢出现交谈中不停地重复或突然中断谈话，或是词不达意，说的话让别人听不懂。

（6）理解力及判断力下降：常将东西放错地方或放在某个奇怪的地方，比如把水壶放在衣柜里，把熨斗放在洗衣机里，把吃的藏在枕头下面等。

（7）情绪及性格改变：情绪波动大，容易低落、多疑、恐惧、抑郁或焦虑等，喜怒无常，同时性格也会出现一定变化，比如之前乐于助人、开朗的人突然变得刻薄、吝啬、易怒等，甚至出现狂躁、幻觉等精神行为异常。

（8）失去兴趣：对以往热爱的事物，逐渐失去兴趣，慢慢离群索居，长时间呆坐或昏睡，不愿出门，拒绝工作。

如果家中老人出现了以上某些症状，家属一定要提高警惕，尽早就医，越早诊断，越能够延缓和控制病情的进展和恶化。

老年痴呆的评估有哪些常用量表？

认知评估是老年痴呆诊疗的重要环节，应尽可能对所有患者进行相应的认知评估。目前临床上常用的评估量表有以下几种：

（1）简易智能精神状态检查量表（MMSE）：是目前国内外应用最广泛的认知筛查量表，通过对受测老人记忆力、定向力、注意力、计算力、回忆能力、语言能力的综合评估，来判断老人是否患有痴呆。MMSE 对痴呆诊断的敏感度和特异度较高，对识别正常老人和痴呆有较好的价值。

MMSE 共有 30 个小题，每小题 1 分，总分 30 分，正常与不正常的分界值与受教育程度有关：文盲（未受教育）者 17 分；小学（受教育年限≤ 6 年）者 20 分；中学或以上（受教育年限＞ 6 年）者 24 分。分界值以下为有认知功能缺陷，分界值以上为认知功能正常（见表 2-2）。

表 2-2 简易智能精神状态检查量表（MMSE）

	评估内容	错误	正确	得分	得分	得分	
Ⅰ 定向力（10分）	现在我要问您一些问题，多数都很简单，请您认真回答。						
	星期几	0	1				
	几号	0	1				
	几月	0	1				
	什么季节	0	1				
	哪一年	0	1				
	省市	0	1				
	区县	0	1				
	街道或乡	0	1				
	什么地方	0	1				
	第几层楼	0	1				
Ⅱ 记忆力（3分）	现在我告诉您三种东西的名称，我说完后请您重复一遍。（回答出的词语正确即可，顺序不要求）						
	皮球	0	1				
	国旗	0	1				
	树木	0	1				
Ⅲ 注意力和计算力（5分）	现在请您算一算，从 100 中减去 7，然后从所得的数算下去，请您将每减一个 7 后果的条案告诉我，直到我说“停”为止。（依次减 5 次，减对几次给几分，如果前面减错，不影响后面评分）						
	100–7（93）	0	1				
	–7（86）	0	1				
	–7（79）	0	1				
	–7（72）	0	1				
	–7（65）	0	1				
Ⅳ 回忆能力（3分）	现在请您说出刚才我让您记住的是哪三种东西？						
	皮球	0	1				
	国旗	0	1				
	树木	0	1				

表 2–2　简易智能精神状态检查量表（MMSE）

（续表）

V 语言能力 （9 分）	命名能力	请问这是什么？						
		回答出“手表”	0	1				
		回答出“铅笔”	0	1				
	复述能力	请您跟我说如下一句话。						
		“大家齐心协力拉紧绳”	0	1				
	三步命令	我给您一张纸，请您按我说的去做。						
		右手拿起纸	0	1				
		将纸对折	0	1				
		将纸放在左腿上	0	1				
	阅读能力	请您念一念这句话，并按这句话的意思去做（如患者为文盲，该项评为 0 分）。						
		“请闭上您的眼睛”	0	1				
	书写能力	请您写一个完整的句子，句子要有主语、谓语、能表达一定的意思。（如患者为文盲，该项评为 0 分）						
			0	1				
	结构能力	请您照着这个样子把它画下来。						
			0	1				
评定总分								
评定结果								
评估日期								
评估者签名								
评价标准：总分范围 0~30 分，正常与不正常的分界值与受教育程度有关，分界值以下为有认知功能缺陷，分界值以上为正常。 认知功能缺陷分界值： 文盲组（未受学校教育）为 17 分 小学组（教育年限≤ 6 年）为 20 分 中学或以上组（教育年限＞ 6 年）为 24 分								

（2）蒙特利尔认知评估量表（MoCA）：与 MMSE 相比，MoCA 评价的认知领域更多且更加复杂，它更加强调对执行能力和注意力方面的认知功能评估，适用于多种认知障碍的评价。MoCA 总分 30 分，评分＜ 26 分提示认知障碍；若教育程度≤ 12 年，则总分加 1 分。相较于 MMSE，MoCA 的操作时间更长，无法快速测试患者的认知功能（见表 2–3）。

表 2-3 蒙特利尔认知评估量表（MoCA）

视空间与执行功能	复制立方体	画钟表（11 点过 10 分）（3 分）	得分
戊 结束、甲、5、乙、2、1 开始、丁、4、3、丙 [ ]	[ ]	[ ] 轮廓 [ ] 数字 [ ] 指针	___/5
命 名	[ ] [ ] [ ]		___/3

记 忆		面孔	天鹅绒	教堂	菊花	红色	不计分
读出下列词语，而后由患者重复 上述过程重复 2 次 5 分钟后回忆	第一次						
	第二次						

项目	内容	得分
注 意	读出下列数字，请患者重复（每秒 1 个） 顺背 [ ] 2 1 8 5 4；倒背 [ ] 7 4 2	___/2
	读出下列数字，每当数字 1 出现时，患者必须用手敲打一下桌面，错误数大于或等于 2 个不给分 [ ] 5 2 1 3 9 4 1 1 8 0 6 2 1 5 1 9 4 5 1 1 1 4 1 9 0 5 1 1 2	___/1
	100 连续减 7 [ ] 93 [ ] 86 [ ] 79 [ ] 72 [ ] 65 4–5 个正确给 3 分，2–3 个正确给 2 分，1 个正确给 1 分，全都错误为 0 分	___/3
语 言	重复：我只知道今天张亮是来帮过忙的人 [ ] 狗在房间的时候，猫总是躲在沙发下面 [ ]	___/2
	流畅性：在 1 分钟内尽可多的说出动物的名字 [ ] ______（N ≥ 11 名称）	___/1
抽 象	词语相似性：如香蕉 – 桔子 = 水果 [ ] 火车 – 自行车 [ ] 手表 – 尺子	___/2

延迟回忆	回忆时不能提示	面孔 [ ]	天鹅绒 [ ]	教堂 [ ]	菊花 [ ]	红色 [ ]	仅根据非提示回忆计分	___/5
选 项	分类提示							
	多选提示							

定 向	[ ] 日期 [ ] 月份 [ ] 年代 [ ] 星期几 [ ] 地点 [ ] 城市	___/6
	总分	___/30

@Z.Nasreddine MD Version November 7, 2004

Beijing version 26 August,2006 translated by Wei Wang & Hengge Xie

www.mocatest.org

（3）画钟试验法（CDT）：要求受测老人在白纸上独立画出一个钟，并标出指定的时间（如 9 点 20 分），需在 10 分钟内完成。CDT 看似简单，完成它却需要有很多的认知过程参与。比如对测验的理解、视觉记忆和图形重建、运动和操作能力（画出圆和直线）、数字记忆、注意力的集中和持久等。

CDT 的计分方法有多种，目前国际上普遍采用 4 分法计分：画出闭锁的圆形表盘，1 分；将数字填在表盘上的正确位置，1 分；表盘上 12 个数字填写都正确，1 分；将指针按要求安置在正确的位置，1 分。4 分表明认知能力正常，0~3 分表明认知水平下降。

CDT 受文化程度的影响较小，只要能听懂简单的提示语，都能按要求画出钟来。若一个无智力问题的老人突然画不出一个完整的钟，即得分 0~3 分，则说明其认知水平下降，很可能得了老年痴呆，需尽早去医院就诊。

老年痴呆可能导致哪些意外发生？

老年痴呆患者因为疾病本身的特点，容易发生一些危险，家属在日常生活中需格外留意，避免发生以下意外伤害：

（1）迷路或走失倾向：老年痴呆患者由于记忆力下降和空间定向能力减退，导致其不能辨别环境及方向，独自外出后经常发生迷路找不到回家的路甚至走失的现象，很容易遭遇意外而威胁生命。因此，家属必须采取相应的措施，如：患者外出时一定要有人陪伴；在患者衣服口袋或随身携带物品里放置能够提供患者及家属信息的卡片；给患者随身携带输有信息的手环等。

（2）跌倒：老年痴呆患者由于认知功能的下降，已成为跌倒的重点高危人群，一旦发生，很容易骨折，导致长期卧床，对患者本人和家属的生活造成重大影响。因此，家属需为其创造一个安全的居家环境，让其出门选择合适的助行工具、适当运动、营养均衡、防治骨质疏松等。

（3）自我伤害：有些老年痴呆患者会同时伴有精神行为症状，比如焦虑、抑郁、谵妄、幻觉、攻击行为等，在这些异常情绪支配下，会发生自伤、自杀等事件。

（4）乱服药物：老年痴呆患者常同时合并多种慢性疾病，服药种类及数量较多，因记忆力下降经常忘记服药时间及次数，以致误服、多服药物导致药物中毒或漏服药物导致药效不足，严重时可能危及生命。

（5）意外事故：比如患者自己在家做饭时出现烧伤、烫伤、火灾、煤气中毒等，有精神症状的患者会吞食一些不能吃的东西导致中毒。

故事二：王大爷今年77岁了，3年前因“记性越来越差、丢三落四、反应迟钝”被诊断为老年性痴呆，一直在服用抗痴呆的药物，但是儿女觉得王大爷的症状并没有得到明显改善，又听人说“痴呆是治不好的”加上经济负担和药物的不良反应，决定给王大爷停药。

很多人都认为老年痴呆无药可治，或者根本不用治疗。事实上，世界卫生组织已经将老年痴呆列为一种特殊的残疾，是必须要干预和治疗的，其目的就是通过药物和非药物的干预延缓或阻止痴呆的加重，改善患者的记忆功能，从而提高其日常生活能力，改善生活质量。

老年痴呆常用的治疗药物有哪些？

药物治疗仍然是老年痴呆目前主要的治疗手段，由于造成老年痴呆的病因复杂、疾病种类较多，药物治疗的效果也因人而异，因此应遵循个体化治疗原则。

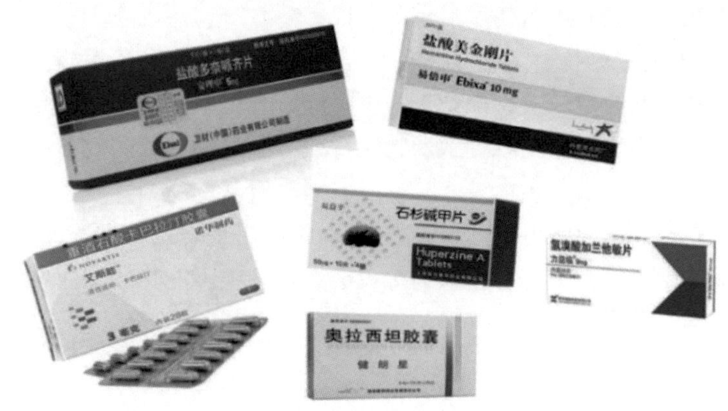

老年痴呆常用药物

（1）胆碱酯酶抑制剂：常用的有盐酸多奈哌齐（安理申）、重酒石酸卡巴拉汀（艾斯能）、加兰他敏、石杉碱甲等，对于轻、中度老年痴呆有很好的治疗效果。大多数患者对这类药物耐受性较好，部分可能出现腹泻、恶心、呕吐、食欲不振等胃肠道症状。多奈哌齐和石杉碱甲在饭前、饭后服用均可，卡巴拉汀建议同餐服用，可避免出现上述胃肠道症状，加兰他敏与食物同服时吸收速度减慢，则建议饭后服用。房室传导阻滞是需要注意且后果严重的不良反应，因此在服药过程中需监测心率和心电图。

（2）谷氨酸受体拮抗剂：代表药物是盐酸美金刚，可用于治疗中、重度老年性痴呆和轻、中度血管性痴呆。不良反应发生率相对较少，部分患者服用后可出现嗜睡，同时癫痫患者需在医生指导下谨慎使用。对于肾功能不全患者，需减半量，不推荐用于严重肾功能损害患者。

（3）改善脑代谢药物：常用的如奥拉西坦、长春西汀、丁苯酞、尼莫地平、胞磷胆碱钠，通过改善脑代谢促进患者认知功能恢复。

（4）抗氧化剂：常用的有褪黑素、白藜芦醇、维生素 E、银杏叶片等。

（5）其他药物：如激素替代治疗、他汀类药物、抗血小板药物等。

（6）抗精神类药物：对具有精神行为症状（如幻觉、妄想、攻击行为等）的老年痴呆患者，可短期、小剂量应用抗精神药物，如奥氮平、利培酮等。

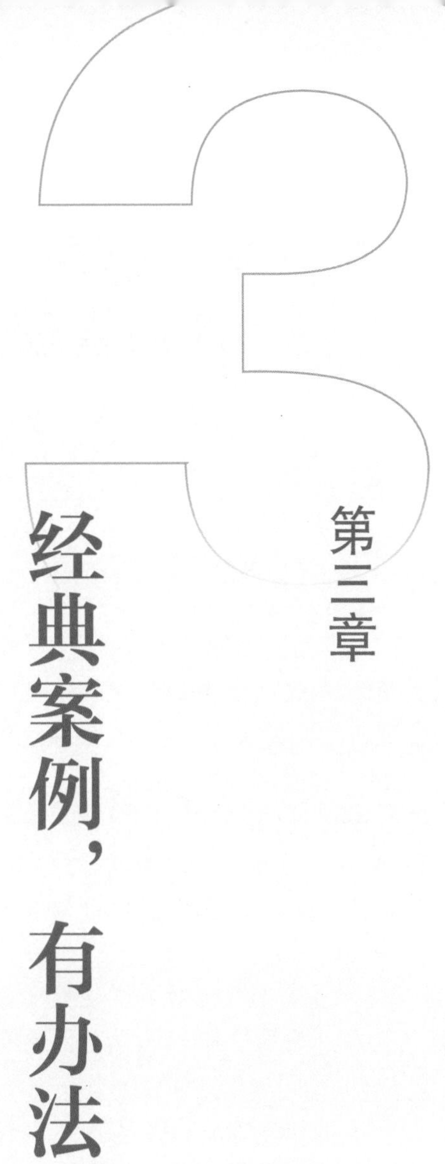

第三章

经典案例，有办法！

第一节　老年人围手术期评估管理案例

——舒心养老　提升健康素养

一、病历资料

1. 现病史

患者男性，75 岁，于 2021 年 5 月 13 日出现黑便，当时大便呈条状，质地较硬，无明显腹痛、腹泻，无反酸、嗳气，无呕血，无头晕、乏力、食欲缺乏等不适，当时未予重视，5 月 14 日患者再次出现两次黑便，大便逐渐变细软，遂至社区医院查粪便 OB（4+），后至我院复查粪便 OB 弱阳性。患者自起病以来，精神可，胃纳可，大便次数增多，小便如常，睡眠尚可，饮食未见异常，体重无明显变化。

2. 既往史

（1）有冠状动脉粥样硬化性心脏病史 10 年，心律失常史 10 年（房性早搏，I 度房室传导阻滞），心脏起搏器安装史 5 年，长期口服波立维抗血小板聚集、立普妥调脂。

（2）有高血压病史 20 年，长期口服络活喜、奥坦降压，血压控制在（130~150）/（60~70）mmHg。

（3）有 2 型糖尿病史 20 年，长期应用诺和灵 30R 早 10U、晚 8U 皮下注射控制血糖。

（4）有腔隙性脑梗死、双侧额颞顶叶慢性硬膜下血肿钻孔引流术后病史，长期神经外科门诊随访。

（5）有前列腺增生病史 10 年，长期口服保列治、哈乐治疗。

（6）30 年前有反复消化道出血病史，既往胃镜提示有慢性萎缩性胃炎，无明显消化道溃疡，未用药。

（7）有甲状腺结节病史 10 年。

3. 体格检查

体重 80kg，身高 168cm，BMI28.3kg/m^2。T36.2℃，P82 次 / 分，R20 次 / 分，BP109/52mmHg。神清，气平，精神可，颈静脉无怒张，两肺呼吸音粗，未及干、湿啰音，心率 82 次 / 分，律齐，未及杂音，全腹软，无压痛及反跳痛，肝脾肋下未及，双下肢无水肿。

4. 实验室及影像学检查

【血常规 +CRP】

WBC 15.86 × 10^9/L，N% 93%，RBC 1.96 × 10^9/L，Hb 61g/L，PLT 132 × 10^9/L，CRP 4.32mg/L。

【降钙素原】0.14ng/mL。

【BNP、TNI】BNP 68pg/mL，TNI 0.02ng/mL。

【肝功能】

TB 13.2g/L，ALT 21IU/L，AST 22IU/L，LDH 26IU/L，ALB 25.0g/L。

【肾功能】

BUN 418mmol/L，Cr 92mol/L，eGFR–EPICr 66ml/min。

【凝血功能】D– 二聚体 0.29mg/L。

【电解质、血糖、血脂】在正常范围。

【粪隐血试验】++。

【上、下腹部 CTA】空肠起始段套叠，肿瘤？其他？肝脏多发小结节，性质待定，请积极随访，必要时完善 MR 检查。

【心电图】窦性心律；一度房室阻滞。

【肺 CT】两肺轻度间质性改变，两上肺多发小斑点灶，较前相仿，请随访；心影饱满，主动脉及冠脉硬化，心包上隐窝积液较前相仿，起搏器置入中。

二、主要诊断

1. 病史特点

（1）高龄老人，体重 80kg，身高 168cm，BMI28.3kg/m^2；因黑便入院，无明显腹痛、腹泻、呕血、头晕、乏力等，外院粪便 OB（4+）；既往有冠心病、高血压、糖尿病、腔隙性脑梗死、前列腺增生、甲状腺结节病史；存在多重用药情况（络活喜、傲坦、诺和灵 30R、立普妥、保列治、哈乐）。

（2）体格检查：T36.2℃，P82 次 / 分，R20 次 / 分，BP 109/52mmHg，神清，气平，精神可，两肺呼吸音粗，未及干、湿啰音，心率 82 次 / 分，律齐，未及杂音，全腹软，无压痛及反跳痛，肝脾肋下未及，双下肢无水肿。

（3）实验室及影像学检查：外周血提示患者存在白细胞升高、中度贫血、低蛋白血症；粪 OB（++）；上、下腹部 CTA 提示空肠起始段套叠，肿瘤不能排除（见图 3-1 红色箭头所指）；心电图提示一度房室阻滞；肺 CT 提示两肺轻度间质性改变，两上肺多发小斑点灶，较前相仿。

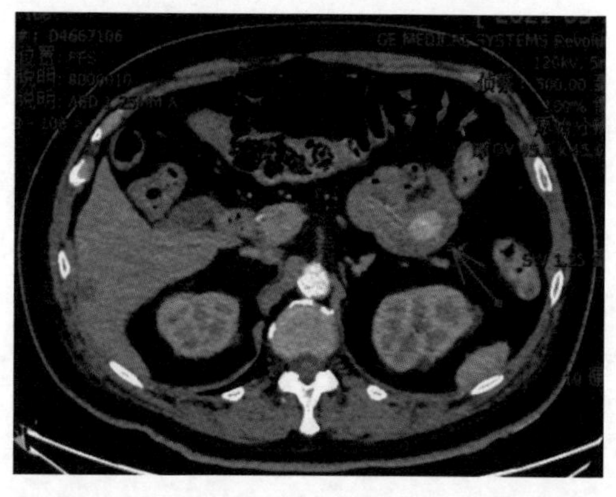

图 3-1　腹部 CAT

2. 入院诊断

（1）消化道出血，肿瘤待排。

（2）中度贫血。

（3）低蛋白血症。

（4）高血压。

（5）冠状动脉粥样硬化性心脏病，心脏起搏器安装后，心功能Ⅱ～Ⅲ级（NYHA 分级）。

（6）2 型糖尿病。

（7）前列腺增生。

（8）甲状腺结节。

3. 鉴别诊断

以消化道出血的常见原因进行鉴别：以 Treitz 韧带为界分为上消化道和下消化道，上消化道出血表现为呕血和黑便，下消化道出血以便血多见，具体大便颜色与出血量和出血速度有关。

（1）上消化道出血的鉴别：①消化性溃疡（50%）、食管胃底静脉曲张破裂出血、急性胃黏膜损害（NSAID、酒精、应激等）、胃癌、贲门黏膜撕裂症（呕吐史）；②上胃肠道临近器官或组织的疾病（胆道出血、胰腺疾病、动脉瘤破入食管、胃或十二指肠、纵隔肿瘤或脓肿破入食管等）；③全身性疾病（血管性疾病、过敏性紫癜、遗传性毛细血管扩张、血友病、血小板减少性紫癜等）。

（2）下消化道出血的鉴别：结肠癌、息肉、血管病（包括痔和血管畸形）、黏膜下肿物（平滑肌瘤或平滑肌肉瘤）、克罗恩病、溃疡性结肠炎、白塞病、缺血性肠病、淋巴瘤、放射性肠炎等。

三、处理方案

（1）予以 I 级护理，心电监护，吸氧，记 24 小时出入量。

（2）完善血常规、出凝血系列、肝肾功能、心脏指标、动脉血气分析、心电图、胸部 CT、腹部 CTA 等检查。

（3）予禁食、抑酸、护胃、补液、输血治疗。

（4）腹部 CTA 提示为肠套叠伴活动性出血，请胃肠外科会诊，评估病情并与家属沟通，需要行开腹探查术。术前进行围手术期评估。

（5）予开腹探查术，过程顺利，无明显并发症，术后病理示胃肠间质瘤，后患者恢复良好，顺利出院。

四、要点分析

随着人口老龄化进程的加快及国内医疗条件的进步，收住到ICU的老年人及需要手术治疗的老年人数量越来越大，但衰老使得各脏器功能减退，应激能力降低，故而有必要制定高质量的老年患者术前评估策略，用以权衡手术风险及获益，减少并发症及死亡风险。

老年患者围手术期评估具体建议及结果

1. 衰弱状态评估（FRAIL 评分）

专家建议：术前应评估老年患者的虚弱症状并记录衰弱评分。衰弱筛查量表内容包括

（1）您感到疲劳（fatigue）吗?

（2）您能上一层楼梯吗（resistance，抵抗力）?

（3）您能行走一个街区的距离（500米）（aerobic，有氧的）吗?

（4）您患有5种以上疾病（illness）吗?

（5）您在最近1年内体重下降超过5%了吗?

评分0~5分。0分，强壮；1~2分，衰弱前期；3~5分，衰弱。此患者患5种疾病以上，故评分为1分，属于衰弱前期。

2. 功能/体力状态和跌倒风险评估（ADLs，IADLs，TUGT）

专家建议：首先应用功能/体力状态的简短筛查试验：

（1）您自己能下床或离开椅子吗?

（2）您自己能穿衣服和洗澡吗?

（3）您自己能做饭吗?

（4）您自己能买东西吗?

如果以上任一问题答“不能”，进行日常活动能力量表（ADLs）或工具日常活动能力量表（IADLs）深入筛查；询问跌倒病史，建议采用起立行走试验（TUGT）对患者步态、运动受限情况进行评估（见表3-1、表3-2）。

表 3–1　ADL 量表

项目	0 分	5 分	10 分	15 分	此患者得分
大便	失禁	偶尔失禁	能控制		10
小便	失禁	偶尔失禁	能控制		10
独立	需帮助	独立洗脸刷牙梳头剃须			5
如厕	依赖别人	需部分帮助	自理		10
吃饭	完全依赖	需部分帮助	全面自理		10
挪动	完全依赖，不能坐	需大量帮助（2 人）能坐	少量帮助（1 人）或指导	自理	15
活动（步行）	不能动	在轮椅上独立活动（体力或语言指导）	需 1 人帮助步行	独自步行（可用辅助器）	15
穿衣	依赖	需部分帮助	自理		10
上楼梯	不能	需帮助（体力或语言指导）	自理		10
洗澡	依赖	自理			5
注：总分为 0~100 分，0 分表示 ADL 完全依赖，100 分表示 ADL 正常，40 分以下者有 ADL 功能重度损害，41~60 分者有 ADL 功能中度损害，61 分以上者有 ADL 功能轻度损害。					总分 :100

表 3–2　评估患者步态和运动受限情况

患者应坐在标准带扶手的椅子上，椅子距前方标线的距离为 3 米。应穿合脚鞋子和使用行走辅助器具，除此之外不应接受其它帮助。	此患者时间
患者按照以下指令进行检测：	
1. 从椅子上站起来（如可能，尽量不使用扶手）	
2. 走到地面的标记线前面（3 米）	
3. 转身	
4. 回到椅子处	
5. 重新坐下	
注：① <10s 可自由活动；② <20s 大部分可独立活动；③ 20~29s 活动不稳定；④ >30s 存在活动障碍。	19s

3. 认知功能评估（MMSE）

专家建议：对有认知障碍或痴呆病史的患者，强烈建议收集详细病史并用 MMSE 量表进行认知功能的评估（见表 3–3）。

表 3–3　MMSE 量表

	评估内容	错误	正确	得分	得分	得分	
Ⅰ 定向力（10 分）	现在我要问您一些问题，多数都很简单，请您认真回答。						
	星期几	0	1				
	几号	0	1				
	几月	0	1				
	什么季节	0	1				
	哪一年	0	1				
	省市	0	1				
	区县	0	1				
	街道或乡	0	1				
	什么地方	0	1				
	第几层楼	0	1				
Ⅱ 记忆力（3 分）	现在我告诉您三种东西的名称，我说完后请您重复一遍。（回答出的词语正确即可，顺序不要求）						
	皮球	0	1				
	国旗	0	1				
	树木	0	1				
Ⅲ 注意力和计算力（5 分）	现在请您算一算，从 100 中减去 7，然后从所得的数算下去，请您将每减一个 7 后果的条案告诉我，直到我说“停”为止。（依次减 5 次，减对几次给几分，如果前面减错，不影响后面评分）						
	100–7（93）	0	1				
	–7（86）	0	1				
	–7（79）	0	1				
	–7（72）	0	1				
	–7（65）	0	1				
Ⅳ 回忆能力（3 分）	现在请您说出刚才我让您记住的是哪三种东西？						
	皮球	0	1				
	国旗	0	1				
	树木	0	1				

表 3-3 MMSE 量表

（续表）

V 语言能力 （9分）	命名能力	请问这是什么?						
		回答出“手表”	0	1				
		回答出“铅笔”	0	1				
	复述能力	请您跟我说如下一句话。						
		“大家齐心协力拉紧绳”	0	1				
	三步命令	我给您一张纸，请您按我说的去做。						
		右手拿起纸	0	1				
		将纸对折	0	1				
		将纸放在左腿上	0	1				
	阅读能力	请您念一念这句话，并按这句话的意思去做（如患者为文盲，该项评为0分）。						
		“请闭上您的眼睛”	0	1				
	书写能力	请您写一个完整的句子，句子要有主语、谓语、能表达一定的意思。（如患者为文盲，该项评为0分）						
			0	1				
	结构能力	请您照着这个样子把它画下来。						
			0	1				
评定总分								
评定结果								
评估日期								
评估者签名								

评价标准：总分范围 0~30 分，正常与不正常的分界值与受教育程度有关，分界值以下为有认知功能缺陷，分界值以上为正常。
认知功能缺陷分界值：
文盲组（未受学校教育）为 17 分
小学组（教育年限≤6年）为 20 分
中学或以上组（教育年限＞6年）为 24 分

4. 精神状态评估（SAS，GDS，CAM-S）

专家建议：对患者进行焦虑状况的评估（SAS）（见表 3-4），如果评估分数超过 50 分，由神经专科医生进行进一步评估；建议对患者进行抑郁状态评估（GDS）（见表 3-5），如果评分大于 5 分，由神经专科医生进行进一步评估；术后谵妄可导致病死率和并发症发生率增高，建议对患者进行焦虑状况的评估（CAM-S），可准确地评估谵妄的严重程度。CAM-S 内容包括：急性发作或症状波动；注意受损；思维不连贯；意识水平变化。总分 0 分为正常，1 分为轻度谵妄，2 分为中度谵妄，3~7 分为重度谵妄。此患者为 0 分，属于正常，故无谵妄。

表 3-4　SAS 焦虑状况评估量表

序号	题目	没有或很少有时间有(1分)	有时有(2分)	大部分时间有(3分)	绝大部分或全部时间都有(4分)
1	我觉得比平常容易紧张和着急（即焦虑）。	1			
2	我无缘无故地感到害怕（即害怕）。	1			
3	我容易心里烦乱或觉得惊恐（即惊恐）。	1			
4	我觉得我可能将要发疯（即发疯感）。	1			
5	我觉得一切都很好，也不会发生什么不幸（了解有无不幸预感）。				4
6	我手脚发抖打颤（手足颤抖）。		2		
7	我因为头痛，颈痛和背痛而苦恼（驱体疼痛）。	1			
8	我感觉容易衰弱和疲乏（乏力）。	1			
9	我觉得心平气和，并且容易安静坐着（了解有无静坐不能）。				4
10	我觉得心跳很快（心慌）。	1			
11	我因为一阵阵头晕而苦恼(头昏)。	1			
12	我有晕倒发作或觉得要晕倒似的（晕厥感）。	1			
13	我呼气吸气都感到很容易（了解有无呼吸困难）。				4
14	我手脚麻木和刺痛（手足刺痛）。	1			
15	我因为胃痛和消化不良而苦恼（胃痛或消化不良）。	1			
16	我常常要小便（尿意频数）。		2		
17	我的手常常是干燥温暖的（了解有无多汗）。				4
18	我脸红发热（面部潮红）。		2		
19	我容易入睡并且夜睡得很好（了解有无睡眠障碍）。				4
20	我做噩梦。	1			
此患者总分：43					
注：题目 5、9、13、17、19 按反向计分，其余均为正向计分。总分统计标准，将 20 个项目的各个得分相加，即得粗分，用粗分乘以 1.25 以后取整数部分，就得到标准分：SAS 标准分的分界值为 50 分，其中 50~59 分为轻度焦虑，60~69 分为中度焦虑，70 分以上为重度焦虑。					

表 3–5 GDS 抑郁筛查量表项目

项目	是 / 否
1. 你对你的生活基本满意吗?	是
2. 失掉了许多活动或者兴趣了吗?	否
3. 你觉得生活空虚吗?	否
4. 你经常觉得无聊吗?	否
5. 大部分时间你的精力充沛吗?	是
6. 你害怕一些不好的事情会发生在你身上吗?	否
7. 大部分时间内你觉得快乐吗?	是
8. 你经常觉得无助吗?	否
9. 你是否更愿意待在家里,而不是出去做一些新鲜的事情?	是(1分)
10. 你觉得有比较突出的记忆力问题吗?	是(1分)
11. 你认为目前活得很精彩吗?	是
12. 你认为你目前的生活方式毫无价值吗?	否
13. 你精力充沛吗?	否(1分)
14. 你是否认为你的处境毫无希望?	否
15. 你认为大部分人比你强吗?	否
注：每一个问题答案为 1 分。总分 15 分，<5 分为正常。	

5. 心脏功能评估

专家建议：对所有老年患者术前进行运动耐量及心血管危险性评估；若根据危险评分评估后患者的心脏并发症发生率是 3 级或 4 级，则强烈建议术前行无创试验（如运动平板试验、核素心肌灌注显像、冠状动脉 CT 造影等）评价心脏风险。

（1）非心脏手术—运动耐量评估（见表 3–6）。

表 3–6　运动耐量评估表

代谢当量（METs）	问：你能够做下列活动吗？	此患者活动
1METS	能照顾自己吗？	能
	能自己吃饭、穿衣、使用工具吗？	能
	能在院子里散步吗？	能
	能按 50~80 米 / 分速度行走吗？	能
4METs	能做简单家务（打扫房间、洗碗）吗？	能
	能上一层楼或爬小山坡吗？	否
	能快步走（100 米 / 分）吗？	能
	能短距离跑步吗？	否
	能做较重家务（拖地、搬动家具）吗？	否
10METs	能参加较剧烈活动（跳舞、游泳等）吗？	否
注：良好（>10MBTs），中等（4~10METs），差（<4METs）。良好临床危险性较小，而运动耐量差则患者耐受力差，手术危险性大。		能完成 4METs 的活动，属于中等。

（2）围术期心血管药物管理。①正在使用 β－受体阻滞剂的患者，围术期应继续使用 β－受体阻滞剂；此例患者术前并未使用 β－受体阻滞剂。②准备行非心脏手术的患者若正在用他汀类药物则继续使用；拟行血管手术的患者应该在术前开始使用他汀类药物；此例患者术前在使用他汀类药物，故无须停用。③术前使用 ACEI 或 ARB 类药物的患者在术后应继续使用；此例患者术前使用奥坦降压，血压尚可，无须停用。④需要在术前停用双联抗血小板药物的择期非心脏手术应延迟至支架植入后 12 个月以后。球囊扩张后 14 天内，不应该进行。此例患者无心脏支架植入史，故在围手术期予以停用了抗血小板药物。

6. 肺部围术期并发症的风险评估

专家建议：评估患者术后发生肺部并发症的风险；必须考虑合适的术前预防策略以降低术后肺部并发症的风险（见表 3–7）。

表 3-7 预防术后肺部并发症的术前预防策略

（1）做好详细的病史采集和体格检查，在术前应明确患者的活动耐力情况和肺部疾病情况。
（2）术前治疗并控制 COPD 和哮喘等疾病至最佳状态，对于有感染征象者，术前应加用抗生素治疗，哮喘患者在手术期应慎用 β2 受体阻滞剂，以免诱发和加重哮喘。
（3）戒烟 *，鼓励和劝说患者术前忌烟 8 周（或至少 4 周），减少气道高反应和支气管痉挛的危险。
（4）术前加强呼吸肌训练 **。
（5）尽量缩短手术时间，老年患者尽量应用腰麻和硬膜外麻醉，尽量避免气管插管，尽可能采用创伤小的手术方式。
（6）术后做好肺功能恢复锻炼，并有效地控制术后疼痛。
（7）选择性进行胸片和肺功能检查 **。
* 有关戒烟时间：研究表明，术前戒烟时间少于 8 周的志愿者术后肺部并发症发生率增加；** 根据一项关于择期 CABG 的单盲随机对照研究结果。*** 并不建议常规进行胸片和肺功能检查。

7. 卒中风险评估（Essen 量表）

专家建议：所有老年患者术前采用 Essen 量表进行卒中风险评估。Essen 量表内容：年龄 <65 岁，0 分；年龄 65~75 岁，1 分；年龄> 75 岁，2 分；高血压 1 分；糖尿病 1 分；既往心肌梗死 1 分；其他心脏病（除外心肌梗死和心房颤动）1 分；周围血管病 1 分；吸烟 1 分；既往 TIA 或缺血性卒中病史 1 分。总分 9 分，3~6 分为高度风险，6 分以上为极高危风险。此患者评分 5 分，属高风险。

8. 肾功能评估

专家建议：对于需手术的老年患者根据 CKD-EPI 公式结果来评估患者的肾功能状况及术后发生急性肾损伤的风险（见表 3-8）。此患者 EGFR:75，属肾功能轻度下降。

9. 血栓与出血风险评估

专家建议：对所有患者进行围术期血栓栓塞风险及手术出血风险评估（见表 3-9、表 3-10）。此患者在出血风险中属高危，血栓栓塞风险分层中属低危。

表 3–8　慢性肾脏病的分期和治疗计划

分期	描述	GFR［ml/（min/1.73m^2）］	治疗计划
1	肾损伤 GFR 正常	≥ 90	CKD 病因的诊断和治疗
2	肾损伤 GFR 轻度下降	60~89	治疗合并症，缓解疾病进展，减少心血管疾病危险因素，估计疾病是心血管疾病危险因素，估计疾病是否会进展及进展速度
3	GFR 中度下降	30~59	评价和治疗并发症
4	GFR 严重下降	15~29	准备肾脏替代治疗
5	肾衰竭	<15	肾脏替代治疗

表 3–9　手术出血风险评估

风险分级	手术类型
高危	颅内或脊髓手术，大血管手术（腹主动脉瘤，主股动脉搭桥），大泌尿外科手术（前列腺切除和膀胱癌切除），大的骨科手术（髋 / 膝关节置换），肺叶切除，肠胃手术，永久性起搏器或除颤器，择期手术（大结肠息肉切除）
中危	其他腹都手术，其他胸部手术，其他骨科手术，其他血管外科手术，择期小息肉切除术，前列腺穿刺
低危	腹腔镜胆囊切除术，腹腔镜修补，非白内障眼科手术，冠脉造影，胃镜或肠镜，胸穿，骨穿等
极低	拔牙，皮肤活检，白内障手术

10. 营养状态评估

专家建议：所有患者均应接受营养状态评估：BMI<18.5kg/m^2 合并一般情况较差；血清白蛋白 <3.0g/dl（无肝肾功能不全证据）；过去 6 个月内未减肥但体重下降 10%~15%；进食下降，不能达到正常进食量的 50%。如果患者合并以上任何一种情况，证明存在严重营养不良发生风险。

表 3–10 围手术期血栓栓塞风险危险分层

危险分层	机械性心脏瓣膜	房颤	静脉血栓栓塞症
高危	机械性二尖瓣或球笼 / 斜盘主动脉瓣，近期（3 个月内）的卒中或短暂性脑缺血发作	CHADS2 评分 >5，近期（3 个月内）的卒中或短暂性脑缺血发作，风湿性瓣膜心脏病	近期（3 个月内）的 VTE，显著血栓形成倾向（例如蛋白 C、蛋白 S 或抗凝血酶缺乏，抗磷脂抗体综合征，纯合子 LeidenV）
中危	双叶机械性主动脉瓣伴有下述一项或多项危险因素：房颤、卒中、或短暂性脑缺血发作、充血性心力衰竭、年龄 >75 岁	CHADS2 评分 3~4	既往 3~12 个月内的 VTE，非显著性血栓形成倾向，例如杂合了 LeidenV 子或凝血酶原基因突变，再发 VTE，活动性癌症
低危	无血栓栓塞因素的双叶机械性主动脉瓣	CHADS2 评分 0~2	12 个月以前的 VTE，具有发生 VTE 的危险因素
注：CHADS，充血性心力衰竭、高血压、年龄 >75 岁、糖尿病和卒中或短暂性脑缺血发作；VTE，静脉血栓栓塞症。发生 VTE 的危险因素：制动或卧床≥ 3 天、下肢静脉曲张、慢性心力衰竭、年龄≥ 75 岁、慢性肺疾病、糖尿病、肥胖（BMI ≥ 30kg/ ㎡）			

老年营养风险指数（GNRI）评估，为国际上推荐的适合老年人的营养评估指标。老年营养风险指数 =1.489× 白蛋白比重（g/L）+41.7×（体重 / 理想体重）。

理想体重计算公式（身高单位为厘米）:

男性 : 身高 – 100 – [（身高 – 150）/4];

女性 : 身高 – 100 – [（身高 –150）/2.5]。

根据上述公式，老年营养风险分为四级：严重风险（GNRI ＜ 82）；中度风险（82 ≤ GNRI ＜ 92），低风险（92 ≤ GNRI ＜ 98）；无风险（GNRI ＞ 98）。对于中度以上风险的患者，建议专科会诊。此患者 GNRI 为 89.7，属中风险。

结合以上评估标椎，此病例患者术前评估情况：

（1）衰弱前期（FRAIL1 分）。

（2）功能 / 体力状态良好（ADLs100 分）。

（3）有轻度跌到风险（19s，可大部分独立活动）。

（4）认知功能正常（29 分）。

（5）无焦虑、抑郁、谵妄存在。

（6）运动耐量中等（4METs）。

（7）无 COPD、哮喘等病史，无吸烟，肺部呼吸运动正常。

（8）卒中风险属高风险（ESSEN 评分：5 分）。

（9）肾功能轻度下降（EGFR:75）。

（10）血栓栓塞风险属低危；手术出血风险属高危。

（11）营养情况：89.7（中风险）。

综上所述，此例患者虽为高龄老人，存在多种疾病，多重用药的情况，但评估下来一般情况尚可，仅卒中风险及手术出血风险属高危。此后患者行手术治疗（术后病理胃肠间质瘤），过程顺利，术后予以营养支持，评估利弊后予以逐步恢复抗血小板药物，积极翻身拍背，康复训练，后患者恢复良好，顺利出院。

五、参考文献

[1] 李小鹰，曹剑，陈倩．老年患者术前评估中国专家建议（精简版）[J]. 中华老年心脑血管病杂志，2016,18（1）:19-24.

[2] 朱揽月，纪木火，杨建军，等．老年患者术前虚弱评估的研究进展 [J]. 临床麻醉学杂志，2020,36（6）:616-619.

[3] 周琴，钱燕宁．老年患者术前认知功能评估的研究进展 [J]. 临床麻醉学杂志，2019,35（4）:404-406.

[4] 朱鸣雷，刘晓红．老年患者围手术期管理 [J]. 中国实用内科杂志，2016,36（3）:227-230.

第二节　老年共病
——化繁为简，助笑口常开

一、病例资料

1. 现病史

患者顾 ××，男性，91 岁，因“跌倒致头部外伤后 1 天”入院。患者于入院前 1 天自觉头晕后出现跌倒，致头部外伤，跌倒前后无意识丧失，无视物旋转，无肢体乏力，无黑矇，无恶心、呕吐，无胸闷、胸痛，无发热，遂就诊于我院急诊，头颅 CT 示双侧基底节区及双侧脑室旁腔梗、顶部头皮软组织肿胀，未见脑出血改变。追问病史，患者 2018 年因阵发性心悸诊断为心房颤动，平素口服心律平 100mgq8h 治疗。2021 年 10 月患者出现胸前区闷痛，向左侧背部放射，就诊于外院，心电图提示 I 度房室传导阻滞，予以地高辛口服。近 1 月，患者情绪较为焦虑，偶有幻视幻听，2 周前门诊予左洛复对症治疗。患者自发病以来，食欲、精神、睡眠差，大便正常，尿频，近 1 年体重减轻 5kg，近 3 月跌倒数次。

2. 既往史

（1）有高血压病史 20 余年，目前口服苯磺酸氨氯地平 + 替米沙坦控制血压，血压时有偏低。

（2）有 2 型糖尿病史 20 余年，平时口服拜糖平 + 达格列净、皮下注射甘精胰岛素控制血糖。

（3）有前列腺肥大病史 20 余年，平时口服非那雄胺片 + 盐酸坦索罗辛缓释胶囊改善症状。

（4）有骨质疏松病史 20 余年，腰椎间盘突出 5 年，目前口服骨化三醇治疗中。

（5）有反流性食管炎 30 余年，平时口服雷贝拉唑抑酸。

（6）有脑梗死病史，长期口服利伐沙班抗凝、银杏叶片活血等治疗。

（7）有房颤病史 3 年余，目前口服普罗帕酮。

（8）2009 年行胃息肉摘除术，2010 年双眼白内障术，2012 年双眼上睑皮肤松弛矫正术。

（9）否认慢性支气管炎、肿瘤等疾病史。

3. 体格检查

身高 174cm，体重 58.2kg，BMI 19.2kg/m^2。体温 36.9℃，心率 70 次 / 分，呼吸频率 20 次 / 分，血压 93/45mmHg。神清，气平，精神尚可，头部可见软组织肿块，呈暗红色，大小约 4cm×4cm。皮肤巩膜未见黄染。两肺呼吸音稍粗，未及啰音。心律绝对不齐，第一心音强弱不等。腹软，无压痛及反跳痛，肝脾肋下未及，肝颈静脉反流征（–），移动性浊音（–）。双下肢无水肿。双侧瞳孔对称，等大等圆，直径 3mm，双侧肢体肌力 V 级，无肢体活动障碍，双侧病理征阴性。

4. 实验室及影像学检查

【实验室指标】

RBC 3.87×10^9/L，Hb 119g/L，TG 0.76mmol/L，LDL 2.13mmol/L，ALB 33g/L，Cr 71μmol/L，BUN 7.4mmol/L，eGFR-EPICr 78ml/min，NT-proBNP 28pg/ml，TNI（–），HbA1C 8%；尿比重 1.015，尿蛋白（–），尿隐血（–），尿糖（–）；大便常规、凝血功能、甲状腺功能、肿瘤系列均（–）。

【腹部超声】前列腺增生伴钙化，肝胆胰脾、双肾、双侧输尿管未见明显异常。

【心电图】窦性心律，I 度房室阻滞。

【心彩超】左室弛张功能减退。

【老年营养风险筛查 NRS-2002】3 分。

【老年衰弱筛查量表（FRAIL）】5 分。

5. 目前用药方案如表 3-11 所示。

表 3-11 目前用药方案

【早餐前】	雷贝拉唑 络活喜 美卡素 美托洛尔缓释片	1 粒 5mg 80mg 23.75mg
【早餐时】	阿卡波糖	100mg
【早餐后】	达格列净 呋噻米 螺内酯 地高辛 氯化钾缓释片 复方消化酶胶囊 罗盖全 拜瑞妥 银杏叶片 心律平	1 粒 1 粒 1 粒 0.5 粒 1 粒 2 粒 1 粒 15mg 1 粒 50mg
【午餐时】	阿卡波糖	100mg
【午餐后】	氯化钾缓释片 复方消化酶胶囊 银杏叶片 心律平	1 粒 2 粒 1 粒 50mg
【下午 4 时】	呋噻米 螺内酯 美卡素	1 粒 1 粒 80mg
【晚餐时】	阿卡波糖	100mg
【晚餐后】	保列治 哈乐 氯化钾缓释片 复方消化酶胶囊 银杏叶片 心律平	1 粒 1 粒 1 粒 2 粒 1 粒 50mg
【晚 21 时】	来得时皮下注射	10U

二、主要诊断

1. 病史特点

（1）患者老年男性，根据患者及家属对近期情况的描述，表现为饮食、睡眠、精神差，营养风险筛查提示营养不良。

（2）患者高龄，基础疾病较多，呈现多病共存状态，服用药物多达 10 余种，且有重复倾向，为多重用药。

（3）根据患者衰弱筛查量表结果，评定为衰弱，自主活动能力下降，反复跌倒。

2. 入院诊断

（1）疾病诊断：①头部皮下血肿；②低钠血症；③冠状动脉粥样硬化性心脏病，阵发性心房颤动，心功能Ⅱ－Ⅲ级（NYHA 分级）；④腔隙性脑梗死；⑤高血压病 3 级（很高危）；⑥ 2 型糖尿病；⑦前列腺增生；⑧骨质疏松；⑨返流性食管炎；⑩双眼人工晶体植入术后；

（2）老年综合征诊断：①多重用药；②营养不良；③衰弱；④睡眠障碍；⑤跌倒。

3. 鉴别诊断

（1）帽状腱膜下血肿。这是由小动脉或血管破裂导致的血肿类型。帽状腱膜下层组织比较疏松，血液容易向各个方向扩张，甚至充满整个帽状腱膜下层，使患者的头顶明显增大。这种血肿类型比较严重，含血量可达到几百毫升，不能自行吸收，一定要及时进行治疗。

（2）骨膜下血肿。这是比较严重的头皮血肿，发生在头颅遭受钝性损伤时，比如新生儿产伤、婴幼儿乒乓球凹陷样颅骨骨折等，有明显的变形症状。由于局部骨膜剥离，骨膜在颅缝处附着牢固，所以血肿的范围不会超过颅缝。在婴儿期，陈旧的血肿使得外围和骨膜增厚或者骨化，形成骨性囊肿。

三、处理方案及疗效观察

经临床医师与临床药师根据患者情况讨论后调整用药如表 3–12 所示。

表 3–12 调整后用药方案

【早餐前】	络活喜 美托洛尔缓释片	5mg 23.75mg
【早餐时】	阿卡波糖	100mg
【早餐后】	达格列净 地高辛 罗盖全 拜瑞妥	1 粒 0.5 粒 1 粒 15mg
【午餐时】	阿卡波糖	100mg
【晚餐时】	阿卡波糖	100mg
【晚餐后】	保列治 哈乐	1 粒 1 粒
【晚 21 时】	来得时皮下注射	10U

疗效观察：

经过积极治疗，患者乏力、食欲缺乏改善，夜间睡眠改善，每天额外进食 500ml 肠内营养液加强营养支持，血白蛋白上升至正常范围；体重增加 3kg；简化了口服药物，服药的心理负担明显减轻，且患者调整药物后低血压有效改善，空腹及餐后血糖控制良好；鼓励患者每天在家属陪伴下在病房行走活动，多与病患朋友交流，患者心情好了，吃得下，睡得着，情绪好，笑口常开。多病共存，多重用药，常伴有衰弱、营养不良、易跌倒等多个老年综合征，是高龄老年人的共性。临床医生需要对老人的躯体疾病、老年综合征、功能状态、心理问题、社会支持等进行综合评估，综合干预。长期规范慢病管理，延缓患者生理功能下降，提高患者生活质量，让患者老有所医，老有所养。

四、要点分析

（一）老年共病

1. 血压管理

表 3–13　根据《中国高血压防治指南 2018 修订版》中关于血压管理的部分内容整理而成

推荐	推荐类别	证据水平
年龄≥ 65 岁，血压≥ 140/90mmHg，在生活方式干预的同时启动降压药物治疗，将血压降至 140/90mmHg 以下。	Ⅰ类	A 级
年龄≥ 80 岁，血压 150 ≥ /90mmHg，即启动降压药物治疗，首先应将血压降至 150 ≥ /90mmHg 以下，若耐受性良好，则进一步将血压降至 140/90mmHg。	Ⅱ a 类	B 级
经评估确定为衰弱的高龄高血压患者，血压≥ 160/90mmHg，应启动降压药物治疗，收缩压控制目标＜ 150mmHg，但尽量不低于 130mmHg。	Ⅱ a 类	C 级
如果患者对降压治疗耐受性良好，不应停止降压治疗。	Ⅲ类	A 级

本病例患者跌倒的危险因素主 要是体位性低血压、衰弱、营养不良。预防措施如下：①避免血压过低；②加强防跌倒宣传教育；③做好防范措施；④适当活动，加强营养支持。

本病例患者入院前血压偏低，考虑与多种降压药物同时使用相关，故结合患者年龄、疾病等情况，调整、减少服用药物。

2. 控制血糖

根据中国老年糖尿病诊疗指南（2021），需对老年糖尿病患者健康状态进行多学科综合评估，包括：共患疾病情况、肝肾功能、用药情况、认知情况、精神状态、营养状况等。可接受标准：糖化血红蛋白 8.0%~8.5%，空腹血糖 5.0~8.5mmol/L，餐后 2h 血糖 <13.9mmol/L。

本病例中患者手指血糖及静脉血糖控制情况良好，没有血糖过低或者过高情况，目前服用药物种类可接受，故维持原治疗方案。

3. 抗凝治疗

老年房颤患者的血栓时间表现为“复杂血栓”，即多系统、多部位的血栓时间。抗凝是老年房颤患者治疗中的重要一环，临床医生需要谨慎评估患者的肾功能分级和出血风险分层，新型口服抗凝药物是老年房颤抗凝的优选方案。超过 75 岁的患者抗凝强度酌减。

4. 控制心室率

老年房颤患者管理——“率”与“律”的选择：多数情况下，老年患者优先选择心室率控制，同时应避免心室率过低，尤其是夜间平均心率。

（二）老年综合征

1. 多重用药管理

（1）联合用药应注意剂量个体化。老年人用药反应的个体差异比年轻人更为突出，用药要遵循从小剂量开始，逐渐达到适宜的个体最佳剂量。

（2）联合用药应“少而精”。能单药治疗，不联合用药；在保证疗效的情况下，联合用药时尽量减少用药的数量，优先选择相互作用少的药物。本病例中充分遵循多重用药管理原则，提高了患者服药的依从性，进而改善了患者生活质量。

（3）根据各种药物时间生物学和时辰药理学的原理，选择药物各自的最佳服药剂量和时间，延长联合用药的时间间隔，在保证疗效的同时，降低药物相互作用的风险。

（4）向患者告知所处方药物的不良反应及发生药物相互作用的可能性。

2. 衰弱干预

衰弱定义：指老年人生理储备下降、机体易损性增加、抗应激能力减退的非特异性状态。外界小刺激即可引起衰弱老年人的不良临床事件发生。

危害：增加临床负性事件，如跌倒、谵妄和失能的发生风险。

干预：对可干预因素进行干预，减少医源性损害。

3. 营养不良的干预

针对本病例，增加肠内营养干预，每天增加口服营养液

500mL，加强营养支持，患者营养状况得到改善，全身状况进一步好转，提高了机体抵抗力，改善了机体状态。

4. 防跌倒

五、参考文献

[1] 中国高血压防治指南修订委员会，高血压联盟（中国），中华医学会心血管病学分会，等．中国高血压防治指南（2018年修订版）[J]. 中国心血管杂志，2019,24（1）:24-56.

[2] 中国老年医学中心，中华医学会老年医学分会，中国老年保健协会糖尿病专业委员会．中国老年糖尿病诊疗指南（2021）[J]. 中华老年医学杂志．2021,40（1）:1-33.

[3] 中国老年保健医学研究会老年内分泌与代谢病分会，中国毒理学会临床毒理专业委员会．老年人多重用药安全管理专家共识 [J]. 中国全科医学，2018,21（29）:3533-3544.

第三节　躯体症状障碍

——心病心治，重塑身心健康

一、病历资料

1. 现病史

患者女性，67岁，退休纺织工人，初中文化。因“周身不适，担心生病6个月”入院。6个月前患者与儿媳争执未果后逐渐开始出现周身不适，位置不固定，有时腹胀、食欲不振，有时有咽部异物感，有时手心出汗、手脚麻木，有时感心悸。反复就诊于各大医院消化科、心血管内科、内分泌科、耳鼻喉科、神经内科等科室。除胃镜检查发现“浅表性胃炎”外，余查体及实验室常规检查均未见明显异常。尽管医生反复保证其身体并无大碍，但患者躯体症状始终存在，并逐渐开始担心身体是否生了某种大病，未检查出来，要求进一步检查。神经内科医生建议患者到精神科就诊，患者持怀疑态度，认为自己不可能是“脑子有病”。后经家属反复劝说，患者同意来精神科住院。患者发病以来，精神紧张焦虑，食欲不振，大小便正常，入睡困难，体重下降3kg。

2. 既往史

既往体健，否认高血压、糖尿病等慢性病史，否认肝炎、结核等传染病史，否认外伤手术史，否认输血史，否认放射、化学等有害物质接触史，预防接种史随当地，否认过敏史。

3. 体格检查

体格检查未及明显异常。精神检查发现其意识清，仪态整，定向全，注意力集中，接触合作，对答切题。内感性不适，未及错觉、幻觉及感知觉综合障碍。思维连贯，未及妄想等思维内容障碍，未及思维逻辑及思维属性障碍。情绪焦虑，易激惹，情感反应协调。坐立不安。意志要求可，记忆力可，智能可，自知力存在。

4. 实验室及影像学检查

外院胃镜示浅表性胃炎，入院心电图示“窦性心动过速，心率 110 次 / 分”。余实验室及影像学检查检查未见明显异常。

心理评估：健康问卷躯体症状群量表（PHQ-15）21 分，严重躯体症状。焦虑自评量表（SAS）65 分，中度焦虑症状。

二、主要诊断

1. 病史特点

患者为老年女性，6 个月前生活事件后出现多种躯体症状，部位不固定，各科室检查未见明显异常，随之担心身体生病，焦虑紧张，反复就诊。

2. 入院诊断

躯体症状障碍：患者以存在躯体症状为特征，这些躯体症状对个体造成了痛苦，并导致个体对于这些症状过度地关注，表现为反复就诊。病程已达 6 个月。

3. 鉴别诊断

（1） 躯体疾病：这类疾病早期不一定能找到客观的医学证据，但最终能找到，需谨慎排除。但患者躯体症状多样、部位不固定，未呈持续加重趋势，且起病有精神诱因，反复多次实验室及影像学检查未发现明显异常，病程达 6 个月。故目前不考虑严重躯体疾病可能。

（2）焦虑障碍：焦虑障碍可伴随不同程度的躯体症状，故需鉴别。但焦虑障碍以焦虑的核心症状——忧虑或恐惧为主，躯体症状通常较轻。而患者以各种躯体症状为主且为首发症状，焦虑情绪是因担心躯体症状为某种未发现的大病导致，并非原发症状，故不诊断焦虑障碍。

三、处理方案

（1）护理：基础护理，普食。

（2）心理评估：健康问卷躯体症状群量表每周一次，评估其躯体症状变化；焦虑自评量表每周一次，评估其焦虑程度变化；药物不良反应量表每周一次，评估其药物不良反应。

（3）药物治疗方案：度洛西汀每日 30mg，早餐后口服，治疗躯体症状；阿普唑仑早 0.1mg、午 0.1mg、晚 0.2mg 口服，抗焦虑、助眠。

（4）心理治疗方案：家庭治疗每周一次。针对其婆媳关系问题，与儿子、儿媳一同行家庭治疗。

四、要点分析

（1）躯体症状障碍患者通常意识不到自己的问题是心理问题，通常就诊于综合医院与其症状相关的科室。由于患者躯体症状确凿，非精神、心理专科医生常担心遗漏躯体疾病，若缺乏相关精神医学知识，常不能及时转诊。像本案例患者一样，本病的躯体症状通常位置不固定，躯体疾病诊断通常无法解释其全部症状，有相关诊治经验或知识的医师可考虑到精神心理疾病的可能而转诊。

（2）躯体症状障碍的这些症状往往是社会、个人事件的转移和替代。治疗的第一步是在建立良好医患同盟的基础上，承认患者的痛苦，行全面的评估，排除真正的躯体疾病；随后，从积极的角度向患者解释躯体症状障碍，患者不是“脑子有病”、“精神病”，只是一种通常意义上的疾病，不会导致躯体或精神残疾，更不会死亡；最后，通过对其人际关系、职业和家庭等方面的全面评估，指出其疾病缺乏躯体疾病的证据，可能与应激因素有关。

（3）若患者有明确的社会心理因素诱因，心理治疗是必要的，人际关系治疗、家庭治疗、认知行为治疗、精神动力学治疗、催眠治疗等均有效。本例患者病前与儿媳发生矛盾，争执未果，可能为疾病诱因，行家庭治疗是合理且必要的。因躯体症状障碍有一定的神经病理学基础，涉及 5- 羟色胺、多巴胺及去甲肾上腺素神经递质紊乱，药物可选用 5- 羟色胺和去甲肾上腺素再摄取抑制剂，如度洛西汀、文拉法辛、米那普仑等；或选择性 5- 羟色胺再摄取抑制剂，如氟西汀、帕罗西汀舍曲林、氟伏沙明、西酞普兰等药物治疗。若患者焦虑严重，可适当辅以苯二氮䓬类，如阿普唑仑、艾司唑仑、劳拉西泮、氯硝西泮、地西泮等；或 5- 羟色胺 1A 受体激动剂，如丁螺环酮、坦度螺酮等抗焦虑药物治疗。

第四节 肌肉减少症

——当“肌少症”遇上“营养不良”

一、病历资料

1. 现病史

患者女性，70岁，近半年无明显诱因下出现非意愿性体重下降，共下降约2kg，伴乏力，患者近期饮食情况正常，饮食量无明显变化，每日散步约20分钟，排便习惯无明显改变。追问病史，患者成年后最高体重约42kg，年轻时不喜运动，近两年有2次跌倒史。

2. 既往史

（1）有慢性结肠炎、慢性萎缩性胃炎、腔隙性脑梗死病史，否认冠心病、高血压、2型糖尿病等疾病史，目前无慢性病用药。

（2）患者为独居老人，育有一女，绝经年龄50岁。

（3）否认吸烟、饮酒史。

3. 体格检查

身高158cm，体重34kg，BMI13.6kg/m^2，T36.5℃，P72次/分，R18次/分，BP122/72mmHg。神清，精神可，体型消瘦，口腔检查正常，全身浅表淋巴结未触及肿大，胸廓对称，双肺呼吸音清，未及明显干、湿啰音，心率72次/分，律齐，未及杂音，舟状腹，腹软，无压痛及反跳痛，肝脾未及肿大，未触及包块，双下肢无水肿。

4. 实验室及影像学检查

【血常规、CRP】

WBC 2.41×109/L ↓，N% 39.0% ↓，L% 51.9% ↑，Hb 127g/L，PLT 250×10^9/L，CRP<0.5mg/L。

【糖代谢】

空腹血糖 4.47mmol/L，糖化血红蛋白 4.1%，空腹胰岛素 0.91μIU/mL，空腹 C 肽 1.05ng/mL，糖化白蛋白 15.09%。

【脂代谢】

TG 0.54mmol/L，TC 6.02mmol/L ↑，LDL 3.94mmol/L ↑，HDL 1.89mmol/L，FFA 0.67mmol/L ↑。

【肝、肾功能】

ALT 8U/L，AST 14U/L，TB 15.0μmol/L，DB 3.5μmol/L，CK 38U/L ↓，BUN 3.80mmol/L，UA 179μmol/L，Cr 36.0μmol/L ↓。

【营养指标】

ALB 47.5g/L，PA 180.1mg/L，叶酸 12.3μg/L，维生素 B_{12} 279pg/ml，维生素 A 0.48μmol/L，维生素 B_1 79.69nmol/L，维生素 B_2 204.56μg/L，维生素 B_6 15.21nmol/L，维生素 B_9 15.25nmol/L，维生素 C 34.38μmol/L，维生素 E 11.98μg/mL，血清铁 23.6μmol/L，总铁结合力 43.6μmol/L，铁蛋白 113.1μg/L。

【内分泌激素】

生长激素 0.848ng/mL，TSH 1.04mIU/L，$FT_3$3.35pmol/L，$FT_4$17.9pmol/L，TG-Ab 103IU/mL，TR-Ab <0.8IU/L，TPO-Ab <0.8IU/L，降钙素 0.97pg/mL，PTH 83.4pg/mL，黄体生成素 21.03IU/L，垂体泌乳素 6.76ng/mL，孕酮 2.07nmol/L，睾酮 0.92nmol/L，促肾上腺皮质激素 7.53pg/mL，皮质醇 353.63nmol/L。

【骨代谢】25- 羟基维生素 D 21.1ng/mL，β－胶原特殊序列 230.5pg/mL，骨钙素 7.78ng/mL。

【电解质】钾 3.92mmol/L，钠 145.9mmol/L，氯 106.7mmol/L，钙 2.31mmol/L，磷 0.98mmol/L，镁 1.06mmol/L ↑。

【心肌酶谱】CK40U/L，CK-MB1.9ng/ml。

【肿瘤标记物】阴性。

【颈动脉超声】双侧颈动脉内膜面毛糙伴斑块形成。

【甲状腺超声】甲状腺轻度弥漫性改变，甲状腺左叶上极实性结节伴钙化（TI-RADS4b 级），甲状腺双叶多发囊实性结节（TI-RADS3 级），双侧甲状旁腺区未见明显异常，双侧颈部未见明显肿大淋巴结。

【骨密度超声】正常。

【腹部 CT】肝脏及右肾囊肿可能，脾脏小钙化灶，脾门区钙化小结节样影，子宫多发肌瘤可能。

【肌少症相关筛查和诊断】小腿围（左、右）27.4cm（女性 <33cm 为筛查阳性）。

【SARC-CalF 评分】12 分（≥ 11 分为筛查阳性）。

【生物电阻抗法测定的骨骼肌质量指数（SMI）】4.3kg/m^2（女性 <5.7kg/m^2 为肌肉含量减少）。

【握力】13.1kg（女性 <18kg 为肌肉力量下降）。

【起坐试验时间】12.59s（≥ 12s 为躯体功能下降）。

【营养评估】MNF-SF 评分 8 分，提示存在营养不良风险。

【生物电阻抗法测定的体成分】提示体脂百分比 11.8%。

【体育活动等级量表（PARS-3）】12 分。

【日常生活能力（ADL）评分】100 分，表示日常生活活动能力良好，不需要依赖他人。

二、主要诊断

1. 病史特点

（1）患者为老年女性，极度消瘦体型（BMI：13.6kg/m^2），存在非意愿性体重下降、反复跌倒、乏力等临床表现，运动量较少，饮食、排便情况正常。

（2）既往有慢性结肠炎、慢性萎缩性胃炎、腔隙性脑梗死病史。

（3）实验室及影像学检查：提示存在高脂血症、颈动脉斑块、甲状腺结节，基本排除恶性肿瘤、器官衰竭、神经系统疾患、糖尿病、甲亢等疾病。

（4）肌少症相关的筛查和诊断指标：SMI4.3kg/m^2、握力 13.1kg、起坐试验时间 12.59s、小腿围 27.4cm、SARC-CalF 评分 12 分。

（5）营养和运动情况：MNF-SF 评分 8 分、体育活动等级量表（PARS-3）12 分、日常生活能力（ADL）评分 100 分。

2. 入院诊断

（1）严重肌少症。

（2）高脂血症。

（3）颈动脉斑块。

（4）腔隙性脑梗死。

（5）甲状腺结节。

（6）慢性结肠炎。

（7）慢性萎缩性胃炎。

3. 鉴别诊断

根据 2019 年亚洲肌少症工作组（AWGS）最新共识中的肌少症诊断流程（详见图 3-2），该患者符合肌肉含量减少、肌肉力量下降、躯体功能下降，严重肌少症诊断成立。

肌少症按病因可分为原发性和继发性：多数情况下，肌少症主要由衰老引起，原发性肌少症指无其他具体的致病原因，而主要与年龄有关；继发性肌少症指除老化以外具有其他明显的致病原因，肌少症可继发于全身疾病，包括炎症状态（如恶性肿瘤、器官衰竭等）、骨关节炎、神经系统疾病、内分泌代谢疾病等，此外，不活动（制动或卧床、身体残疾）和营养失调（摄入减少、营养不足或吸收不良、药物相关厌食、营养过剩 / 肥胖）也是重要的继发性病因。该患者的肌少症病因除考虑老化的原发性因素之外，已基本排除上述疾病状态，但患者的 MNF-SF 评分提示营养不良风险，同时该患者除肌肉含量减少之外，还存在体脂肪含量减少，需要考虑营养失调的继发性病因，称为“营养不良相关性肌少症”。因此该患者的肌少症病因为老化和营养不良。

三、处理方案

1. 处理基本原则

肌少症患者的营养管理，相关指南中提及足量优质蛋白质的补充非常关键，严重肌少症患者，在肾功能正常的情况下，每日蛋白质摄入量建议达到 1.5 克 /（千克体重），以及其他肌少症的干预措施包括乳清蛋白、亮氨酸及其代谢产物等；存在营养不良或营养风险的肌少症患者在自由进食的同时，可进行口服营养补充（ONS）（详见图 3–3）。

2. 具体处理方案

患者为严重肌少症，MNF–SF 评分 8 分，存在营养不良风险，BMI 仅 13.6kg/m^2，建议患者自我记录饮食日记，计算得出患者目前每日总能量摄入为 750~800kcal（不足目标摄入量的 80%），每日蛋白质摄入量为 0.9 克 /（千克体重）。具体营养和运动处方如下：

（1）营养处方：在原有饮食基础上增加口服肠内营养粉剂（TP）3 勺 tid，总能量 376kcal，蛋白质 13.3g（酪蛋白、大豆蛋白），以及口服分离乳清蛋白粉 1 勺 qd，总能量 88kcal，乳清蛋白 20g。每日总能量增量 464kcal，优质蛋白质摄入增量 33.3g，使该患者的总能量摄入达到 1200~1300kcal/d，每日蛋白质摄入量约为 1.8 克 /（千克体重），其中包括乳清蛋白 20g/d。

（2）运动处方：选择以抗阻运动为基础的运动方式（坐位抬腿、静力靠墙蹲、举哑铃、拉弹力带等），隔天进行，每周 3 天，每次 20~30 分钟；每天 30 分钟轻 – 中等强度有氧运动；减少静坐 / 卧，增加日常身体活动量。

在干预过程中由专科护士进行具体指导和随访。

3. 患者转归

干预 6 个月后，患者的体重由 34kg 增加至 35.9kg，SMI 由 4.3kg/m^2 增加至 4.7kg/m^2，值得注意的是，患者的肌肉力量和躯体功能在干预 3 个月时就得以明显改善，握力由 13.1kg 增加至 18.2kg，起坐试验时间由 12.59s 降低至 8.06s，干预 6 个月时握力为 20.4kg，起坐试验时间为 8.00s。

四、要点分析

1. 肌肉减少症的定义、危害和流行病学

肌肉减少症（Sarcopenia，简称“肌少症”）是一种增龄性疾病，它的定义为与年龄相关的肌肉质量减少，同时存在肌肉力量和

（或）躯体功能下降。2016 年 10 月，肌少症已经被正式纳入国际疾病分类 ICD–10 疾病编码（M62.8）。肌少症是老年人的一种常见疾病，纳入超过 2000 名≥ 65 岁亚洲老年人的流行病学研究显示，肌少症的发生率为 7.3%~9.4%。肌少症导致老年人活动障碍、跌倒、骨折，增加老年人的住院率及医疗花费，严重影响老年人的生活质量，是老年人致残、致死的主要原因之一。因此在老年人群中进行肌少症的筛查非常重要和必要。

2. 肌肉减少症的诊断和病因筛查

EWGSOP2018 提出肌少症诊断途径是：病例发现—评估—确认—严重程度评价，AWGS2019 参考了 EWGSOP2018 制定的肌少症诊断流程，并且进一步给出适用于社区基层医疗机构和医院及研究机构的诊疗路径（见图 3–2）。AWGS2019 较 EWGSOP2018 在诊断策略上略有不同，EWGSOP2018 的肌少症定义强调肌肉力量是首要指标，在肌肉力量下降的同时有肌肉质量下降可诊断为肌少症，因躯体功能下降与不良预后相关，可作为评价肌少症的严重程度。相比 EWGSOP2018，AWGS2019 认为肌肉力量和躯体功能下降均是肌肉质量下降的结果，而且对预后有不良影响，因此只要肌力或躯体功能下降合并肌肉质量下降即可诊断肌少症，若肌力和躯体功能同时下降并且肌肉质量下降，则为严重肌少症。明确诊断为肌少症的患者需考虑除老化之外的其他病因，应进行继发性病因筛查，包括明确疾病状态、评估营养和活动情况等，并针对可逆性病因，提供恰当的个体化干预方案。

3. 肌肉减少症的治疗

临床上需要根据肌少症患者的体成分情况和实际状况，提供规范化、精细化的诊治，并开具个体化的治疗处方；为存在营养不良或营养风险的肌少症患者制定 ONS 方案时，应充分考虑总能量摄入、蛋白质摄入总量及优质蛋白组分。肌少症患者应选择高氨基酸 / 蛋白质含量、高维生素 D 含量、高多不饱和脂肪酸（主要是高 ω–3 脂肪酸）、高抗氧化素含量的制剂，尤其应将必需氨基酸含量作为首要选择标准，对于明确诊断的肌少症患者建议每日蛋白质摄入量达到 1.2~1.5g/kg · d，严重肌少症患者每日蛋白质摄入量则需要补充到 1.5g/kg · d 以上。当肌少症患者合并营养不良或营养风险，进食量不足目标量［推荐目标量 20~30kcal/kg · d］的 80% 时，推荐 ONS，ONS 制剂摄入量 400~600kcal/d，应在两餐间服用。鉴于目前临床上所使用的 ONS 制剂多为整蛋白型，推荐摄入以动物蛋白（如乳清蛋白、酪蛋白等）为其主要蛋白质来源的口服营养补充剂，富含蛋白质的 ONS 制剂可弥补老年人日常饮食中蛋白质摄入的不足，从而维持和增加肌肉质量及力量。

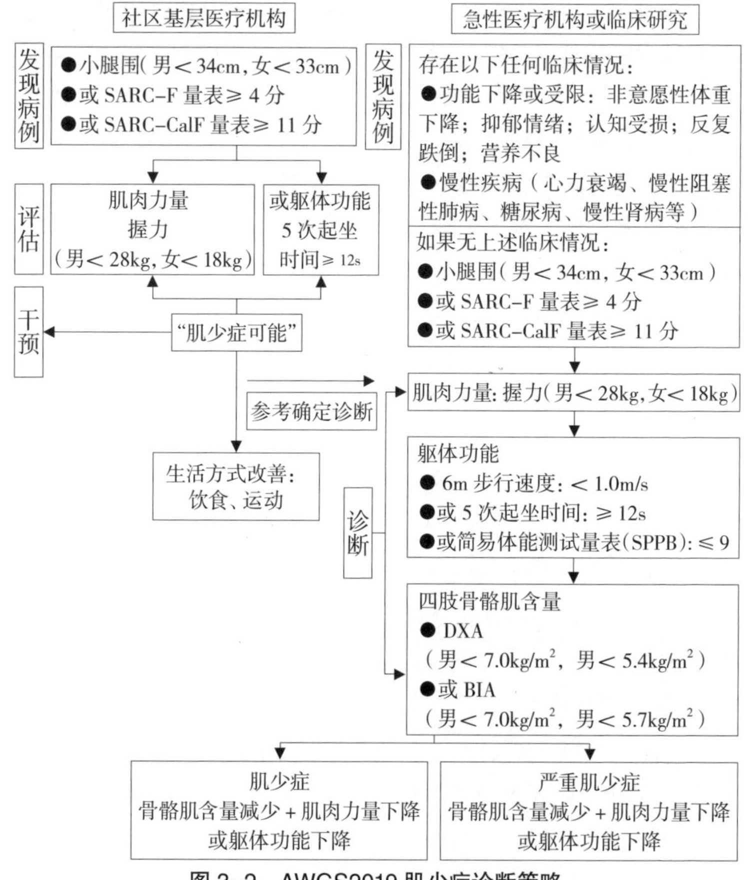

图 3-2　AWGS2019 肌少症诊断策略

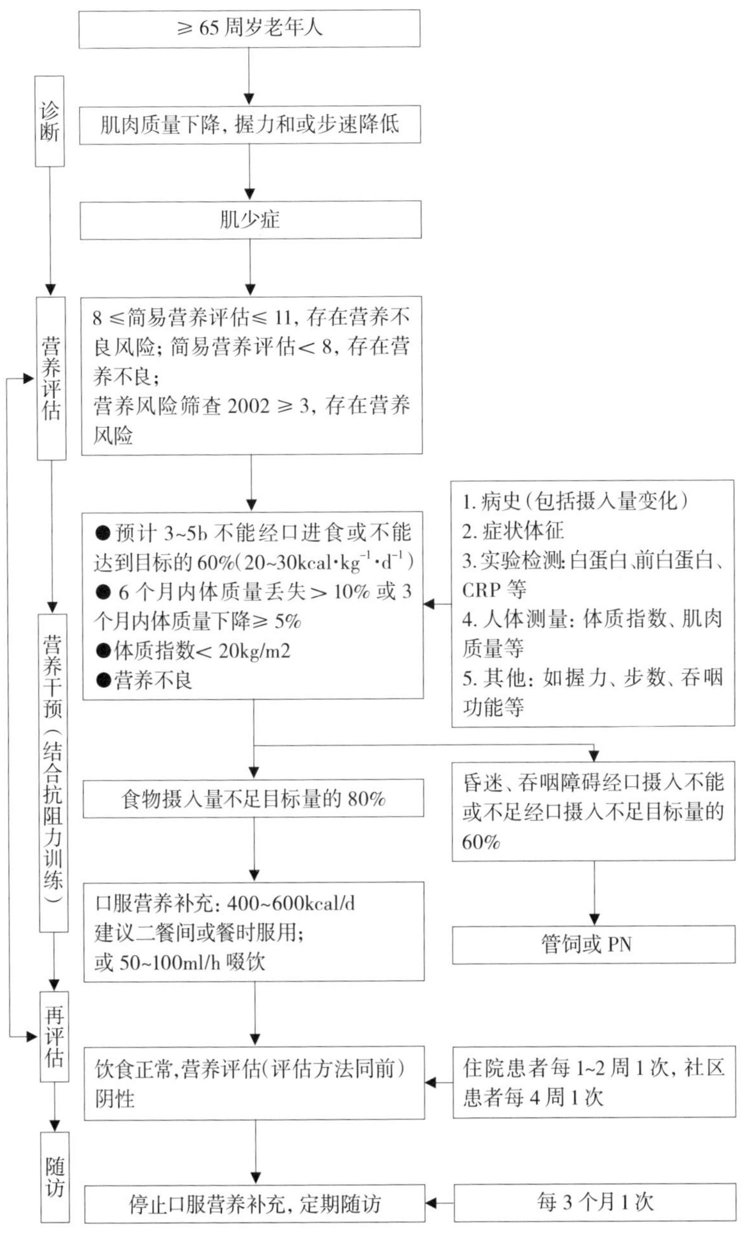

图 3-3 老年肌少症口服营养补充临床实施流程图

五、参考文献

[1]ChenLK,WooJ,AssantachaiP,etal.AsianWorkingGroupforSarcopenia:2019ConsensusUpdateonSarcopeniaDiagnosisandTreatment[J].JAmMedDirAssoc,2020,21（3）:300-307.e302.

[2]刘娟，丁清清，周白瑜，等．中国老年人肌少症诊疗专家共识（2021）[J].中华老年医学杂志,2021,40（8）:943-952.

[3]DentE,MorleyJE,Cruz-JentoftAJ,etal.InternationalClinicalPracticeGuidelinesforSarcopenia（ICFSR）:Screening,DiagnosisandManagement[J].JNutrHealthAging.2018,22（10）:1148-1161.

[4]中华医学会老年医学分会，《中华老年医学杂志》编辑委员会．老年人肌少症口服营养补充中国专家共识（2019）[J].中华老年医学杂志.2019,38（11）:1193-1197.

[5]AnkerSD,MorleyJE,vonHaehlingS.WelcometotheICD-10codeforsarcopenia[J].JCachexiaSarcopeniaMuscle.2016,7（5）:512-514.

[6]YuR,LeungJ,WooJ.SarcopeniacombinedwithFRAXprobabilitiesimprovesfractureriskpredictioninolderChinesemen[J].JAmMedDirAssoc.2014,15（12）:918-923.

[7]WooJ,LeungJ,MorleyJE.Definingsarcopeniaintermsofincidentadverseoutcomes.JAmMedDirAssoc.2015,16（3）:247-252.

[8]Cruz-JentoftAJ,BahatG,BauerJ,etal:Sarcopenia:revisedEuropeanconsensusondefinitionanddiagnosis.Ageandageing2019,48（1）:16-31.

第五节 骨质疏松

——预防“沉默的杀手”

一、病历资料

1. 现病史

患者女性，75 岁。因负重后出现腰背痛于骨科就诊提示腰椎压缩性骨折，行骨水泥（PVP）术，术后骨科医生建议来骨质疏松专科就诊。进一步追问病史，患者近几年自觉身高逐渐缩短（具体未测量），平素时有小腿抽筋痛，余无不适主诉。饮食方面，患者平时吃素为主，很少喝牛奶，很少出门走动，以在家中做家务为主要活动。

2. 既往史

（1）有高血压病史。

（2）否认消化道溃疡、食管狭窄、失弛缓、反流性食管炎、糖尿病、冠心病、甲亢、甲减、肿瘤、泌尿系统结石病史。

（3）患者绝经年龄 50 岁。

3. 体格检查

身高 158cm，体重 48kg，BMI 19.2kg/m^2，T 36.5℃，P 72 次 / 分，R 18 次 / 分，BP 140/85mmHg。神清，气平，全身浅表淋巴结未触及肿大，胸廓对称，双肺呼吸音清，未及明显干湿啰音，心率 72 次 / 分，心律齐，未及杂音，腹软，无压痛及反跳痛，肝脾肋下未及，双下肢无水肿。脊柱压痛、叩击痛（–）。

4. 实验室及影像学检查

【骨代谢】

25–羟基维生素 D 11.2ng/mL，β–胶原特殊序列 990.8pg/mL，

骨钙素 20.52ng/mL，维生素 D_2<0.5ng/mL 维生素 $D_3$9.6ng/mL。

【血常规、CRP】

WBC 4.5 × 109/L，N% 55.0%，Hb 130g/L，PLT 262 × 109/L，CRP <0.5mg/L。

【肝、肾功能】

ALT 13U/L，AST 20U/L，ALP 93U/L，TB 13.0 μ mol/L，DB 3.8 μ mol/L，CK 46U/L，BUN 3.90mmol/L，UA 230 μ mol/L，Cr 48.0 μ mol/L。

【甲状腺功能及甲状旁腺素】

TSH 1.15mIU/L，FT_3 3.40pmol/L，FT_4 16.9pmol/L，TG-Ab 105IU/mL，TR-Ab <0.8IU/L，TPO-Ab <0.8IU/L，降钙素 0.97pg/mL，PTH 79.2pg/mL。

【内分泌激素】

生长激素 0.131ng/mL，黄体生成素 14.72IU/L，垂体泌乳素 6.28ng/mL，孕酮 3.69nmol/L，促肾上腺皮质激素 7.53pg/mL，皮质醇 520.3nmol/L，促卵泡生成激素 61.65ng/mL，雌二醇 55.1pmol/L。

【糖代谢】

空腹血糖 5.22mmol/L，糖化血红蛋白 5.2%，糖化白蛋白 16.10%。

【脂代谢】

TG0.56mmol/L，TC6.54mmol/L，LDL3.82mmol/L，HDL1.54mmol/L，FFA0.62mmol/L。

【营养指标】

ALB35.6g/L，前白蛋白 180.1mg/L，钾 4.5mmol/L，钠 145.6mmol/L，氯 106.2mmol/L，钙 2.36mmol/L，磷 0.98mmol/L，镁 1.08mmol/L，铁蛋白 5.3 μ g/L，ESR10mm/h。

【肿瘤标记物】阴性。

【骨密度 DXA】股骨颈左 -2.3，右 -2.1；全部左 -2.4，右 -1.9；腰椎 L1-2.6，L2-3.2，L3-3.0，L4-2.7。

【甲状腺及甲状旁腺超声】甲状腺轻度弥漫性改变，甲状腺双叶多发囊实性结节（TI-RADS3 级），双侧颈静脉未见明显异常，双侧甲状旁腺区未见明显异常，双侧颈部未见明显肿大淋巴结。

【泌尿系统 B 超】未见异常。

【腰椎 CT】腰椎术后改变、腰椎退行性变、曲度变直，腰椎间盘变性。

二、主要诊断

1. 病史特点

（1）患者女性，75 岁。

（2）患者有身高缩短、小腿抽筋痛的症状，此次因负重后发生腰椎脆性骨折来门诊进行检查。饮食习惯以吃素为主，很少喝牛奶，很少出门走动。

（3）既往史：有高血压病史，绝经年龄 50 岁。

（4）体格检查：身高 158cm，体重 48kg，BMI19.2kg/m^2，脊柱压痛、叩击痛（–）。

（5）辅助检查：骨密度 T 值 <–2.5，25– 羟基维生素 D 11.2ng/mL，β – 胶原特殊序列 990.8pg/mL，骨钙素 20.52ng/mL，维生素 D_2 <0.5ng/mL，维生素 D_3 9.6ng/mL；腰椎 CT 提示腰椎术后改变。

2. 初步诊断

（1）原发性骨质疏松。

（2）骨质疏松性椎体压缩性骨折术（腰椎 PVP 术）后。

（3）高血压病。

3. 鉴别诊断

（1）继发性骨质疏松症：由多种后天因素或疾病导致的骨质疏松，多见于内分泌代谢疾病、结缔组织疾病、肾脏疾病和药物等原因所致，通过相应原发病的检查可确诊。

（2）强直性脊柱炎：是一种慢性炎症性疾病，主要侵犯骶髂关节、脊柱、脊柱旁软组织及外周关节，可伴发关节外表现。可通过影像学、血 HLA-B27、血沉、免疫指标等鉴别。

三、处理方案

1. 健康宣教

（1）饮食指导：含钙质、低盐和适量蛋白质的均衡膳食，戒烟、限酒、避免过量饮用咖啡因和碳酸饮料饮品。

（2）运动指导：多晒太阳和适当户外运动，应避免过度负重和身体过度扭曲、预防跌倒；在康复专业指导下行腰背部肌肉力量训练和平衡训练。

2. 药物治疗

（1）基础治疗：钙剂和维生素 D 的摄入。

（2）抗骨质疏松药物：阿仑膦酸钠，每周一次，每次一粒，空腹服用。

3. 随访指导

（1）定期复查血常规、肝肾功能、血钙磷镁、25 羟维生素 D、骨代谢标志物、泌尿系统 B 超等指标。

（2）建议每年检测一次骨密度，每年评估是否出现新发骨折。

四、要点分析

一个健康的骨骼主要靠骨重建和骨吸收两方面的代谢平衡。正常性成熟后，骨骼的代谢会以骨重建为主要形式进行。骨质疏松是最常见的骨骼慢性疾病，是以骨量降低和骨组织微结构破坏为特征，导致骨骼脆性增加，易发生骨折。

由于骨质疏松早期症状不明显，患者常常在发生骨折后才意识到。而且骨质疏松骨折所引起的残疾、并发症的致死风险高，骨质疏松已成为仅次于肿瘤、心脑血管疾病的，危害人民生命的健康杀手，故又被称为“沉默的杀手”。

该患者便是这种情况，她具有骨质疏松的危险因素，如老年、绝经后女性、体重偏低、饮食不均衡、日照少、活动少、维生素 D 缺乏。早期已出现身长缩短、小腿抽筋痛的症状，但患者并未重视。直到出现骨质疏松性椎体压缩性骨折，经手术医生提醒后才来明确和治疗骨质疏松。

首先要明确一个概念，骨质疏松性椎体压缩性骨折，是最常见的骨质疏松性骨折（脆性骨折）类型。它是指由骨质疏松症导致椎体骨密度和骨质量下降、骨强度减低，在轻微外力甚至没有明显外力的作用下即发生的骨折。一旦确诊为脆性骨折，即可同时明确骨质疏松症，且可诊断为严重骨质疏松症，无须根据骨密度进行骨量评估后再行诊断。患者一旦发生脆性骨折，再次发生骨折的风险明显升高，脆性骨折发生后的 24 个月称为脆性骨折后再骨折的“高风险期”。

其次，诊断原发性骨质疏松症需排除继发性因素。通过实验室和影像学检查，诊断原发性骨质疏松症之前，一定要排除其他影响骨代谢的疾病（表 3–14），以免发生漏诊或误诊。原发性骨质疏松症包括绝经后骨质疏松症（Ⅰ型）、老年骨质疏松症（Ⅱ型）以及特发性骨质疏松症。

表 3–14　与原发性骨质疏松症鉴别的疾病

疾病	临床表现	实验室检查	其他检查
内分泌代谢疾病	早期可仅表现为低骨量或骨质疏松症，本身的原发病表现较明显	血 PTH、血钙和血磷一般可予鉴别	影像学检查或动态试验
血液系统疾病	骨损害有时可酷似原发性骨质疏松症或甲状旁腺功能亢进症	血 PTH、PTH 相关蛋白和肿瘤特异标志物测定等进行鉴别	无
原发性或转移性骨肿瘤	早期表现可酷似骨质疏松症	血 PTH、血钙和血磷一般可予鉴别	骨扫描或 MRI 以明确诊断
结缔组织疾病	临床表现依缺陷的类型和程度而异，轻者可仅表现为骨质疏松症而无明显骨折	特殊影像学检查	特殊实验室检查

注：PTH 甲状旁腺激素源自《原发性骨质疏松症基层诊疗指南（2019 年）》

再者，骨质疏松症一般需要通过骨密度检查来确诊。骨密度检测包括B超和双能X线吸收（DXA）两种测量方法。一般体检医院多用B超的检测，它有一定误差，因此仅用于人群筛查；若要确诊骨质疏松还是建议去正规医院进行X线的检测。除了骨密度的检测，还需要血液系统、内分泌系统、骨代谢指标等检查。建议绝经后的女性、60岁后的男性每年进行骨密度检测，尽早发现是否有缺钙、骨质疏松和骨量下降的趋势。

最后，由于骨质疏松性骨折发生再次骨折的概率很高，因此骨折后应积极采取规范的抗骨质疏松药物治疗，缓解疼痛、抑制急性骨丢失，提高骨强度，改善骨质量，减少再次骨折。在治疗期间，应定期监测血钙、尿钙水平，避免发生高钙血症及肾结石等情况，定期复查骨转换标志物以评估骨代谢情况。并且治疗开始后可至少每年检测1次骨密度，在骨密度达到稳定后可以适当延长间隔，例如每2年检测1次。

五、参考文献

[1] 中华医学会，中华医学会杂志社，中华医学会全科医学分会，等.原发性骨质疏松症基层诊疗指南（2019年）[J].中华全科医师杂志,2020,19（4）:304-315.

[2] 丁悦，张嘉，岳华，等.骨质疏松性椎体压缩性骨折诊疗与管理专家共识[J].中华骨质疏松和骨矿盐疾病杂志,2018,11（5）:425-437.

[3] 廖二元，徐苓，袁凌青，等.原发性骨质疏松症干预的疗效监测与评估专家意见[J].中华骨质疏松和骨矿盐疾病杂志,2015（1）:1-6.

第六节 皮肤管理，压力性损伤

——用心呵护，让失能老人远离伤害

一、病历资料

1. 现病史

患者李××，女，81岁，因老年痴呆、右全髋关节翻修术后、生活不能自理，长期卧床大小便失禁，反复尿路感染，尾骶部出现压力性损伤加重，为进一步治疗收住入院。

2. 既往史

患者有“右侧髋关节置换术”病史，3个月前行走过程中不慎跌倒，在全麻下行“右全髋关节翻修术+股骨切开复位内固定+股骨植骨术”，术后给予康复治疗及对症处理。老年痴呆病史3年，有反复尿路感染的病史，患者病程中出现尾骶部压力性损伤并逐渐加重。

3. 体格检查

T 37℃，P 76次/分，R 18次/分，BP 128/74mmHg。痴呆面容，气平，精神可，反应迟缓，交流障碍。口唇无发绀。颈软，气管居中，颈静脉无充盈。两肺呼吸音粗，未闻及明显啰音。心率76次/分，律齐，未闻及杂音，腹平软，无压痛、反跳痛，肠鸣音正常。右髋部可见陈旧性手术瘢痕。双下肢无水肿。骶尾部可见不可分期压力性损伤10cm×10cm。

4. 实验室及影像学检查

白蛋白30g/L↓，Hb88g/L↓，尿镜检白细胞359.9/HP↑，血WBC 7.01×10^9/L，C-反应蛋白1.00mg/L。

二、主要诊断

1. 病史特点

（1）老年女性高龄，3个月前因跌倒后导致右髋关节骨折后行“右全髋关节翻修术＋股骨切开复位内固定＋股骨植骨术”，患者长期卧床、生活不能自理、大小便失禁、尾骶部出现压力性损伤。有老年痴呆史3年、腔隙性脑梗死、反复尿路感染的病史。

（2）体格检查：BP128/74mmHg痴呆面容，气平，精神可，反应迟缓，交流障碍。右髋部可见陈旧性手术瘢痕。骶尾部可见不可分期压力性损伤10cm×10cm。

（3）实验室检查：Hb 88g/L，提示贫血；低蛋白血症，白蛋白30g/L；尿镜检白细胞359.9/HP，血WBC 7.01×10^9/L，C-反应蛋白1.00mg/L，提示尿路感染。

2. 入院诊断

（1）右全髋关节翻修术后。

（2）老年痴呆。

（3）腔隙性脑梗塞。

（4）中度贫血。

（5）受压区压力性损伤（骶尾部）不可分期。

3. 鉴别诊断

（1）压力性损伤的分期。

1期：局部皮肤完好，出现压之不变白的红斑，深色皮肤表现可能不同；指压变白红斑或者感觉、皮温、硬度的改变可能比观察到皮肤改变更先出现（见图3-4）。此期的颜色改变不包括紫色或栗色变化，因为这些颜色变化提示可能存在深部组织损伤。

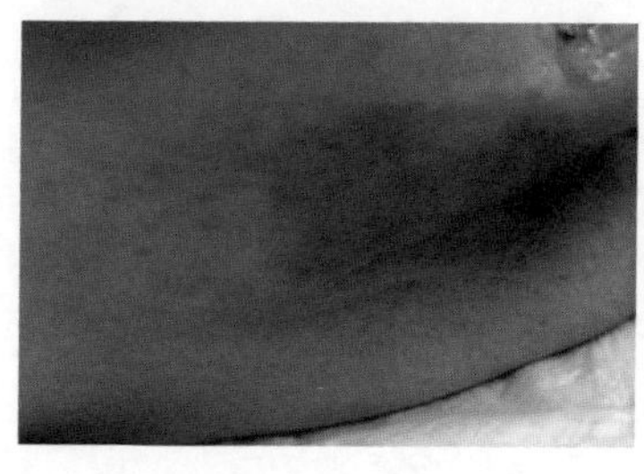

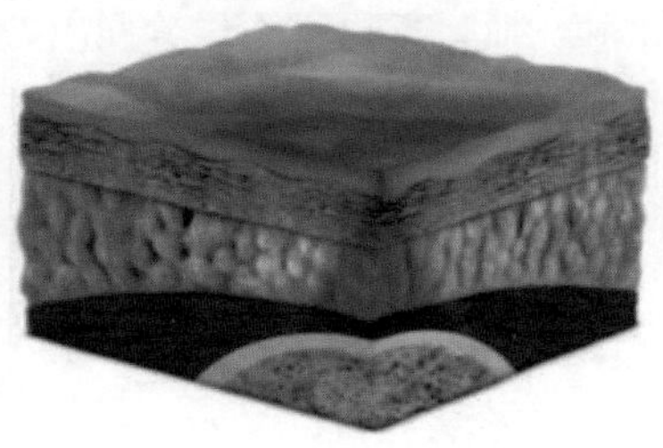

图 3-4 1 期压力性损伤

2 期：部分皮层缺失伴随真皮层暴露。伤口床有活性、呈粉色或红色、湿润，也可表现为完整的或破损的浆液性水疱。脂肪及深部组织未暴露。无肉芽组织、腐肉、焦痂。该期损伤往往是由于骨盆皮肤微环境破坏和受到剪切力，以及足跟受到的剪切力导致（见图 3-5）。该分期不能用于描述潮湿相关性皮肤损伤，比如失禁性皮炎，皱褶处皮炎，以及医疗黏胶相关性皮肤损伤或者创伤伤口（皮肤撕脱伤、烧伤、擦伤）。

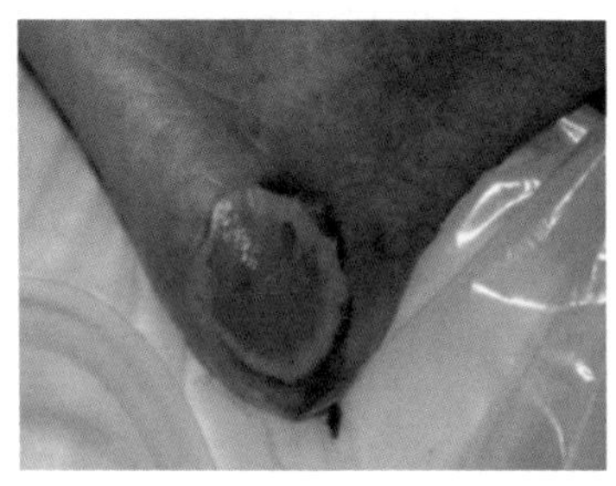
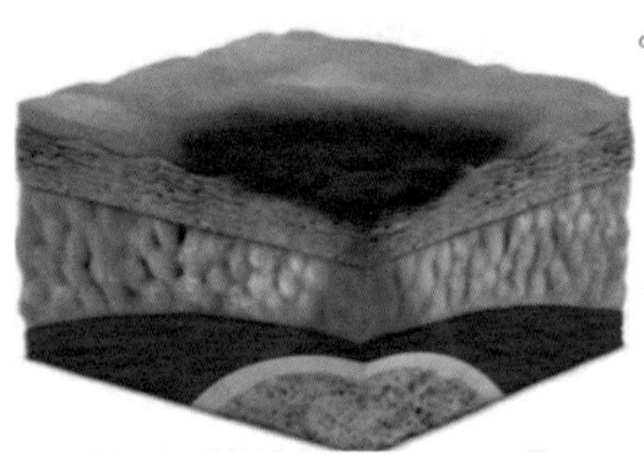

图 3-5 2 期压力性损伤

3 期：全层皮肤缺失，常常可见脂肪、肉芽组织和边缘内卷。可见腐肉和（或）焦痂。不同解剖位置组织损伤的深度存在差异；脂肪丰富的区域会发展成深部伤口。可能会出现潜行或窦道。无筋膜、肌肉、肌腱、韧带、软骨和（或）骨暴露（见图 3-6）。如果腐肉或焦痂掩盖组织缺损的深度，则为不可分期压力性损伤。

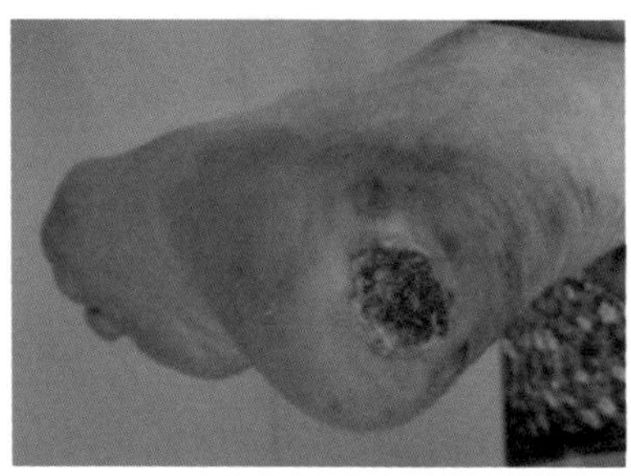
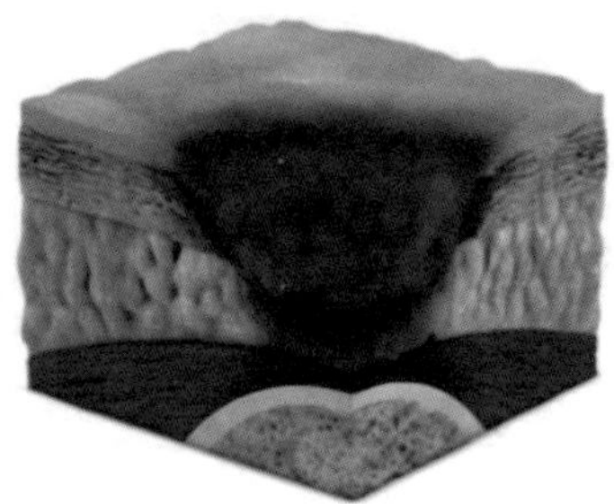

图 3-6 3 期压力性损伤

4期：全层皮肤和组织缺损，创面可见筋膜、肌肉、肌腱、韧带、软骨或骨头。可见有腐肉或焦痂，通常有上皮内卷、潜行和窦道。深度按解剖位置而异（见图3–7）。

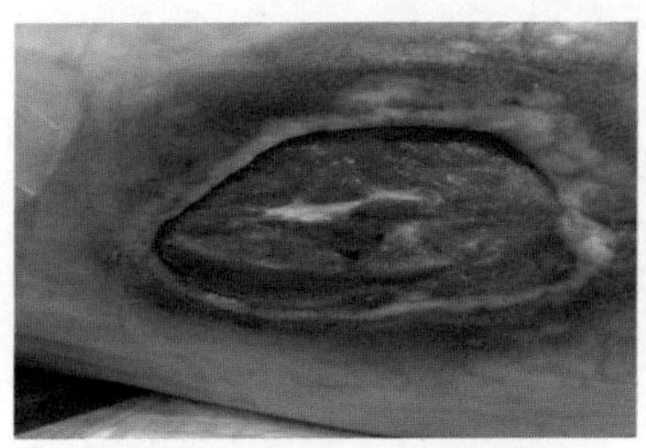
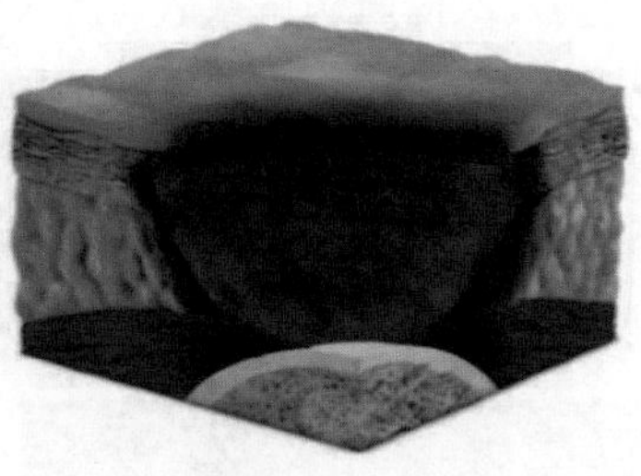

图3–7　4期压力性损伤

不可分期：全层皮肤和组织缺失，由于被腐肉和（或）焦痂掩盖，不能确认组织缺失的程度。只有去除足够的腐肉和（或）焦痂，才能判断损伤是3期还是4期（见图3–8）。缺血肢端或足跟的稳定型焦痂（表现为：干燥、紧密黏附、完整无红斑和波动感）不应去除。

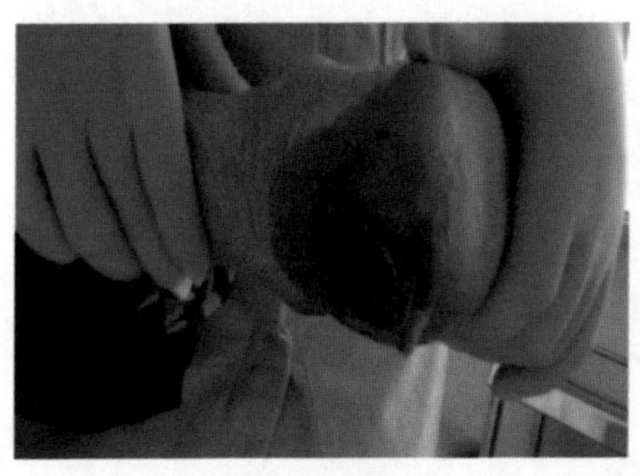
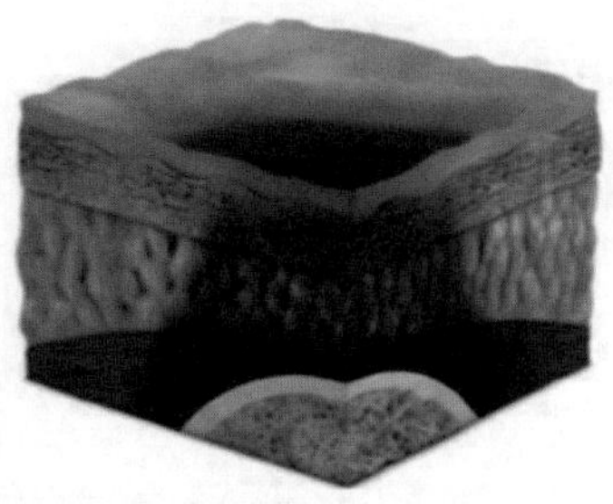

图3–8　不可分期的压力性损伤

深部组织损伤：完整或破损的局部皮肤出现持续的指压不变白深红色，栗色或紫色，或表皮分离呈现黑色的伤口床或充血水疱。疼痛和温度变化通常先于颜色改变出现。深色皮肤的颜色表现可能不同。这种损伤是由于强烈和（或）长期的压力和剪切力作用于骨骼和肌肉交界面导致。该期伤口可迅速发展暴露组织缺失的实际程度，也可能溶解而不出现组织缺失。

如果可见坏死组织、皮下组织、肉芽组织、筋膜、肌肉或其他深层结构，说明这是全皮层的压力性损伤（不可分期、3 期或 4 期）（见图 3–9）。该分期不可用于描述血管、创伤、神经性伤口或皮肤病。

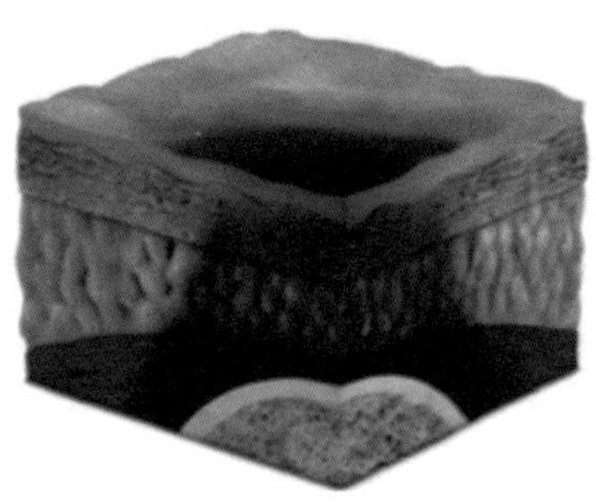

图 3–9 深部组织损伤

医疗器械相关性压力性损伤：是由于使用了诊断或治疗医疗设备导致局部损伤，其形状与设备的形状相符合。此类损伤应使用分期系统进行分期（见图 3–10）。

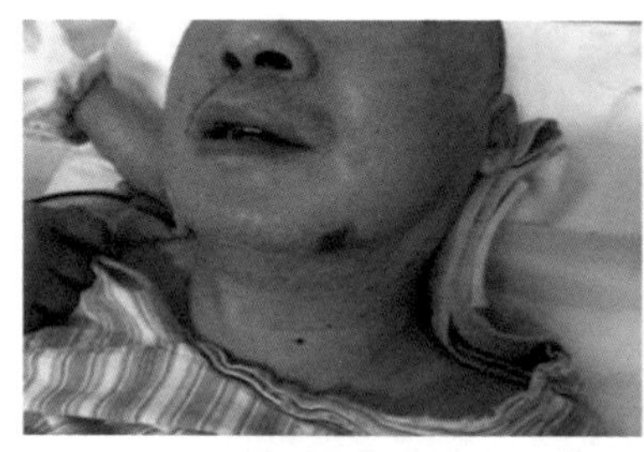
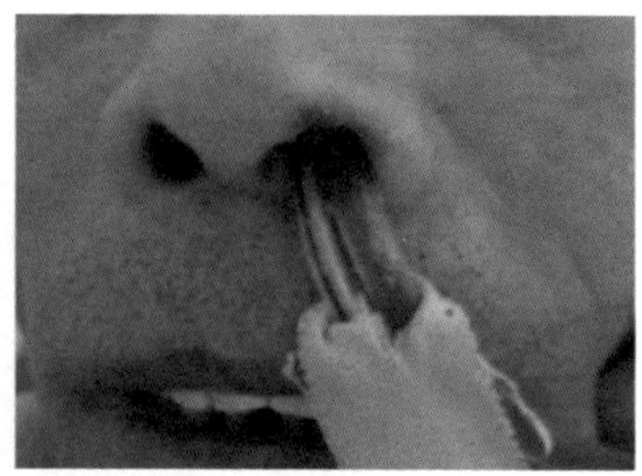

图 3–10 医疗器械相关性压力性损伤

（2）黏膜压力性损伤：是指由于使用医疗设备的使用对黏膜局部造成的损伤。由于组织损伤的解剖特点，此类损伤无法进行分期。黏膜压力性损伤可以认为是特定部位如鼻腔、口腔、阴道等黏膜的医疗器械相关性压力性损伤。

三、处理方案

1. 处理基本原则

（1）清除坏死组织，预防和控制感染。

（2）控制渗液量，维持渗液平衡。

（3）促进上皮组织生长，大伤口变小伤口。

（4）保护伤口周围皮肤。

（5）每2小时变换体位，减轻局部受压。避免摩擦力和剪切力，大于30°半卧位持续时间不超过30分钟。

（6）管理失禁和控制潮湿。

（7）营养支持，增加高蛋白及热量摄入。

2. 具体处理措施

（1）伤口评估：评估患者压力性损伤的创面情况并记录。伤口分期：压力性损伤不可分期。位置：骶尾部。面积：10cm×10cm，有潜行。基底：100%黄色。疼痛：触碰时患者会皱眉。渗液：大量。气味：臭味。伤口周围皮肤情况：周围皮肤红肿（见图3-11）。

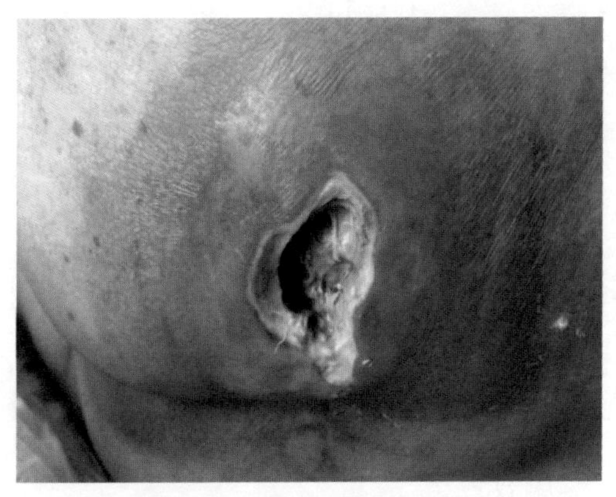

图3-11　伤口周围皮肤情况

（2）控制感染：患者尿路感染且根据清创后的伤口评估得知，伤口存在感染征象。静脉使用抗生素抗感染，清创，去除腐肉暴露伤口床底部，浓盐水纱条、藻酸钙填塞，局部用药。

（3）渗液管理：患者伤口清创后存在大量黄色渗液，需要采用吸收能力强的敷料，可选用亲水性纤维敷料，该敷料具有垂直吸收渗液功能，且吸收渗液后会形成凝胶附着于伤口，保持伤口湿性环境，且去除时可以减轻患者疼痛，避免机械损伤。考虑到该伤口同时存在感染，因此采用亲水性纤维含银敷料。根据渗液量确定换药频率，清创后3~5天渗液量较多，更换敷料1次/天，随着病情控制，渗液量变少，更换敷料可改为每3~5天1次。约70天后，伤口感染症状和渗液量得到有效控制，有新生健康肉芽组织出现，周围皮肤也已正常（见图3-12）。

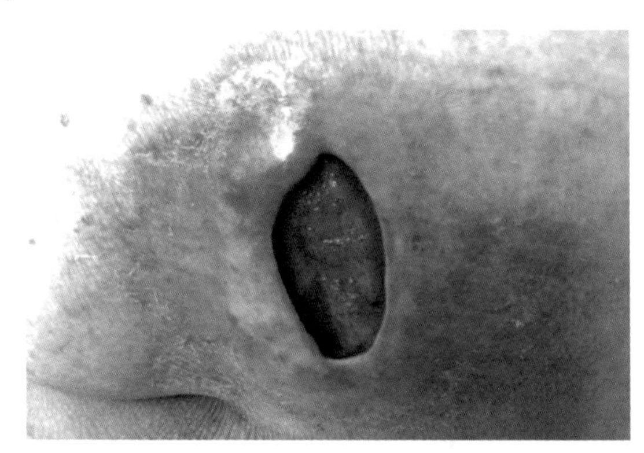

图 3-12　伤口周围皮肤恢复正常

（4）营养支持：患者存在低蛋白血症、贫血，目前伤口处于急性期，需要加强营养促进伤口的生长。根据患者营养状况，制定个性化的饮食计划：规定每日进食总量，进食次数，每次具体食物，适当增加热量和蛋白质饮食，丰富食物种类，保证正氮平衡，加强患者营养，促进伤口恢复。

（5）健康教育：压力性损伤的预防和治疗离不开家属的配合，而大部分家属对压力性损伤的预防知之甚少，甚至采取一些错误的方法，因此需要对患者家属进行正确的健康指导。变换体位是最为简单且经济有效的预防措施，指导患者家属间隔一定时间改变体位，教会正确变换体位的方法，应抬起患者身体，避免拖拉拽等动作。指导患者家属正确使用合适的减压装置，如体位垫和软枕。指导患者家属每日清洁皮肤，保持清洁干爽，对骨突受压部位避免局部按摩。

四、要点分析

（1）压力性损伤的发生与老年人个体的全身和局部状况、医疗和物理环境等多种因素有关，其危险区素为内源性因素和外源性因素。①内源性因素：活动受限、高龄、营养不良，其他因素如骨折、糖尿病、心血管疾病、神经系统疾病、风湿性疾病、认知功能障碍及大小便失禁等。②外源性因素：压力、摩擦力、剪切力、皮肤湿度及温度等。

（2）老年人由于皮肤感觉反应迟钝、皮下组织萎缩变薄和皮肤弹性下降等因素，可增加皮肤的易损性。因此，老年人在同等压力及受压时间作用下，比年轻人更易发生压力性损伤。

（3）我们选择适用于老年人群的 Braden 评估工具评估，从感觉、潮湿、活动、移动、营养及摩擦力剪切力 6 个部分进行评估，获取患者导致压力性损伤发生的风险因素，制定相关护理措施。

（4）该患者发生压力性损伤主要因素：肢体活动受限、大小便失禁、营养不良、认知功能障碍不配合。①患者长期卧床减轻局部和全身受压，患者肢体活动受限，不能自主翻身指导照护者正确更换体位，卧位时将患者置于 10cm 厚气垫床，禁止伤口局部受压，尽量采用 30° ～ 40° 侧卧，减少臀部受压时间；2h 内必须更换一次体位。②避免摩擦力和剪切力协助患者变换体位或移动患者时，不拖、拉、拽等动作。当患者身体状态得以改善的时候，给予半坐位时，床头抬高不超过 30° 每次持续时间不超过 30min，促进改善全身机能，消减臀部压力。③管理失禁和控制潮湿。患者大小便失禁，每次排泄后应立即清洗，使用隔离剂或保护皮肤局部皮肤，隔绝排泄物对皮肤的不良刺激。④患者高龄，营养不良。评估患者的全身情况，及时补充高蛋白质、富含维生素的食物。营养不良或营养摄入不足是压力性损伤发生发展和难以愈合的独立危险因素。评估患者的营养状况，联合营养师制订营养计划，改善膳食结构与形态，鼓励多经口进食，协助定时定量进餐，保证各类营养的均衡摄入，提供身体修复所需，促进伤口的愈合。⑤患者认知功能障碍，无法配合，需专人24小时照护，照护者参与到患者护理中，从而提升其疾病相关知识，以及饮食护理、康复训练、紧急情况处理等方面的知识。

（5）患者压力性损伤伤口处理原则：①评估压力性损伤伤口分期。②清创：该创面既大又深，并发感染，清创患者尾骶部压疮，创面黄色腐肉覆盖伴大量脓性渗出液渗出，有恶臭味，如未做及时、适当的处理，则会诱发感染，甚至败血症的发生。患者需要清创，需要评估坏死组织的面积，压疮的分级、大小、范围，患者的耐受及潜在合并症。创口处理过程中严格遵循"TIME"原则，即去除坏死组织（T，tissue）、控制炎症和感染（I，infection / inflammation）、维持创面湿性平衡（M，moisture）、促进创缘上皮化（E，edge / wound）。③清创+银离子敷料：严重感染创口在抗感染的基础上，合理使用抗生素全身抗感染治疗，并定期复查血象和创口分泌物细菌培养，局部用严密观察患者创面感染及渗液情况，调整用药。④敷料的选择：多种敷料联合，每次更换敷料时均应评估伤口，确保目前使用的敷料是合适的，并且保持伤口湿润，使伤口周围干燥，防止浸渍。根据患者情况结合指南推荐，选择不同的敷料。

五、参考文献

[1] 邓欣，吕娟，陈佳丽，等.2016年最新压力性损伤指南解读[J].华西医学，2016，31（9）:1496-1498.

[2] 黄秋霞，王建宁，汤利萍，等. 支撑用具预防压力性损伤的研究现状[J]. 护理学杂志，2018，33（1）：97-100.

[3] 肖文霞，刘艳，朱开梅，等.1例不可分期压力性损伤患者的延续护理.中国护理管理,2017,17(12):1714-1717.

第七节　高龄少肌症合并肺部感染患者营养支持

——千金难买老来瘦？错！

一、病例资料

1. 现病史

患者男性，89 岁，因“反复咳嗽、咳白黏痰 5 年，再发伴气促 1 天”入院。患者 5 年前起反复出现咳嗽、咳痰，好发于秋冬季。当时行肺 CT 检查提示“两肺慢支、肺气肿、多发纤维条索及钙化灶”，符合“慢性阻塞性肺病”诊断。既往发作时予以抗感染及对症处理可好转。近半年，患者食欲缺乏，进食偏少，有乏力感，活动逐渐减少，以坐卧为主，偶有进食呛咳。入院前 1 天，患者出现气促，咳痰增加，同时伴有精神萎靡，反应淡漠，为进一步治疗收入院。

2. 既往史

（1）诊断阿尔茨海默病 2 年，半年前 MMSE19 分，目前口服美金刚治疗。

（2）有腔隙性脑梗死病史。

（3）2021 年初曾诊断为少肌症。

（4）有吸烟史 30 年。

3. 体格检查

T36.7℃，P78 次 / 分，R18 次 / 分，BP120/60mmHg。嗜睡，消瘦，全身浅表淋巴结未触及肿大，听诊双肺呼吸音粗，双肺底可及湿啰音，心率 78 次 / 分，律齐，未闻及病理性杂音，腹软，无压痛及反跳痛，肝脾肋下未见，双下肢对称性轻度水肿。体重 39.5kg，BMI13.67kg/m^2，小腿围 19.7cm。

4. 实验室及影像学检查

【血生化】

TG 0.58mmol/L，TC 4.87mmol/L，TP 58g/L，ALB 31.9g/L，PA 107.7mg/L，Cr 51 μ mol/L，BUN 7.6mmol/L，血钾 4.1mmol/L，血钠 146mmol/L，空腹血糖 6.1mmol/L。

【血常规、CRP】

WBC5.8 × 10^9/L，N% 86%，Hb 105g/L，RBC 4.21 × 10^{12}/L，PLT 124 × 10^9/L，CRP 53.4mg/L。

【动脉血气分析】

pH 7.295 ↓，二氧化碳分压 88mmHg ↑，氧分压 76.7mmHg ↓，氧饱和度 94.4% ↓，标准碳酸氢氢根浓度 35.9mmol/L ↑。

【肺部 CT】

两肺间质性改变（胸膜下为著），伴两肺多发渗出，两侧胸腔积液（见图 3-13）。

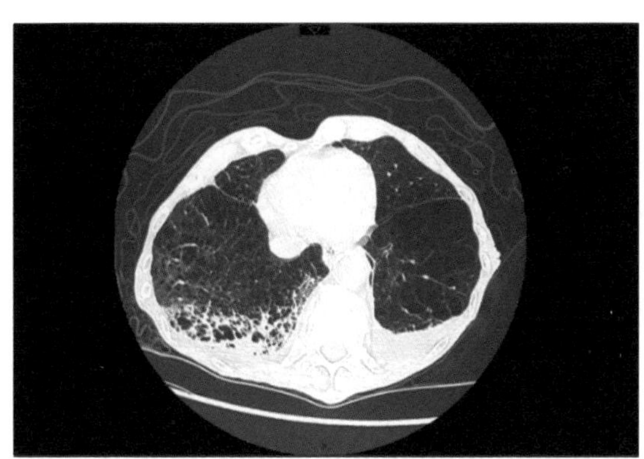

图 3-13 肺 CT

【营养及其他评估】

NRS2002 评分表：5 分（有营养不良风险）。

MNA-SF 评估表：2 分（营养不良）。

衰弱评估量表：5 分（衰弱综合征）。

日常生活能力量表：20 分（极严重功能缺陷）。

洼田饮水试验：5 级（重度吞咽功能障碍）。

简易认知评估：MMSE 不能配合。

二、主要诊断

1. 病史特点

（1）患者既往体型消瘦，入院时体重 39.5kg，BMI 13.67kg/m^2，小腿围 19.7cm，ALB31.9g/L，诊断少肌症半年。

（2）患者入院时有咳嗽、咳白黏痰伴气促 1 天，伴有嗜睡，神智淡漠。

（3）既往有 COPD 病史 5 年；有吸烟史 30 年。

（4）诊断“阿尔茨海默病”2 年，半年前 MMSE19 分。患者近半年来，智能情况进一步减退，吞咽功能减退，进食后有呛咳。

2. 入院诊断

（1）肺部感染，II 型呼吸衰竭。

（2）营养不良。

（3）慢性阻塞性肺病。

（4）阿尔茨海默病（AD）。

（5）少肌症。

（6）腔隙性脑梗死。

3. 鉴别诊断

近年逐渐发展了多种营养不良筛查工具，比如 NRS-2002、MNA-SF 等，这些筛查方法的目的是发现需要进一步检查的患者，以便尽早予以治疗、降低营养不良带来的严重后果。该患者入院时进行营养不良入院筛查，同时完善了血生化等检查。因其 BMI<18.5kg/m^2，可以诊断为营养不良。但在老年群体中，要注意鉴别其原因，包括不同程度和不同类别的慢性疾病、认知功能障碍等。这些都会影响营养素的摄取，导致无法获得所需要的营养。

三、处理方案

1. 建立营养支持团队（NST）

由老年医学专科医师牵头，建立包括临床专科护士、营养师、药师等在内营养支持团队（NST），识别是否存在营养不良或营养风险并制订合理的营养支持方案；治疗后监测及评价营养支持的效果。

（1）能量和蛋白质目标：本病例患者体重 39.5kg，每天需要 20~30kcal/kg，蛋白质 1.3~1.5g/kg，总热量 39.5 × 30 = 1200kcal，蛋白质 39.5 × 1.5 = 60g。

（2）营养治疗途径选择：患者既往有 AD 病史，吞咽功能差，洼田饮水试验 5 级，不能除外反流误吸风险，预计长期管饲营养，但患者高龄，家属不考虑对其行创伤性操作，故而未曾选择胃 / 空肠造口，而选择了螺旋形鼻空肠管（见图 3–14）。

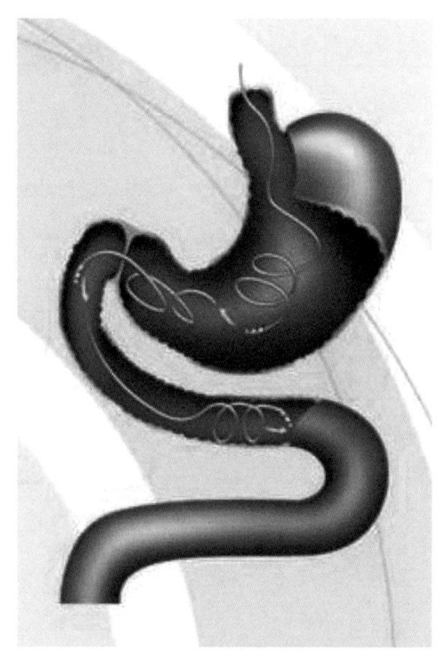

图 3–14　螺旋形鼻空肠管

（3）营养方案实施：如表 3–15 所示。

表 3–15　该患者每日营养方案

	肠内	肠外	总量
第 1~4 天	*	18AA–IX200ml 蛋白质 12.25g 葡萄糖 50g	总能量 200kcal 蛋白 12.25g
第 5~7 天	TPF–FOS250ml	18AA–IX200ml 蛋白质 12.25g 葡萄糖 50g	总能量 465kcal 蛋白 22.25g
第 8~10 天	TPF–FOS500ml	18AA–IX200ml 蛋白质 12.25g 葡萄糖 50g	总能量 750kcal 蛋白 32.25g
第 11~13 天	TPF–FOS750ml	18AA–IX200ml 蛋白质 12.25g 葡萄糖 50g	总能量 1000kcal 蛋白 42.25g
第 14 天 ~	TPF–FOS1000ml 乳清蛋白粉 20g	/	总能量 1100kcal 蛋白 60g
1 月后	TPF–FOS1250ml 乳清蛋白粉 10g	/	总能量 1300kcal 蛋白 60g

2. 其他治疗

（1）禁食，减少误吸，积极抗感染、止咳化痰（美罗培南、氨溴索等）。

（2）BIPAP 辅助通气，后患者不能配合，改为 Highflow 通气。

（3）改善认知功能（艾斯能、美金刚），改善运动功能（理疗等康复治疗）。

3. 患者转归

经过治疗后，患者肺部感染控制，II 型呼吸衰竭纠正，意识情况改善，无嗜睡，可对答。患者血清前白蛋白、白蛋白较前升高（见图 3–15）。

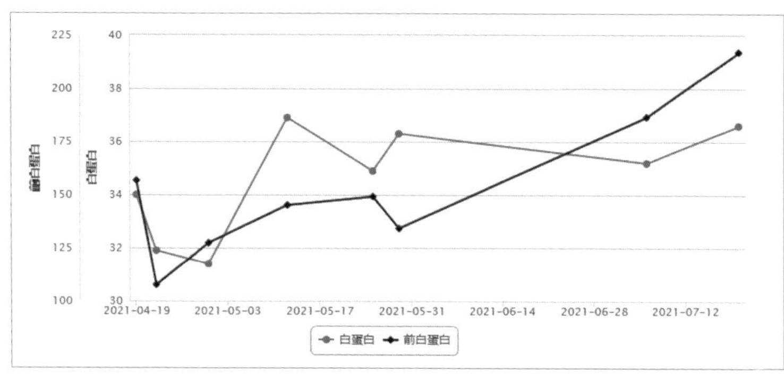

图 3-15 患者住院期间前白蛋白、白蛋白变化趋势图

四、要点分析

营养不良是由于疾病、饥饿、年龄等因素使得机体蛋白摄入不足，引起身体组成改变，最终引起身心功能受损的一种状态。老年营养不良是常见的老年综合征之一，随着近年来的认识不断深入，我们发现在健康欠佳的老年人中，营养不良是个重要问题。

1. 营养不良的评估与诊断

急、慢性疾病与营养不良的发病密切相关，因此所有患者均应进行营养不良的筛查。常用的营养评价量表包括 NRS-2002、MNA-SF 等。经筛查后，高风险的患者应进行确诊评估。

常用的营养状态评价指标包括：人体形态测量学指标（比如小腿围、皮下褶皱厚度等）、去脂体重（FFM）、脂肪量（FM）、去脂体重指数（FFMI）、体重下降程度以及是否存在引起厌食症的其他原因（如疾病、药物和年龄等）、生化指标（白蛋白、炎症因子等）。而符合以下任何一条就可以诊断为营养不良：

诊断方法 1：BMI < 18.5kg/m^2；

诊断方法 2：在无明确时间段内，体重非人为因素下降 > 10%，或者 3 个月内体重下降 > 5%；在此基础上，符合以下两点之一即可诊断。

（1）BMI < 20kg/m^2（年龄 < 70 岁）或 BMI < 22kg/m^2（年龄 ≥ 70 岁）；

（2）FFMI $< 15\text{kg/m}^2$（女性）或 FFMI $< 17\text{kg/m}^2$（男性）。

2. 营养支持五阶梯原则（见图 3-16）

第一阶段，饮食加营养教育：饮食加营养教育是所有营养不良患者首选的治疗方法，是一项经济实用而且有效的措施，是所有营养不良治疗的基础。

第二阶段，饮食加口服营养补充（ONS）：口服营养补充是以特殊医学用途配方食品，经口服途径摄入，补充日常饮食的不足。

第三阶段，全肠内营养（TEN）：指在完全没有进食的条件下，所有的营养素完全由肠内营养制剂提供。

第四阶段，部分肠内营养（PEN）加部分肠外营养（PPN）：胃肠道功能正常的老年患者首选的营养支持手段是肠内营养，只有肠道不能耐受或无法进行肠内营养时，才考虑选用肠外营养。尽管全肠内营养是更理想的方法，但是在临床实际工作中，常常出现全肠内营养不能满足全部营养需求，这时候，部分肠内营养加部分肠外营养是更现实的选择。

第五阶段，全肠外营养（TPN）：在肠道完全不能使用的情况下，全肠外营养是维持患者生存的唯一营养来源，成为临床上治疗肠道功能丧失患者的唯一依靠。

当下一阶梯不能满足 60% 目标能量需求 3 ~ 5 天时，应该选择上一阶梯。

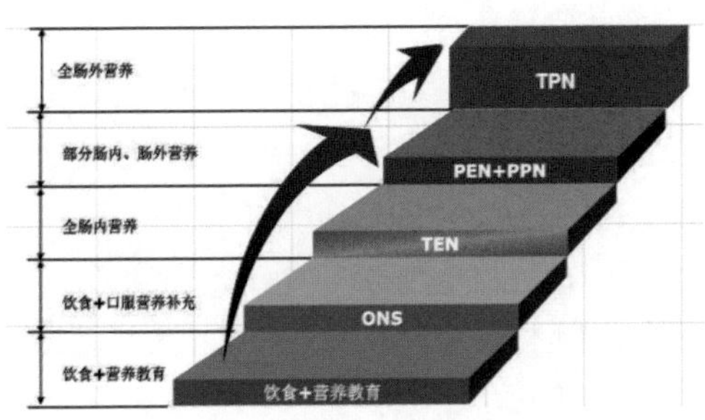

图 3-16　营养支持五阶梯原则

3. 确定能量与蛋白质目标

老年住院患者的能量需求测定有多种方式，静息能量消耗（REE）目前被认为是人体能量消耗测定的金标准。国内外多个指南认为，一般老年患者可将 20~30kcal · kg^{-1} · d^{-1} 作为目标量，同时鼓励老年人增加简单的锻炼活动。而老年住院患者的蛋白质需要结合临床实际，一般认为每日可达到 1.0~1.5g/kg，其中乳清蛋白制剂更易消化利用。

4. 肠内营养的途径

老年患者在接受肠内营养支持前先接受评估，根据吞咽功能分级和营养评估结果制定方案,选择合适的营养支持途径。口服营养补充（ONS）是存在营养风险或营养不足、常规饮食不能满足机体需求的老年患者首选的营养干预方式。ONS 具有简单、方便、价格较低的特点，特别是能满足老年患者口服进食的心理愿望。若患者吞咽功能障碍，存在误吸风险时，管饲肠内营养可保证老年患者的能量和营养素的供给，改善营养状态。针对不同病情或病情的不同阶段，选择不同途径的管饲方式：

（1）鼻胃管：适用于较短时间（2~3 周）接受管饲的老年患者。管饲时应上身抬高 30° ~ 45° ，可减少吸入性肺炎。经鼻胃管肠内营养（EN）应定期监测胃残余量；如果胃残余量较大（ > 250ml ），应考虑调整 EN 方式，如改变置管位置、降低喂养频率、换用喂养途径或停用 EN。

（2）经皮胃造口（PEG）：需要长期营养支持治疗的老年患者，相比鼻胃管更推荐使用内镜下经皮胃造口（PEG）；管饲预计应用超过 4 周以上，推荐放置 PEG。

（3）空肠置管技术：吸入性肺炎风险的患者，应选择经各种途径的空肠置管技术，如鼻空肠管、空肠造口术或经皮内镜下小肠造口（PEJ）。

5. 慢性阻塞性肺疾病（COPD）合并营养不良

研究发现，COPD 患者普遍存在营养摄入不足的现象，从而影响 COPD 的发展和转归。衰弱状态和痰液影响味觉等原因导致COPD患者常存在食欲不佳，而急性期患者可能因为呼吸、咀嚼、吞咽困难而更为显著。推荐稳定期营养不良的COPD患者可选择ONS，而急性期COPD患者营养支持首选EN，如EN无法满足能量需求60%，给予SPN。

6. 阿尔茨海默病（AD）合并营养不良

营养治疗可以改善AD患者营养状态和全身情况，而ONS有利于AD患者的营养管理，增加能量和营养物质的摄入。相对于饮食咨询和指导，ONS更适合对早期和中度痴呆的老年患者，可保证足够的能量和营养素供给，促进体重增加和防止营养不良的发生和发展。对于AD患者的管饲EN，目前非常有争议，在不违背患者意愿的情况下，可应用管饲EN以改善摄入减少的营养风险。不建议在AD的终末期应用PN或EN治疗。

7. 肌少症合并营养不良

充足的蛋白质供给和合理的摄入模式，有助于减缓肌少症的发生。研究表明，亮氨酸可增加骨骼肌蛋白质合成率，减少合成代谢抵抗，乳清蛋白富含亮氨酸比例应占60%以上，推荐存在营养不良或者营养不良风险的老年肌少症患者补充乳清蛋白，改善营养状况。

五、参考文献

[1] 中华医学会肠外肠内营养学分会老年营养支持学组．中国老年患者肠外肠内营养应用指南（2020）[J]. 中华老年医学杂志,2020,39（2）:119-132.

[2] 中华医学会肠外肠内营养学分会．成人口服营养补充专家共识[J]. 中华胃肠外科杂志,2017,20（4）:361-365.

[3]SánchezRodríguezD,MarcoE,Ronquillo-MorenoN,etal.ASPEN-AND-ESPEN:apostacute-carecomparisonofthebasicdefinitionofmalnutritionfromtheAmericanSocietyofParenteralandEnteralNutritionandAcademyofNutritionandDieteticswiththeEuropeanSocietyforClinicalNutritionandMetabolismdefinition[J].ClinNutr,2019,38（1）:297-302.

第八节　跌倒

——“不倒翁”攻略宝典

一、病历资料

1. 现病史

患者叶某，男性，86 岁。半年前无明显诱因下出现右侧肢体无力、发麻，伴反复头晕，无耳鸣、耳闷、视物模糊、言语含糊、晕厥等表现，与头部转动位置无关，当时考虑为“脑梗死”，治疗出院后一直在家康复锻炼中，家属陪伴照护。某日晨起进食早餐后独自在床旁进行晨练，运动前热身时突发头晕后晕厥、跌倒在地，头部撞击到邻旁家具，家属发现后立即将其扶起并拨打 120 送至医院。

2. 既往史

患者否认手术外伤史，否认食物、药物过敏史。有糖尿病、高血压、心律失常、骨质疏松等多种慢性病病史。患者 2007 年体检发现血糖升高，空腹血糖大于 7mmol/L，餐后 2h 血糖大于 11mmol/L，无口干、多饮、多食、多尿、消瘦等症状。予二甲双胍 1#qn、倍欣 1#tid 口服降糖，自述血糖控制可。高血压病史 10 年，平素服用洛汀新 1#qd 降血压。血压控制在 140~150/70mmHg。有心律失常病史，既往“房速”病史，服用美托洛尔缓释片 0.5#qd。有骨质疏松病史，口服福美加 1#qw。

3. 体格检查

T36.6 ℃，P100 次 / 分，R20 次 / 分，BP116/64mmHg。神志清晰，精神尚可，气平，构音清晰，对答切题。全身多处皮肤擦伤。头部外形正常，无头部压缩，无包块，无凹陷，双侧瞳孔等圆、等大，左瞳孔直径 3mm，右瞳孔直径 3mm，双眼瞳孔对光反射灵敏，双侧眼球正常。四肢活动尚可。

4. 实验室及影像学检查

【头颅 CT】少量脑出血。

【心电图】窦性心律。

【血指标】

心梗标志物正常，葡萄糖 9.6mmol/L，血钠 146mmol/L，血钾 3.3mmol/L，BNP193pg/ml，D– 二聚体 6.19mg/L，纤维蛋白（原）降解物 39.9μg/ml。

二、主要诊断

1. 病史特点

（1）脑梗死后康复期。

（2）患者有糖尿病、高血压、骨质疏松等多种慢病病史，长期口服降糖药、降压药及治疗骨质疏松等药物。

（3）进食早餐后运动，运动前热身时突发头晕后晕厥、跌倒在地。

（4）头部撞击到邻旁家具。

（5）床边运动时无照护者陪伴。

（6）跌倒后照护者未评估伤情，自行扶起患者。

2. 入院诊断

（1） 脑梗死后遗症。

（2）2 型糖尿病。

（3）高血压病 3 级（极高危）。

（4）骨质疏松症。

（5）心律失常。

3. 鉴别诊断

（1）餐后低血压：对于高龄老人，导致头晕的因素有很多。如疾病控制平稳且头晕是发生在早餐后，可能需要关注一下是否存在老年人的餐后低血压，需要在餐后头晕时测量一下血压，因为老年人餐后低血压的发生率很高，特别是对患有高血压、糖尿病、帕金森病、心血管疾病、瘫痪、自主神经功能损害的老年人更容易发生。老年人餐后低血压主要发生于早餐后占 73%，中餐和晚餐亦可发生。

（2）脑出血：患者常有高血压病史，在活动或情绪激动时发病，发病突然，迅速出现局限性神经功能缺失，可伴头痛呕吐，头颅 CT 可见高密度灶。

三、处理方案

1. 评估

（1）既往病史评估：①全面了解患者的慢病史，评估与跌倒有关的疾病。②全面了解患者的用药史，评估与跌倒有关的药物。③全面了解患者跌倒发生的时间，跌倒时的活动方式及环境状况，跌倒时的症状、跌倒损伤情况以及其他后果，有无害怕跌倒的心理。④全面了解照护者对于防跌倒的知识掌握情况。

（2）综合评估：对新入院患者进行跌倒高风险因素的综合评估，通过相关量表了解该患者是否属于高危人群，是否存在相关危险因素，有无高风险疾病，并采取相应预防措施。

2. 预防措施

患者跌倒预防措施包括两个方面：在患者入院后即进行基本的跌倒预防措施，以及患者在评估发现其为“高危”患者后进行的针对性措施。呈现在病史中书面的跌倒预防措施评估表只是最基本的，许多措施还需因时、因地、因人进行调整。

（1）做好安全宣教：①根据该患者跌倒风险因素的综合评估结果为跌倒高危患者，对患者及照护者进行防跌倒知识的宣教，并在入院告知单上签名。应用床栏保护，高危患者警示标识，并做好重点患者交班，重点巡视。②告知患者及照护者住院期间、起床活动时穿防滑鞋。外出检查有专人陪同，检查前更换外出鞋，行动不便时会提供合适的辅助用具。③对跌倒的高危患者，告知其起床或行走时应由照护者或护士（按铃呼叫护士）陪伴，如需沐浴必须在有人陪伴下进行。

④该患者服用特殊药物（降糖药、降压药等），加强药物宣教。

（2）提供安全就医环境：①保持病房通道和走廊地面干燥，平整、完好，光线充足，无障碍物。②清扫地面时在旁放置“小心地滑”的警示牌。③有台阶地面用醒目颜色标志。④患者床边可及呼叫铃及必需用品。⑤定期检查护理用具，确保功能完好。除运转状态以外，病床和平车的轮子必须呈刹车状态。

（3）个性化防跌倒策略指导：

①起床三部曲：

背景：人在睡眠时，血液流动相对缓慢，血压相对偏低。如果一睡醒就匆匆起床，身体突然变到活动状态，人体交感神经系统被迅速激活。老年人的血压调节功能比较差，当这种状态迅速转变时，会出现脑供血不足，导致脑平衡功能失调，易摔倒在地。

内容：

清晨，老人醒来
第一步：“自我唤醒”
平躺，伸懒腰，脸部放松，揉搓面部

第二步：“上肢唤醒”
坐起，互搓双手，揉捏一侧上肢，由手腕逐步揉捏至肩部，再由肩部缓慢揉捏至手腕由下至上，再由上至下，然后再揉捏对侧上肢，同理之前。完毕后，甩甩双手，放松。

第三步：“下肢唤醒”
坐在床边，双腿自然垂下，揉捏一侧腿部，由大腿根部揉捏至脚踝，由上至下，再由下至上，然后，再揉捏另一侧腿部，同理之前。完毕后，甩甩双脚，放松。

②本体感觉及平衡功能训练：

背景：跌倒是老年人伤害的首位原因。跌倒还会给老年人带来极大的心理创伤。跌倒后的恐惧心理可以降低老年人的活动能力，使其活动范围受限，生活质量下降。

内容：准备不同材质的地面，在康复师陪同的情况下进行本体感觉的训练。通过感受不同材质的地面触感或一个按摩平衡垫，锻炼脚底触感，从而强化核心力量、平衡身体协调性以及脚底按摩释放身体疲劳（如图 3–17 所示）。

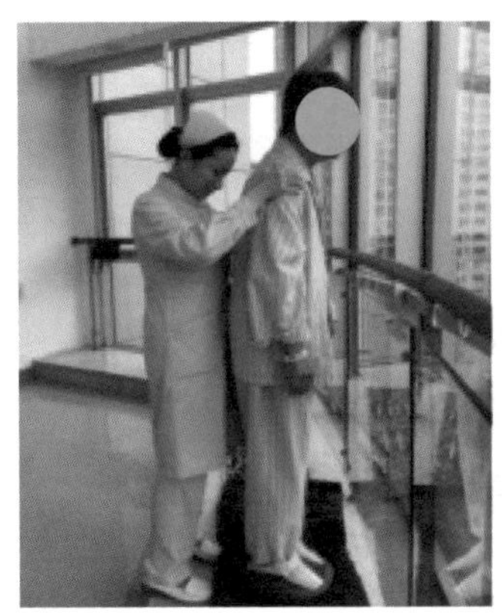

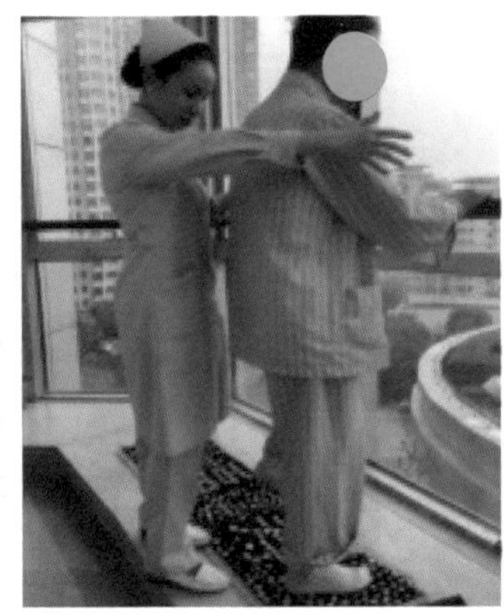

图 3–17　本体感觉及平衡功能训练

③跌倒后应对策略指导：

> 跌倒后应对：
> 教会老年人正确应对跌倒，冷静面对，有效处置，将跌倒伤害减到最低。

摔倒后立即呼救周围人，若无人应答，首先扭动颈部，检查是否有异常；弯曲双上肢，检查是否有异常，弯曲双下肢，检查是否有异常，左右轻转骨盆，检查是否有异常；若以上四步自查后均自感无异常往左侧翻身，左手手肘弯曲紧贴地面（掌心朝上），面部及全身缓慢转向地面，双手撑起上身，双膝跪于地面，抬头，双眼平视，缓缓向前爬行，爬至座椅处，将手掌撑于椅子上，视线朝上，缓缓站起，站稳后，深深呼口气，随后去医院或打 120 寻求帮助做相关检查。

跌倒后应对口诀：

跌倒后、莫慌张、先呼救、再自查。
侧翻身、跪双腿、慢慢爬。
寻依靠、视前方、缓缓站。
去医院，求帮助，保平安。

四、要点分析

1. 既往病史

既往病史是评估老年人跌倒风险的重要组成部分。

（1）高危人群：该病例患者符合高龄及有跌倒史，属于跌倒高危人群，需要详细评估跌倒史相关具体内容，如：跌倒发生的时间，跌倒时的活动方式及环境状况，跌倒时的症状、跌倒损伤情况以及其他后果，有无害怕跌倒的心理。

（2）高风险疾病：该病例患者存在心血管系统疾病（高血压）及内分泌系统疾病（糖尿病）等高风险疾病，入院时护士需要详细了解患者的疾病史，详细告知患者及其照护者存在高风险疾病可能存在的危险，并提供相对应的干预措施。

（3）相关危险因素。

①服用特殊药物：该病例患者口服降压药物及降血糖药物，存在相关危险因素，药物和跌倒之间存在密切联系。药物之间的相互作用、药物的功效（如镇静）和不良反应（如眩晕）和其他因素的共同作用，均可能会增加跌倒的危险。在入院评估时，医生及护士需要详细了解患者所有用药史（老年人的用药情况，尤其关注与跌倒有关的药物服用情况）。关注多重用药，做好针对性的药物宣教，指导患者按医嘱正确服药，不要随意乱用药，更要避免同时服用多种药物，并且尽可能减少用药的剂量，了解药物的不良反应及关注用药后的反应，用药后动作宜缓慢，以预防跌倒的发生。

②不安全环境：该病例患者在家中跌倒时头部撞击在家具上，导致少量脑出血。及时修正环境中的跌倒危险因素，建议定期对环境（包括家具、光线、地面、助步器、杂物等）进行评估，及时评估及发现环境中可能存在的跌倒危险因素，作为患者跌倒预防措施的组成部分。

2. 综合评估

既往史的综合考虑是了解引起老年人跌倒的危险因素，较为全面地评估老年人的跌倒风险，还有一些评估量表可对老年人跌倒的内在因素进行相应的评估。如：Morse 老年人跌倒风险评估量表（MFS）、老年人跌倒风险评估工具（fall risk assessment tool，FRA）等。

3. 躯体功能评估

随着年龄的增长，老年人的各项生理功能都有减退。其中维持肌肉骨骼运动系统功能减退造成的步态协调性下降、平衡能力降低，以及老年人在视觉、听觉、前庭功能、本体感觉方面的下降，都增加了跌倒的风险。对老年人躯体功能的评价，建议根据老年人的具体情况选择合适的评估工具，如日常生活活动能力（ADL）评估量表（Barthel 指数）、Berg 平衡量表（BergBalanceScale，BBS）等。

4. 合理时间段宣教

目前对患者预防跌倒的健康教育多集中在患者入院时，而此时患者及其照护者需要适应病房陌生的环境，接受大量新信息（如检查安排，病房作息，床位医生等），对处于急性期的病症又充满着焦虑担心。因此，希望患者及其照护者立即记住、记全并把护士的宣教内容转化为实际行动较为困难，若缺少日后的强化，非常容易忘记。该病例患者运动时照护者不在身旁，发生跌倒时照护者未评估伤情直接扶起患者，存在造成患者二次损伤的风险，所以责任护士需要分时段、分内容、分形式、循序渐进地进行相关宣教。宣教对象应包括患者及家属，内容包括环境、病情有关跌倒的主要危险因素、常见地点、时间及跌倒后果、相应的预防措施、帮助寻求，做到个体化、定期和持续进行，形式可包括书面材料的发放、墙报、视频和护士或康复师等专业人士的口头讲解和实操演示。

5. 心理护理

注意关注患者与跌倒相关的心理变化，预防潜在的跌倒危险因素。

（1）不服老、高估自己能力：有些老年人认为自己“行”，而没有注意到由于病情、服用药物、角色和环境改变、心理状况等因素，加之其本身肌力、视力衰退等原因而增加的跌倒风险。与患者交流，使其掌握自身的健康状况和活动能力，提高其对跌倒因素的意识，正确认识自己的躯体功能状态，保持平和的心态。

（2）怕麻烦心理：部分患者自理愿望强烈，特别是个人生活上的事，不愿意麻烦别人，结果导致跌倒，对此类患者可针对性讲解跌倒后的各种严重后果如可发生骨折、脑血管意外，甚至导致死亡，使患者认识跌倒的危险性，鼓励患者求助，主动解决患者生活上的需要，避免意外发生。

（3）焦虑、沮丧、自卑、恐惧心理：部分患者因曾经跌倒或险些跌倒而对运动失去信心，不仅增加了跌倒的危险性，而且形成恶性循环，要耐心做好安慰、解释工作，心理上给予疏导、支持、鼓励，帮助患者建立自信心，保持积极乐观开朗的心情，摆脱跌倒的阴影。在学会自我保护的前提下，适当活动，减少生活依赖性。

通过上述跌倒案例分析，学会应用连续动态的综合护理风险评估，找出患者可能跌倒的因素，及时给予个体化、针对性的干预策略，有效预防跌倒。希望老年人都能成为幸福的“不倒翁”。

五、参考文献

[1] 中国老年保健医学研究会老龄健康服务与标准化分会《中国老年保健医学》杂志编辑委员会．中国老年人跌倒风险

评估专家共识（草案）[J]. 中国老年保健医学，2019（17，4）:47-50.

[2] 中国康复医学会老年康复专业委员会专家共识组，上海市康复医学会专家共识组 . 预防老年人跌倒康复综合干预专家共识 [J]. 老年医学与保健，2017（23，5）：349-352.

[3] 老年跌倒干预技术指南 .www.medlive.cn.

[4] 复旦大学 JBI 循证护理合作中心 . 住院患者跌倒预防临床实践指南 [J].2011.1-97.

第九节　脑卒中合并膝骨关节炎的康复

——中风遇到关节炎，早期康复两不误

一、病历资料

1. 现病史

患者，女性，86岁。1个月前在卫生间摔倒，家属发现患者出现右侧肢体活动障碍，言语模糊，大小便失禁，测得血压150/100mmHg，遂送我院急诊，初步诊断为脑卒中。左侧膝关节反复疼痛伴活动略受限3年余，近期疼痛有所加重，未予以特别关注，诊断慢性膝骨关节炎。

2. 既往史

既往有高血压病史10余年，测得最高血压170/110mmHg，家属代诉口服奥美沙坦酯片降压治疗，血压控制尚可。有腰椎间盘突出、颈椎病、膝骨关节炎病史。

3. 体格检查

T36.5℃，P50次/分，R20次/分，BP150/100mmHg。神志清楚，言语模糊，对答切题，检查合作。眼球活动正常，双侧瞳孔直径3mm，对光灵敏，视野正常。右侧鼻唇沟浅，伸舌右偏。四肢张力正常，右上肢肌力3级，右下肢肌力3级，左侧肌力正常，右侧病理征阳性。左下肢膝关节疼痛，内侧关节线压痛，活动是疼痛加重，研磨试验阳性，浮髌试验阴性，前后抽屉实验阴性，侧方应力实验阴性。

4. 辅助检查

（1）实验室及影像学检查。

【血常规、CRP】

WBC 8.11×10^9/L, Hb 124g/L, PLT 209×10^9/L, CRP 13.4mg/L。

【出凝血系列】PT 13.10s，FG 5.46g/L，余正常。

【尿常规】正常。

【肝、肾功能】正常。

【空腹血糖】4.87mmol/L。

【血电解质】正常。

【胸部 CT】两肺支气管炎症伴散在少许渗出，心包少许积液，胸椎脊柱侧弯。

【左膝关节 X 线】左膝关节退行性变化，左膝骨关节炎。

【心电图】心房颤动，完全性右束支传导阻滞，T 波改变。

【颈动脉 B 超】双侧颈动脉内膜面毛糙伴双侧斑块形成。

【头颅 MRA】颅内动脉硬化。

【头颅 SWI】左侧基底节区、侧脑室旁梗死灶内出血考虑。

（2）康复评定。

①运动功能评定（Brunnstrom 评分）：右侧上肢Ⅱ级，右手Ⅱ级，右下肢Ⅳ级。

②疼痛评定：左膝关节 VAS 评分 5 分。

③感觉功能评定：右侧肢体痛温觉正常，运动觉、位置觉减弱，实体觉、图形觉减弱。

④日常生活活动能力（ADL）评定：Barthel 指数 20 分，重度功能障碍，生活依赖明显。

⑤言语功能评定：BDAE 评定 1 级。

⑥认知功能评定：MMSE 评分 14 分，中度认知功能障碍。

⑦吞咽功能评定：正常（洼田饮水试验：1 级）。

⑧关节活动度评定：左膝关节伸展，主动 0°，被动 0°；屈曲，主动 10° ~ 100°，被动 10° ~ 120°。

二、主要诊断

1. 病史特点

（1）患者主要以脑卒中收治入院，通过评定和相关检查发现存在右侧肢体肌力减退，右侧肢体运动觉、位置觉减弱，实体觉、图形觉减弱；日常生活活动能力的重度功能障碍，对生活依赖明显；轻度的言语功能障碍；中度的认知功能障碍。

（2）患者的左膝关节骨关节明显疼痛，关节活动度减小，对正常步行产生直接影响。

2. 入院诊断

（1）脑卒中。

（2）左膝关节骨关节炎。

（3）轻度言语功能障碍。

（4）中度认知功能障碍。

（5）腰椎间盘突出。

（6）颈椎病。

3. 鉴别诊断

（1）阿尔茨海默症（AD）：起病隐匿，呈进行性恶化的过程，以记忆障碍等认知功能下降较为明显。逐渐发展到注意力和精神行为障碍，在影像学上以海马、颞、顶皮质萎缩为主的弥漫性萎缩。

（2）膝关节骨折：膝关节所涉及的胫骨平台、股骨下端和髌骨存在明显骨折线或者断端，通常存在疼痛、关节肿胀积液，无法站立行走。

三、处理方案

通过康复评定可以发现，患者的右侧肢体存在明显的功能障碍，需要进行有针对性的物理治疗和运动疗法来改善其运动功能；患者的左膝关节存在关节活动度的障碍和炎症引起的疼痛，因此，需要对局部进行物理治疗和运动疗法来改善关节活动度和减轻疼痛，最终改善膝关节的运动功能；单纯的运动疗法和物理治疗比较枯燥乏味。因此，增加作业治疗不仅能改善患者的运动和认知功能等障碍，还能增加治疗的趣味性；对患者进行言语功能方面的训练和指导也可以改善其言语功能的部分障碍。

1. 物理因子治疗

（1）低频电刺激。为了提升患者右上肢的肌力和预防痉挛的发展，给予低频电刺激，具体操作如下：低频电疗正极置于颈背部，负极 1 固定于右侧肱三头肌肌腹处，负极 2 固定于右侧前臂伸侧区，运动阈选取自动处方 1+3 号，每次 25 分钟，耐受量，qd（此处自动 1 和 3 号处方为采用自动选择频率 1 ~ 1000Hz 中的低频电流对肌肉进行刺激，从而兴奋神经和肌肉）。

（2）调制中频电刺激。通过利用低频调制中频电刺激中的偏瘫处方，改善患者右下肢的肌力和本体感觉，同时利用关节处方对左膝关节进行消炎止痛的治疗；具体操作如下：①贴片置于右侧小腿胫前外侧区，上下并置，自动 8 号偏瘫处方，每次 20 分钟，耐受量，qd。②贴片置于左侧膝关节内外侧，对置，自动 2 号关节炎处方，每次 25 分钟，耐受量，qd。（此处的自动 8 号偏瘫处方为采用自动选择低频频率 1 ~ 150Hz 和中频频率 2000 ~ 8000Hz 的低频调制中频电流对偏瘫侧神经肌肉进行刺激。2 号关节炎处方采用自动选择低频频率 1 ~ 150Hz 和中频频率 2000 ~ 8000Hz 的低频调制中频电流对膝关节进行治疗，起到镇痛和促进血液循环的作用。

（3）超声波疗法。利用超声波具有细微按摩作用的原理，促进左膝骨关节炎症的消散，并且松解局部粘连，从而改善关节的活动度，具体操作如下：左侧膝关节 $1.5W/cm^2$，每次 10 分钟，接触移动法，qd。

（4）红外线疗法。通过红外线的热作用，促进局部血液循环从而改善左膝关节炎症；具体操作如下：红外线灯照射左膝关节，温热量，每次 20 分钟，qd。

（5）脑电治疗。利用脑电刺激增加脑部血液循环，改善患者脑功能，具体操作如下：贴片置于两侧太阳穴，自动处方 1，耐受量，每次 20 分钟，qd。

2. 运动疗法

（1）徒手治疗：患者左膝关节活动度受限且疼痛。通过对左膝关节行关节松动术Ⅱ级手法予以松解治疗，从而增加关节活动度，减轻疼痛。

（2）良姿位摆放：为了预防后期出现偏瘫侧肢体肌张力

增加而引起的异常痉挛模式，需要早期进行良姿位的摆放；具体操作如下：仰卧位时，右肩垫软枕（一个拳头高度），右侧上肢 30° 外展位，伸肘伸腕，前臂旋后，右侧下肢轻度屈髋屈膝，腘窝下垫软枕，防止髋关节外旋。侧卧位时，注意右上肢伸展，右下肢略屈曲的原则，每 2 小时更换 1 次体位。

（3）运动治疗：利用各种神经促通技术改善患者偏瘫侧的运动功能，同时加强左侧下肢肌力和左膝关节的稳定性训练，从而改善步态，恢复正常行走。具体操作如下：①偏瘫肢体功能训练（运用 Bobath、PNF、Brunnstrom 等神经促通技术），右侧肢体抗阻肌力训练，关节活动度训练，床边转移训练，利用器械进行步态平衡训练。②左侧下肢股四头肌多角度等张和等长抗阻训练，左下肢平衡气垫辅助核心力量训练。③左膝关节肌内效贴布的贴扎，增加关节稳定性及促进局部血液循环。

3. 作业治疗

运用相关作业治疗器具，增加右侧肢体 ADL 练习，改善肌力，加强肢体控制和手指精细功能的训练。同时，选用适合的器具改善左下肢关节稳定性的训练。适当佩戴踝足矫形器、助行器等康复工程器具配合右下肢训练。

4. 言语治疗

运用 Schuell 刺激疗法、听理解训练、口语表达训练等改善言语功能。

四、要点分析

该患者因脑卒中收治入院，常规脑卒中患者的康复训练经常会利用患者的健侧肢体配合训练，辅助偏瘫侧进行主动运动。而患者通过主动运动可以尽快改善肌力，对其功能恢复起着至关重要的作用。通过综合评估以及康复前的评定，发现该患者偏瘫侧的主动运动能力明显减弱是导致运动功能和日常生活活动能力的评分相对较低的主要原因。同时，膝关节的疼痛也给她带来了很大的困扰。因此分析，运动功能障碍是导致她生活质量下降的主要因素。然而，患者本身也急切希望早日恢复日常生活活动能力，尽快回归家庭和社会，从而也能减少因此给家人带来的负担。所以，近期的康复目标则是需要着重针对偏瘫侧神经肌肉方面的本体感觉和肌肉力量训练进行，改善其主动运动的能力。

由于该患者非偏瘫侧合并患有慢性膝骨关节炎，疼痛的增加和关节活动度的减小对正常膝关节的活动产生了巨大影响。因此在整个双下肢的训练和步态平衡训练时，很难评估其步态和平衡的异常是因为偏瘫肢体功能障碍还是左膝骨关节炎而影响的，从而无法及时对所存在的问题进行针对性的治疗和调整。所以，这种情况给整个后期的康复治疗制造了一定的障碍。因此，该患者的康复治疗除了处理脑卒中的功能障碍以外，更重视了非偏瘫侧的膝骨关节炎的治疗。由于患者已是86岁高龄，比起年轻患者，左膝关节局部血液循环相对较差，肌力也随年龄的增加而减退，给整个膝关节稳定性训练增加了难度。

经过一系列的康复治疗，患者的左下肢疼痛和运动功能有了明显改善，正常的步行和站立都不会对右侧产生过多的影响，给后期偏瘫侧的下肢和步态平衡的评估及治疗打下了坚实的基础，将影响减小到了最低。

五、参考文献

[1] 曹龙军，章礼勤，周石，等．膝关节骨性关节炎患者股四头肌动员能力和肌力储备改变的研究[J]. 中国康复医学杂志，2012,27（1）:30-34.

[2] 梁国伟．综合康复治疗膝关节骨关节炎的疗效观察[J]. 中华物理医学与康复杂志，2006,26（8）:553-554.

[3] 马丙祥，张建奎，李华伟．拮抗肌刺激法在缓解痉挛中的应用[J]. 中国康复理论与实践，2010,16（9）:805-806.

[4] 高萍．以主动运动为主的社区康复训练对脑卒中恢复后期患者日常生活活动能力的影响[J]. 中国康复理论与实践，2011,17（3）:289-290.

[5] 梁碧莹，唐强．作业治疗对脑卒中后上肢功能障碍的国内临床应用进展[J]. 中国康复医学杂志，2019,34（1）:107-111.

第十节　老年综合评估

——健康守护、乐享银龄

一、病历资料

1. 现病史

患者王 ××，男性，64 岁，未婚，高中学历，退休。无明显诱因下自觉全身不适酸痛 6 月余，偶见头晕，多尿，无泡沫尿，无四肢肢端麻木、疼痛。来仁济医院糖尿病门诊及高血压门诊监测，空腹血糖浓度为 7.5mmol/L，餐后 2h 血糖浓度为 14.6mmol/L，血压为（140 ~ 150mm）/（80 ~ 90）mmHg，进行了头颅 CT 排查，未出现异常病灶。患者平时未监测血糖，不运动，饮食控制不严格。患者 2 月前自觉症状加重，有时出现双下肢麻木感，夜间为甚，现为进一步诊治，就诊老年综合评估门诊。患者自发病以来，精神可，胃纳欠佳，睡眠不佳，二便正常，生活完全自理，体重出现轻微下降。

2. 既往史

（1）患者吸烟 30 年，已戒烟 20 年，饮酒 40 年，戒烟 2 年，平时无运动。

（2）有高血压病史 30 年，目前予以氯沙坦、贝尼地平降压，血压控制尚可。

（3）有高脂血症 20 年，目前予以力平之降脂。

（4）有骨质疏松史 5 年，目前予以乐力、益盖宁、莫比可治疗中。

（5）有高尿酸血症 5 年，目前予以非布司他治疗。

（6）有 2 型糖尿病 1 年，目前予以二甲双胍降糖，血糖控制尚可。

（7）有甲减 1 年，目前优甲乐治疗中。

（8）无手术史、外伤史、输血史，否认药物过敏史。

3. 体格检查

T 36.5℃，P78 次 / 分，R 22 次 / 分，BP 142 / 90mmHg，SaO_2 99%。

颈围 40cm，腰围 98cm，臀围 105cm，上臂围 32cm，大腿围 50cm，小腿围 42cm；身高 1.70m；体重 89kg；BMI 27.68；握力 41.6kg。

4. 辅助检查

（1）实验室检查。

【肝功能】

ALT 23IU/L，AST 26IU/L，LDH 196IU/L，直接胆红素 4.4μmol/L，总胆汁酸 1.8μmol/L，总胆红素 16.84.4μmol/L，白蛋白 46.7g/L，球蛋白 25.6g/L。

【血脂】

TG 3.42mmol/L，TC 3.42mmol/L，HDL 0.73mmol/L，LDL 1.53mmol/L。

【肾功能】

Cr 104μmol/L，BUN 8.4mmol/L，UA 347μmol/L。

【甲状腺功能】

TSH 11.9μIU/ml，FT_3 4.04pmol/L，FT_4 14.4pmol/L。

【血糖指标】空腹血糖 8.9mmol/L，HbA1c 7.2%。

（2）老年综合评估异常结果。

①简易智能精神状态检查量表（MMSE）：23 分。

②衰弱评估量表（FRAIL）：1 分。

③老年抑郁量表（GDS-15）：8 分。

④焦虑自评量表（GAD-7）：6 分。

⑤社会支持量表（SSRS）：24 分。

⑥阿森斯失眠量表（AIS）：7 分。

⑦跌倒风险评估量表：8 分。

⑧简易营养状态评估量表（MNA-SF）：11 分。

⑨居家安全评分：4 分。

⑩自我效能感量表（CSES）：20 分。

⑪共病指数 5 分。

⑫生活质量评分（SF-36）：PF65、RP0、BP62、GH25、VT45、SF50、RE0、MH16、HT75。

二、病例分析

1. 病史特点

（1）老年男性，慢性基础疾病较多，目前处于稳定期，未出现急性并发症情况。全身评估后发现患者 BMI 偏高，平时未有效控制饮食及运动。

（2）根据老年综合评估显示患者存在老年共病；多重用药；营养不良风险；跌倒中危风险；轻度焦虑可能；抑郁可能；轻度认知功能障碍可能；睡眠障碍；衰弱前期状态；拥有较少社会支持度；居家环境欠安全。

2. 入院诊断

（1）高尿酸血症。

（2）高血压。

（3）高血脂。

（4）骨质疏松。

（5）2 型糖尿病。

（6）甲状腺功能减退。

（7）轻度认知功能障碍。

（8）营养风险。

（9）衰弱状态。

（10）焦虑状态。

（11）睡眠障碍。

（12）跌倒倾向。

3. 鉴别诊断

阿尔茨海默症（AD）：起病隐匿，呈渐进式恶化的过程，以记忆障碍等认知功能下降为明显，逐渐发展到注意力和精神行为障碍，在影像学上以海马、颞、顶皮质萎缩为主的弥漫性萎缩，PET 检查对 AD 的早期诊断有一定的帮助，敏感性和特异性均较高。

三、处理方案

1. 老年共病及多重用药处理

转介仁济医院老年共病门诊治疗，根据共病情况调整整体用药诊疗计划。

2. 缓解焦虑抑郁心情

通过耐心的沟通了解到患者一直未婚，兄长身体健康状况较差，自己照顾双亲为主，母亲已去世 5 年，父亲去世半年，后患者感觉身体状况每况愈下，对父母的离世深感自责。同时因自己独居，爱好未被周围同伴支持，因此得不到生活的共鸣。综合评估团队耐心倾听患者的苦恼，鼓励他宣泄自己的情感，对于患者自身的爱好给予了强烈的肯定，让患者拥有了被肯定感，削弱患者内心的无助感。

3. 饮食指导

患者自身患有糖尿病及高血压、高血脂，甲状腺功能减退但饮食及自身营养方面未予以重视，给予患者饮食护理处方:

（1）合理控制摄入总热量、定时定量进餐、平衡膳食、少量多餐、低盐低脂低嘌呤饮食；继续戒烟戒酒、多食新鲜蔬菜和水果。保证进水量每天 2000 ~ 3000ml，保证大便通畅。控制海带、紫菜等高碘食品的摄入。

（2）尽量少食：白米饭、白面条、白馒头等精细食物；可适量增加黑米、小米、糙米等粗粮，摄取优质蛋白，如鸡蛋、牛奶、瘦肉、鱼类等。

（3）限制炒菜用油；少点外卖，少饮浓茶、咖啡；坚果类控量。

（4）烹饪方法: 清蒸、煮、炖等，减少白糖、盐及辛辣口味。

4. 运动指导

考虑患者没有运动习惯，整体以量力而行、循序渐进为原则。

（1）运动频率：每日 1 ~ 2 次；每周至少 3 次。

（2）运动强度：全身发热、微微出汗、能说话但不能唱歌的程度。

（3）推荐运动：做家务、散步、太极拳、快走、广场舞、慢跑、骑车、游泳。

（4）注意事项：运动前务必监测自身血压血糖情况，做好前期热身活动、及时补充水分，衣物宽松舒适，若遇不适如乏力、心慌、胸闷、胸痛等立即停止运动，运动结束后再进行约 10 分钟恢复整理活动，可随身携带方糖防止低血糖发生。

5. 防跌倒指导

（1）做好慢病管理，监测血压、血脂、血糖，注意用药的不良反应，是否会引起低血压、低血糖情况。

（2）自身防护：穿着大小合适的防滑鞋；长短合适的衣裤；平时走路时勿看手机，保持步伐平稳。

（3）睡觉前尽量少喝水，减少夜间如厕次数；早上起床时放缓起身及下床速度；

6. 居家安全指导

患者由于独居，建议患者卫生间装设扶手及报警装置，地面铺防滑瓷砖或防滑垫。可上网申请居家适老化改造（电脑、APP、公众号都可）。

7. 提供社会支持

指导患者可去居住地居委会申请相关适老服务，或者上网至一网通办或者随申办进行相关的申请服务。同时指导患者关注自身躯体健康的同时，也提升自身的精神健康，可去申报老年大学继续进行学习，保持良好的生活习惯及爱好，保持外界事物的新鲜感、跟新知识、开阔眼界、提高能力、对自身的生活产生良性效应。与社工联系，鼓励患者多参与社会活动，找寻新的社会组织及关系，寻求新的情感寄托及自我需求感。

四、要点分析

老年综合评估团队通过多维度的身心评估后发现患者为老年男性，多病共存，目前存在多重用药，营养不良及跌倒等风险，明显影响患者生活质量。由于双亲的离世，及兄长的身体状况给患者带来较重的心理压力及心理负担。生活状态的改变导致患者生活重心出现偏移，出现自我不适感及充满愧疚感，自我怀疑感增强。

针对此情况，综合评估团队在为患者进行全身评估后进行慢病管理的同时，充分理解和倾听患者的主诉，给予患者一个倾诉的空间，排解患者压抑许久的心情，同时充分肯定患者本身的爱好及兴趣。由于家庭支持的缺失，与社工联动帮助患者积极找寻新的社交，增加新的社会支持，同时团队进行实时跟进确保患者重塑社交自信。

本案例的实施和开展充分展现了老年综合评估是通过多维度、多学科的方法对老年人的躯体健康、功能状态、心理健康、社会支持和环境状况进行综合评估，并制定和整合以保护老年人健康和功能为目的的预防及诊疗计划，最大限度地提高老年人的自我效能感及生活质量。

五、参考文献

[1] 中国老年 2 型糖尿病防治临床指南（2022 年版）[J]. 中国糖尿病杂志 ,2022,30（1）:2-51.

[2] 中国高血压防治指南（2018 年修订版）[J]. 中国心血管杂志 ,2019,24（1）:24-56.

[3] 李东泽，李芳卉，刘怡，等 .《2020 年世界卫生组织运动和久坐行为指南》解读 [J]. 中国胸心血管外科临床杂志 ,2021,28（04）:376-383.

第十一节　肿瘤晚期临终关怀

——让生命有尊严地谢幕

一、病史摘要

1. 现病史

患者男性，67 岁，因“肝脏移植术后 11 月余，反复腹痛 5 月，加重 3 月”入院。11 月前患者因“原发性肝癌”行肝移植术。术后病理：肝癌根治标本，“部分肝”腺癌Ⅱ级（5cm × 3.5cm × 3cm），排除转移性，符合胆管细胞癌。术后患者恢复良好，出院后自服抗排异药物，定期门诊规律评估病情。9 个月前我院门诊腹部 MR 示移植术后改变，肝右叶 2 处团片状异常强化影，较前 CT 片为新发病灶，考虑肿瘤复发可能，肝门区、后腹膜、大网膜、肠系膜间多发大小不等结节影，首先考虑肿瘤腹腔播散转移，腹腔积液。7 个月前 PET-CT 示移植肝新增多发转移灶（40mm × 29mm，SUVmax=6.0~6.9），腹盆腔内多发肿瘤转移较前（SUVmax=3.4~10，2019-2-20）范围增大，FDG 代谢增高，评估疾病进展（PD，progressdisease）。5 个月前因反复腹痛，考虑肿瘤侵袭神经相关，在我院行腹腔神经节阻滞治疗，后疼痛较前缓解。考虑患者肿瘤广泛性转移，家属要求积极治疗，行 CT 引导下腹壁放射性粒子植入术。病程中先后予伦伐替尼化疗，干细胞免疫治疗 2 次，后患者无法耐受化疗，停用仑伐替尼，据外送基因检测结果，*PALB2* 突变，同家属沟通后予奥拉帕尼靶向治疗。近 3 个月来患者反复腹痛发作，逐渐加重，24 小时疼痛评分均＞ 5 分，考虑阿片类药物剂量不足，据 24 小时内爆发痛，快速吗啡滴度法调整止痛方案，先后予曲马多、吗啡、芬太尼、奥施康定、普瑞巴林、哌替啶止痛治疗。患者疼痛控制不佳，病程中患者食欲缺乏，无呕吐，有排气、排便，3 个月体重减少 10kg。现为进一步诊治收入我科。

2. 既往史

（1）有高血压病史 10 年，目前口服络活喜 1 片 qd 控制血压，血压控制可。

（2）否认糖尿病、冠心病、肾脏疾病等慢病史。

（3）患者睡眠差，无烟酒不良嗜好。

（4）患者已婚已育，育有 1 女，体健。

3. 体格检查

T 36.8℃，P 101 次 / 分，R 18 次 / 分，BP 134/70mmHg。神清，气平，精神萎，全身消瘦，恶病质面容。皮肤、巩膜无黄染，颈静脉无怒张。两肺呼吸音清，未及明显干、湿啰音。心率 101 次 / 分，心律齐，未及杂音。腹部膨隆，有轻压痛，无反跳痛、肌紧张，腹部可触及数枚腹壁小包块，边界不清，上腹部可见陈旧性手术瘢痕，肝脾肋下未触及，移动性浊音（+），双足踝部轻度水肿。

4. 实验室及影像学检查

【血生化】

ALT 40U/L，AST 34U/L，TB 14.7μmol/L，ALP 101U/L，γ-GT 92U/L ↑，ALB 50.0g/L，AMY 74U/L，BUN 24.8mmol/L ↑，Cr 67μmol/L，UA 265umol/L，血钾 3.3mmol/L ↓，血钠 135mmol/L ↓，血氯 98mmol/L，CK37U/L，葡萄糖 3.80mmol/L ↓，血酮体阴性。

【血常规、CRP】

WBC 7.58×10^9/L，N% 87.6% ↑，RBC 2.21×10^{12}/L ↓，Hb 70g/L ↓，PLT 104×10^9/L，CRP 37.83mg/L ↑。

【出凝血系列、DD/FDP】

凝血酶原时间 14.10s ↑，国际标准化比率 1.22 ↑，纤维蛋白原 2.60g/L，部分凝血活酶时间 32.4s，凝血酶时间 16.5s，D-D 二聚体 1.01mg/L ↑，纤维蛋白（原）降解物 8.30μg/ml ↑。

【心梗标志物】

TNI 0.04ng/ml，CK–MB 2.5ng/ml，MYO 56.30ng/ml。

【腹部立位片】腹部多发小液平，左上腹部斑片状高密度影，中上腹部多发短条状致密影，请结合临床及病史。

【腹部增强 CT】肝移植术后，移植肝多发小囊肿、肝脏多发小结节；肝内外胆管扩张；肝内外门静脉周围多发低密度影环绕，静脉回流障碍可能；肝门区、胃窦旁、腹腔多发淋巴结，部分稍大（部分因腹腔积液显示不清）：请随访。肝静脉及下腔静脉管腔纤细，腹腔积液，请结合临床。双肾小囊肿。

【肺部 CT】两肺渗出，两侧胸腔积液、两下肺膨胀不全，请结合临床随访。两肺结节，较前次检查相仿，考虑转移瘤，请随访。两肺散在肺气囊及纤维斑点灶食管腔扩张伴积液。扫及肝脏术后改变，肝右叶见斑片状低密度影，请结合腹部相关检查。

二、主要诊断

1. 病史特点

（1）患者男性，67 岁，因“肝脏移植术后 11 月余，反复腹痛 5 个月，加重 3 个月”入院。

（2）患者 11 月前因“原发性肝癌”行肝移植术，术后病理符合胆管细胞癌。后多项辅检示腹盆腔内多发转移；进一步行CT引导下腹壁放射性粒子植入术、化疗、干细胞免疫治疗、靶向治疗。5 个月前因“反复腹痛”行腹腔神经节阻滞治疗，近 3 个月来根据 24 小时内爆发痛，快速吗啡滴度法调整止痛方案，先后予曲马多、吗啡、芬太尼、奥施康定、普瑞巴林、哌替啶止痛对症治疗。

（3）体格检查：T 36.8℃，P101 次 / 分，R 18 次 / 分，134/70mmHg。神清，气平，精神萎，全身消瘦，恶病质面容。皮肤、巩膜无黄染，颈静脉无怒张。两肺呼吸音清，未及明显干、湿啰音。心率 101 次 / 分，心律齐，未及杂音。腹部膨隆，有轻压痛，无反跳痛、肌紧张，腹部可触及数枚腹壁小包块，边界不清，上腹部可见陈旧性手术瘢痕，肝脾肋下未触及，移动性浊音（+），双足踝部轻度水肿。

（4）实验室检查示贫血、低钠；腹部立位片示腹部多发小液平，左上腹部斑片状高密度影，中上腹部多发短条状致密影。腹部增强 CT 示肝移植术后，移植肝多发小囊肿、肝脏多发小结节；肝内外胆管扩张；肝内外门静脉周围多发低密度影环绕，静脉回流障碍可能；肝门区、胃窦旁、腹腔多发淋巴结，部分稍大（部分因腹腔积液显示不清）；肝静脉及下腔静脉管腔纤细，腹腔积液。

2. 入院诊断

（1）肝癌肝移植术后、化疗后，全身广泛转移。

（2）腹腔神经节阻滞术后、腹壁放射性粒子植入术后。

（3）不完全性肠梗阻。

（4）贫血。

（5）高血压 1 级，高危组。

3. 鉴别诊断

（1）消化性溃疡急性穿孔：患者常有消化性溃疡的病史，穿孔前常有溃疡频繁发作史，突发腹痛加剧，呈持续性刀割样中上腹痛，以后迅速波及全腹，腹肌呈板样强直，有明显的压痛和反跳痛，肝浊音界消失，腹平片可见膈下游离气体，血、尿淀粉酶可轻度升高。

（2）消化性溃疡并出血：患者可有周期性中上腹不适，伴反酸、烧灼感、饥饿痛等，进食可部分缓解症状，季节交替时症状明显，内镜检查可确诊。

（3）胰腺癌：多数患者首先表现为中上腹痛，仰卧或脊柱伸展时加剧，蜷膝卧位或蹲位可使腹痛缓解，餐后可加重，肿瘤位于胰头者尚可导致黄疸，腹痛剧烈者常有持续腰背部剧痛，伴有体重减轻和食欲减退。检测血清肿瘤标志物 CA199 和腹部 CT 检查可有助于确诊。

三、处理方案

患者高龄，为肝恶性肿瘤终末期，目前无手术、化疗等根治肿瘤的指征，出现不完全肠梗阻症状，基础免疫力差，病情危重，癌痛难忍，病程后期出现上消化道出血（胃），血压持续下降，少尿，死亡不可避免。患者处于极度痛苦状态，专家讨论预计生存期< 6 个月，故纳入临终关怀对象。

具体治疗措施：

（1）姑息治疗：姑息性放疗，行下腹壁放射性粒子植入术。

（2）镇痛：予腹腔神经节阻滞术，后据疼痛评分及 24 小时内爆发痛，快速吗啡滴度法调整止痛方案，先后予曲马多、吗啡、芬太尼、奥施康定、普瑞巴林、哌替啶止痛对症治疗。

（3）改善肠梗阻：予禁食、留置胃管，行胃肠减压，并予护胃、抑制胃肠液分泌，辅以深静脉置管肠外营养支持。

（4）控制血压：络活喜降压，据血压调整药物剂量。

（5）其他对症治疗：予抗排异治疗，抗病毒，辅以护胃，保肝，间断性补充白蛋白，据尿量必要时予利尿处理。

（6）人文关怀及友善护理：予Ⅰ级护理，勤翻身、多拍背，帮助患者做力所能及的活动。医护人员耐心倾听患者及家属内心的痛苦，鼓励他们说出心中的恐惧与不安，予适当的心理疏导。

四、要点分析

1. 临终关怀的意义

临终关怀又称安宁和缓医疗、善终服务、安宁疗护、姑息疗法等，越来越成为现代人重视生命质量、尊重生命，实现社会和谐的一个重要窗口。联合国提出享有临终关怀是人的一项基本权利，被视为国家和社会进步的标志。以便让患者在死亡时获得安宁、平静、舒适，让家属在患者死亡后没有留下任何遗憾和阴影。

临终关怀是社会文明的标志，每一个人都希望生得顺利，死得安详。临终关怀正是为让患者尊严、舒适到达人生彼岸而开展的一项社会公共事业，它是社会文明的标志。

临终关怀体现了崇高医护职业道德的核心内容：①尊重患者的生命价值和人格尊严；②通过对患者实施整体护理，用科学的心理关怀方法、高超精湛的临床护理手段，以及姑息、支持疗法，最大限度地帮助患者减轻躯体和精神上的痛苦，提高生命质量，平静地走完生命的最后阶段；③医护人员作为具体实施者，充分体现了以提高生命价值和生命质量为服务宗旨的高尚医护职业道德。

2. 临终关怀内容

（1）身关怀：透过医护人员及家属之照顾减轻病痛，再配合天然健康饮食提升身体能量。

（2）心关怀：透过理念的建立减轻恐惧、不安、焦虑、埋怨、牵挂等心理，令其安心、宽心。

（3）灵性关怀：回顾人生，寻求生命意义，根据患者个人信仰等建立生命价值观。

3. 癌症终末期患者常用生存期预测评估工具

（1）通过卡氏功能评分（KPS）初步评估患者功能状态，见表 3–16。

表 3–16　功能状态评分表（KPS）

序号	体力状况	评分
1	正常，无症状或体征	100 分
2	能正常活动，有轻微症状或体征	90
3	勉强能正常活动，有一些症状或体征	80
4	生活能自理，但不能维持正常生活和工作	70
5	生活能大部分自理，但偶尔需要别人帮助	60
6	常常需要别人照顾和帮助	50
7	生活不能自理，需要特别照顾和帮助	40
8	生活严重不能自理	30
9	病重，需要住院和支持治疗	20
10	病危，临近死亡	10
11	死亡	0
注意：KPS 评分，是功能状态评分标准。≥ 80 为生活自理级；50 ~ 80 分，生活半自理；<50 分为生活需要帮助		

（2）应用姑息功能量表（PPS）预期生存期，见表 3–17。

表 3–17　姑息功能量表（PPS）

序号	躯体活动	活动或疾病症状	自我护理	食物摄入	意识水平	评分
1	正常	活动正常 无疾病症状	正常	正常	正常	100 分
2	正常	活动正常 有疾病症状	正常	正常	正常	90 分
3	正常	活动受限 有疾病症状	正常	正常或减少	正常	80 分
4	活动减少	无法正常工作 有疾病症状	正常	正常或减少	正常	70 分
5	活动减少	无法做家务 重大疾病	偶尔护理需要	正常或减少	正常 或混乱	60 分
6	以坐或躺为主	无法做任何工作 广泛病变	持续护理需要	正常或减少	正常 或混乱	50 分
7	半卧床	无法做任何工作 广泛病变	主要护理	正常或减少	正常 或嗜睡 或混乱	40 分
8	卧床	无法做任何工作 广泛病变	全程护理	减少	正常 或嗜睡 或混乱	30 分
9	卧床	无法做任何工作 广泛病变	全程护理	最小的啜饮	正常 或嗜睡 或混乱	20 分
10	卧床	无法做任何工作 广泛病变	全程护理	仅仅口腔护理	嗜睡 或昏迷	10 分
11	死亡	–	–	–	–	0 分

注：此量表在 KPS 的优化改进。≤ 60 分预测生存期小于 6 个月；≤ 40 分预测小于 3 个月

（3）应用姑息预后指数（PPI）进行预计生存期评估，见表 3–18。

表 3–18　姑息预后指数（PPI）

<table>
<tr><th>指标</th><th>分级</th><th>部分分值</th><th>预测生存期</th></tr>
<tr><td rowspan="3">姑息功能评价量表（PPS）</td><td>10~20</td><td>4.0</td><td rowspan="13">≥ 6 分，预测生存期 3 周（敏感性 80%；特异性 85%）
≥ 4 预测生存期 6 周（敏感性 80%；特异性 77%）</td></tr>
<tr><td>30~50</td><td>2.5</td></tr>
<tr><td>>60</td><td>0</td></tr>
<tr><td rowspan="3">经口摄入量</td><td>严重减少</td><td>2.5</td></tr>
<tr><td>中等减少</td><td>1.0</td></tr>
<tr><td>正常</td><td>0</td></tr>
<tr><td rowspan="2">水肿</td><td>存在</td><td>1.0</td></tr>
<tr><td>无</td><td>0</td></tr>
<tr><td rowspan="2">休息时呼吸困难</td><td>存在</td><td>3.5</td></tr>
<tr><td>无</td><td>0</td></tr>
<tr><td rowspan="2">谵望</td><td>存在</td><td>4.0</td></tr>
<tr><td>无</td><td></td></tr>
</table>

4. 临终关怀的特别注意

（1）以照料为中心。对临终患者来讲，治愈希望已变得十分渺茫，而最需要的是身体舒适、控制疼痛、生活护理和心理支持，因此，目标以由治疗为主转为对症处理和护理照顾为主。

（2）维护人的尊严。患者尽管处于临终阶段，但个人尊严不应该因生命活力降低而递减，个人权利也不可因身体衰竭而被剥夺，只要未进入昏迷阶段，仍具有思想和感情，医护人员应维护和支持其个人权利；如保留个人隐私和自己的生活方式，参与医疗护理方案的制定，选择死亡方式等。

（3）提高临终生活质量。有些人片面地认为临终就是等待死亡，生活已没有价值，患者也变得消沉，对周围的一切失去兴趣，甚至有的医护人员也这样认为，并表现出面孔冷漠，态度、语言生硬，操作粗鲁，不知该如何面对患者。临终关怀则认为，临终也是生活，是一种特殊类型的生活，所以正确认识和尊重患者最后生活的价值，提高其生活质量是对临终患者最有效的服务。

（4）共同面对死亡。有生便有死，死亡和出生一样是客观世界的自然规律，是不可违背的，是每个人都要经历的事实，正视死亡才使生显得有意义。而临终患者只是比我们早些面对死亡的人。死赋予生以意义，死是一个人生的最终结束，所以，我们要珍惜生命，珍惜时间，要迎接挑战、勇敢面对。

五、参考文献

[1] 海峡两岸医药卫生交流协会全科医学分会，姑息治疗与临终关怀基本用药指南[J]. 中国全科医学 .2021:24（14）:1717-1733.

[2] 金玉华 . 住院医师规范化培训老年医学科示范案例[J], 临终关怀 ,2016:227-231.

第十二节 轻度认知功能障碍

——从容面对，不再回避

一、病历资料

1. 现病史

患者王 ××，男性，65 岁，退休大学教授，因“记忆力下降 1 年余”入院。患者于 1 年余前无明显诱因下开始出现记忆力下降，表现为学习新知识能力下降及近事遗忘，经常忘记刚刚说过的话或做过的事，想不起熟人的名字等。但对小时候或退休前发生的事情记忆清晰。平时生活可以自理，能够去菜场买菜，能独立做家务，无睡眠障碍，无情绪异常及性格改变，无幻视、幻听。病程中无发热，无头晕、头痛，无震颤，无肢体抽搐，无胸闷胸痛，无腹痛、腹泻等不适，食欲可，二便如常，体重无明显下降。

2. 既往史

（1）有高血压病史 10 余年，最高血压 180/100mmHg，目前口服硝苯地平控释片（拜新同）30mgqd 降压，血压控制在（120~140）/（70~90）mmHg。

（2）有 2 型糖尿病史 10 余年，目前口服盐酸二甲双胍片（格华止）0.5gtid 降糖治疗中，HbA1c 在 7% 左右。

（3）否认冠心病、高脂血症、脑卒中、脑外伤、帕金森病、脑肿瘤、癫痫、甲状腺疾病等慢性病史。

（4）无吸烟史、饮酒史、中毒史、手术史、外伤史、输血史，否认药物过敏史。

（5）否认痴呆家族史。

3. 体格检查

T 36.5 ℃，P 64 次 / 分，R 19 次 / 分，BP 142/76mmHg。

神志清楚，对答切题，言语流利，双侧鼻唇沟对称，伸舌居中，双侧瞳孔等大等圆，直径 3mm，对光反射灵敏，未见眼震。全身皮肤黏膜无黄染、无瘀点瘀斑，颈软，无抵抗，颈静脉无怒张。两肺呼吸音清，未闻及明显干、湿啰音。心率 64 次 / 分，律齐，各瓣膜听诊区未闻及明显病理性杂音。腹部平软，无压痛及反跳痛，肝脾肋下未及。双下肢无水肿。四肢肌力 5 级，肌张力正常，病理征（–）。

4. 辅助检查

（1）神经心理学检测。

①简易智能精神状态检查量表（MMSE）：25/30 分，其中定向力 9/10 分，记忆力 1/3 分，计算力 4/5 分，回忆能力 2/3 分，语言能力 9/9 分。

②蒙特利尔认知评估量表（MoCA）：24/30 分，其中视空间与执行功能 4/5 分，命名 2/3 分，注意 6/6 分，语言 2/3 分，抽象 2/2 分，延迟回忆 2/5 分，定向 6/6 分。

③画钟试验（CDT）：3 分（四分法），能画出闭锁的圆形表盘 1 分，12 个数字无遗漏 1 分，数字位置正确 1 分，分时针位置错误 0 分（要求画出 2：45）（见图 3–18）。

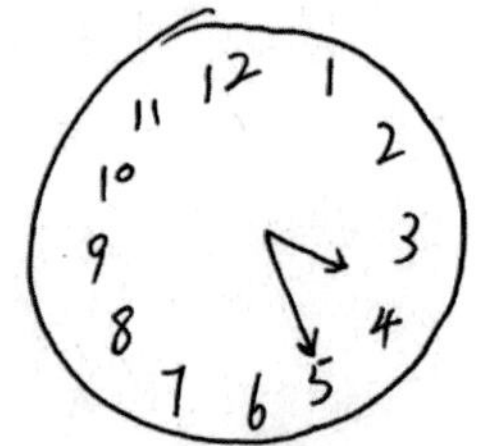

图 3–18　画钟试验（CDT）

④临床痴呆评定量表（CDR）：0.5 分。

⑤日常生活活动能力量表（ADL）：20 分。

（2）实验室及影像学检查。

【血常规】

WBC 5.30 × 10^9/L，N% 58.7%，Hb 132g/L，PLT146 × 10^9/L。

【肝、肾功能】

TB 5.1μmol/L，DB 2.4μmol/L，ALT 14U/L，AST 21U/L，LDH 176U/L，TP 65.5g/L，ALB 43.6g/L，BUN 5.8mmol/L，Cr 85μmol/L，UA 290μmol/L。

【血糖、血脂、电解质、叶酸、维生素 B_{12}】

空腹血糖 6.07mmol/L，HbA1c 7.2%，TC 4.46mmol/L，TG 1.04mmol/L，HDL 1.15mmol/L，LDL 2.97mmol/L，K^+ 4.3mmol/L，Na^+ 139.1mmol/，CL^- 101.2mmol/L，叶酸 15.2μg/L，维生素 B_{12}501.0pg/ml。

【甲状腺功能】

FT_3 4.31pmol/L，FT_4 14.20pmol/L，TSH 3.18mIU/L。

【肿瘤指标】

AFP 5.19ng/mL，CEA 2.37ng/mL，CA 199 ＜ 2.00U/mL，CA 50 0.74U/mL，CA 125 24.8U/mL，NSE 7.48ng/mL，PSA 0.45ng/mL，fPSA 0.20ng/mL。

【BNP、TNI】BNP 45.0pg/mL，TNI 0.01ng/mL。

【红细胞沉降率（ESR）】11mm/h。

【梅毒确诊试验、HIV 抗体】阴性。

【头颅 CT 平扫】老年性脑改变。

【头颅 MRI+DWI、头颅 MRA】老年性脑改变，头颅 MRA 扫描未见明显异常。

【甲状腺 B 超】双侧甲状腺及甲状旁腺区未见明显异常，双侧颈部、锁骨上区未见明显肿大淋巴结，双侧颈部未见明显包块图像。

【心脏超声】左室弛张功能减退。

二、主要诊断

1. 病史特点

（1）老年男性，退休大学教授。

（2）临床上表现为记忆力下降，以近事遗忘为主，无情绪异常、性格改变及精神、行为异常，基本生活能够自理。既往有高血压、2 型糖尿病病史。否认痴呆家族史。

（3）体格检查：BP 142/76mmHg。神志清楚，对答切题，言语流利，双侧鼻唇沟对称，伸舌居中，双侧瞳孔等大等圆，直径 3mm，对光反射灵敏，未见眼震。颈软，无抵抗。四肢肌力 5 级，肌张力正常，病理征（–）。

（4）神经心理学检测：MMSE25/30 分，MoCA24/30 分，CDT3/4 分，CDR0.5 分，ADL20 分。

（5）实验室及影像学检查：血液学检查未见明显异常，影像学检查未见颅内缺血灶及肿瘤等病变。

2. 入院诊断

（1）轻度认知功能障碍，遗忘型（aMCI）。

（2）高血压病 3 级，极高危组。

（3）2 型糖尿病。

3. 鉴别诊断

（1）阿尔茨海默病（AD）：起病隐匿，呈渐进性恶化的过程，以记忆障碍等认知功能下降较为明显，逐渐发展到注意力和精神行为障碍，在影像学上以海马、颞、顶皮质萎缩为主的弥漫性萎缩，PET 检查对 AD 的早期诊断有一定帮助，敏感性和特异性均较高。

（2）血管性痴呆（VD）：是继 AD 后的第 2 位最常见的痴呆原因，通常有明确的脑血管病病史，呈急性、亚急性起病，病程成阶梯形恶化，常伴有认知相关区域的脑血管事件，出现局灶性神经系统症状和体征。

（3）老年健忘：随着年龄的增长，正常人、尤其是老年人常会出现不同程度的遗忘现象，其特点是记忆力减退与情绪和注意力有密切关系，波动性大，没有空间和人格障碍，有自主生活能力。

（4）老年抑郁症：发病前常有睡眠障碍、抑郁史，倾向于夸大自己的认知功能障碍，常伴有情绪低落、失眠、食欲不振和自杀企图等症状，经过抗抑郁治疗常能获得较好效果。

三、处理方案

1. 处理基本原则

在积极控制危险因素的情况下，进行对因治疗和对症处理。

目前临床上改善认知障碍的药物非常多，包括促智药、胆碱酯酶抑制剂、钙离子拮抗剂、银杏叶提取物、麦角生物碱类药物等，但是迄今为止，尚无任何药物获得了FDA批准用于MCI的治疗。

2. 具体处理方案

（1）对症治疗：针对患者高血压、2型糖尿病的病史，继续口服拜新同控制血压，格华止控制血糖。

（2）一般治疗：

①鼓励患者多做有意义、感兴趣的活动，可将每周2次的定期运动锻炼作为MCI患者整体治疗的一部分（B级推荐，《2017年ANN轻度认知功能障碍实践指南》）。

②注意评估患者的行为和神经精神症状，在有适应证时可使用药物和非药物方法进行治疗（B级推荐，《2017年ANN轻度认知功能障碍实践指南》）。

③认知功能训练：建议5~6次/周，1h/次，强调以患者为主体，时间和强度遵循个体化原则，主要包括记忆力训练、定向力训练、语言交流能力训练和视空间执行功能训练等。2017年ANN轻度认知功能障碍实践指南进一步肯定了认知功能训练的作用，首次推荐MCI患者进行认知功能训练，这对改善患者认知功能不失为一种有益的尝试（C级推荐）。

（3）监测每日血压、毛糖变化。

四、要点分析

轻度认知功能障碍（MCI）是目前应用最为广泛的用于描述伴有认知功能减退，但不影响日常生活能力，且损害程度达不到痴呆水平的诊断术语，是正常衰老和轻度痴呆之间的过渡状态。MCI常见于老年人，患病率随年龄增长而增加，进展为痴呆的风险较高，因此早期明确诊断并加以干预尤为重要。

1.MCI的分类和诊断标准

认知损害可以是记忆力损害，也可以是记忆力以外的损害，如执行功能、注意力、语言能力。根据《中国痴呆与认知障碍诊治指南：轻度认知障碍的诊断和治疗》推荐，MCI主要有以下两种分类方法。

（1）根据累及的认知域分类：遗忘型 MCI（aMCI）和非遗忘型 MCI（naMCI），前者存在记忆力损害，后者存在其他认知域损害，记忆力相对保留。

（2）根据病因分类：MCI 可由不同疾病引起，如 AD、脑小血管病、路易体病、额颞叶变性等，其中脑血管病变导致的 MCI 称为血管源性轻度认知障碍（VMCI）或轻度血管性认知障碍（mVCI）。

另外，一些疾病可能导致持久的轻度认知障碍，如脑外伤、脑炎、营养缺乏等。目前研究最多的是 aMCI，其在发展为痴呆时，往往会发展为 AD 或 VD。

目前 MCI 的诊断标准包括以下 4 点：①患者或知情者报告，或有经验的临床医师发现认知的损害；②存在一个或多个认知功能域损害的客观证据（来自认知测验）；③复杂的工具性日常能力可以有轻微损害，但保持独立的日常生活能力；④尚未达到痴呆的诊断。在评估患者认知功能障碍时除了详细询问病史（应涵盖以下 3 部分：认知障碍；生活能力；可能导致认知障碍的疾病或诱发因素，以及伴随的疾病）、全面进行体格检查（包括一般查体和详细的神经系统查体），还应该使用简短而有效的认知功能筛查工具对患者进行神经心理评估，包括以下 3 部分内容：认知功能、日常和社会能力、精神行为症状，如 MMSE 常用于可疑认知功能损害患者的筛查；MoCA 多用于早期筛查区别 MCI 患者和正常老年人，其识别 MCI 患者的敏感度约为 80%~100%，显著高于 MMSE；画钟试验能针对特定认知域损害进行评估等。对有认知功能障碍的患者，还要认真评估其独立日常生活能力。如 MCI 患者临床症状提示有神经精神症状（最常见的如淡漠、抑郁、焦虑、夜间行为紊乱）时，应当对其进行精神行为症状评估。此外，关于实验室体液检查中有助于 MCI 诊断的两种主要生物标志物（Tau 蛋白和 Aβ42），《2018 年我国痴呆与认知障碍诊治指南》亦推荐，对于 aMCI 患者可选择进行脑脊液 Tau 蛋白和 Aβ42 的检查，以早期发现 AD 患者（A 级推荐）。总之，MCI 的诊断应遵循以下流程（见图 3–19），且要包括分类诊断。推荐对所有首次就诊的患者进行血液学检测（包括血常规、血沉、血电解质、血糖、肝肾功能、甲状腺素水平）和头颅 MRI 检查，必要时进一步行维生素 B12、梅毒血清学、HIV、SPECT、PET 等检查。对目前诊断 MCI 的患者建议至少随访 1 年，以进一步明确诊断。

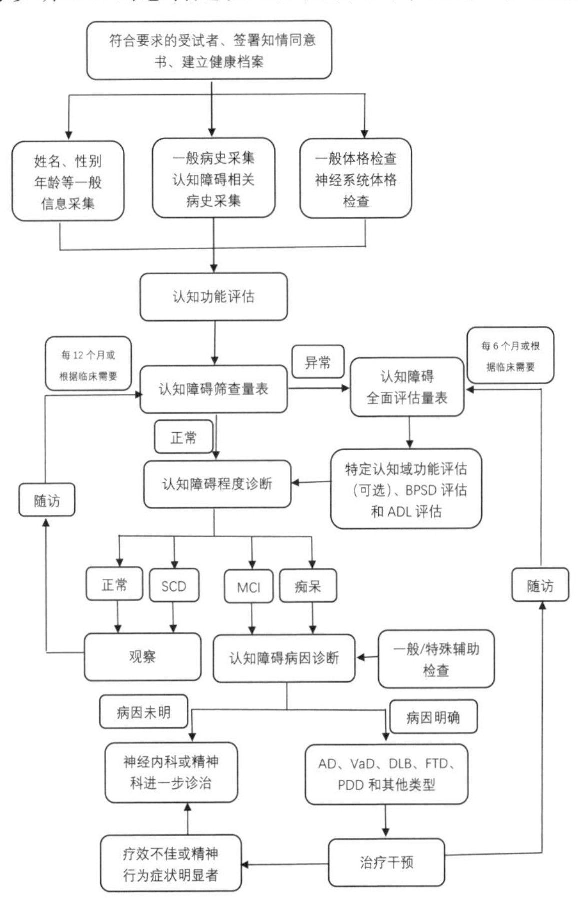

注：SCD：主观认知下降，MCI：轻度认知障碍，AD：阿尔茨海默病，VaD：血管性痴呆，DLB：路易体痴呆，FTD：额颞叶痴呆，PDD：帕金森病痴呆，BPSD：精神行为症状

图 3–19　轻度认知功能障碍的诊断流程

老年人认知障碍评估中国专家共识（2022）

2.MCI 的防治

MCI 的防治目前尚无统一方案，一般原则如下：①早期识别、控制危险因素，进行一级预防；②根据病因进行治疗或对症治疗，进行二级预防；③尽量延缓病情进展，进行三级预防。

根据《2017 年 ANN 轻度认知功能障碍实践指南》推荐，目前尚无任何药物或膳食制剂对 MCI 患者的认知功能具有改善作用，并且目前尚无任何药物获得了 FDA 批准用于 MCI 的治疗（详见表 3-19）。

表 3-19　MCI 药物及非药物治疗的证据与结论

序号	药物 / 非药物	证据与结论
1	多奈哌齐	多奈哌齐应用时间 >3 年对缓解 MCI 进展为可能 AD 或很可能 AD 可能是无效的（低可靠度，1 个Ⅱ级证据）。
2	加兰他敏	加兰他敏使用时间 >24 个月对缓解 MCI 进展为痴呆很可能无效（中等可靠度，2 个Ⅱ级证据）。
3	利斯的明	利斯的明使用时间 >48 个月对缓解 MCI 进展为可能 AD 或很可能 AD 可能是无效的（低可靠度，1 个 II 级证据）。
4	含有黄酮类化合物的饮料	没有足够的证据支持或反对含有高剂量黄酮类化合物（约 990mg）的饮料有助于改善 MCI 患者 8 周后的整体认知功能（极低可靠度，1 个 II 级证据）。
5	降低同型半胱氨酸的 B 族维生素	没有足够的证据支持或反对在 MCI 患者中应用降低同型半胱氨酸的 B 族维生素（极低可靠度，1 个 II 级证据）。
6	经皮尼古丁贴剂	经皮尼古丁贴剂（15mg/d）使用 6 个月可能改善认知功能测试评分，但对那些不吸烟的 aMCI 患者没有临床意义（低可靠度，1 个 I 级证据）。
7	吡贝地尔	在 MCI 患者中，没有足够证据支持或排除吡贝地尔对认知功能的作用（极低可靠度，1 个 III 级证据）。
8	罗非考昔	罗非考昔可能会增加 MCI 患者的 AD 发病风险（低可靠度，1 个 II 级证据）。
9	替莫瑞林注射液	在 MCI 患者中，替莫瑞林注射液治疗 20 周以上对改善各种认知功能量表的评分可能是有效的（低可靠度，1 个Ⅱ级证据）。
10	V0191	证据不足以支持或排除 V0191 对 MCI 患者 ADAS-Cog 反应速度的影响（极低可靠度，1 个 III 级证据）。

11	维生素 E	维生素 E（2000U/d）对减缓 MCI 进展为痴呆可能无效（低可靠度，1 个 II 级证 11 据）。
12	维生素 E+ 维生素 C	联合口服维生素 E（300mg/d）和维生素 C（400mg/d）>12 个月对 MCI 患者是没有肯定疗效的(极低可靠度，1 个 III 级证据）。
13	运动锻炼	对 MCI 患者进行为期 6 个月的锻炼，可能改善患者的认知功能评分（中等可靠度，2 个 II 级证据）。
14	认知功能训练	没有足够证据支持或反对个体化的认知功能训练有效（1 个 I 级证据，结果无统计学意义）。
注：MCI= 轻度认知功能障碍，aMCI= 遗忘型轻度认知功能障碍，AD= 阿尔茨海默病，ADAS-Cog= 阿尔茨海默病评定量表认知部分		

五、参考文献

[1] 赵景茹，吕佩源 .2017 年 AAN 轻度认知功能障碍实践指南解读 [J]. 中国全科医学 ,2018,21（12）:1387-1391.

[2]PetersenRC,LopezO,ArmstrongMJ, etal.Practiceguidelineupdatesummary:Mildcognitiveimpairment:ReportoftheGuidelineDevelopment,Dissemination,andImplementationSubcommitteeoftheAmericanAcademyofNeurology[J].Neurology,2018,90（3）:126-135.

[3] 中国痴呆与认知障碍诊治指南写作组，中国医师协会神经内科医师分会认知障碍疾病专业委员会 .2018 中国痴呆与认知障碍诊治指南（五）：轻度认知障碍的诊断与治疗 [J]. 中华医学杂志 ,2018,98（17）:1294-1301.

[4] 中华医学会神经病学分会痴呆与认知障碍学组写作组，中国阿尔茨海默病协会（ADC）. 中国痴呆与认知障碍诊治指南：轻度认知障碍的诊断和治疗 [J]. 中华医学杂志 ,2010,（41）:2887-2893.